Kohlhammer

Der Autor

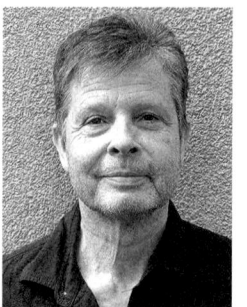

Jochen Martin, Dipl.-Pflegepädagoge, M. A. Erwachsenenbildung, Leitung Fort- und Weiterbildung am Evangelischen Bildungszentrum für Gesundheitsberufe Stuttgart gGmbH.

Jochen Martin

Heterogenität in der Pflegeausbildung

Ein Leitfaden für Praxisanleitende und Lehrende

Verlag W. Kohlhammer

Dieses Werk einschließlich aller seiner Teile ist urheberrechtlich geschützt. Jede Verwendung außerhalb der engen Grenzen des Urheberrechts ist ohne Zustimmung des Verlags unzulässig und strafbar. Das gilt insbesondere für Vervielfältigungen, Übersetzungen, Mikroverfilmungen und für die Einspeicherung und Verarbeitung in elektronischen Systemen.

Die Wiedergabe von Warenbezeichnungen, Handelsnamen und sonstigen Kennzeichen in diesem Buch berechtigt nicht zu der Annahme, dass diese von jedermann frei benutzt werden dürfen. Vielmehr kann es sich auch dann um eingetragene Warenzeichen oder sonstige geschützte Kennzeichen handeln, wenn sie nicht eigens als solche gekennzeichnet sind.

Es konnten nicht alle Rechtsinhaber von Abbildungen ermittelt werden. Sollte dem Verlag gegenüber der Nachweis der Rechtsinhaberschaft geführt werden, wird das branchenübliche Honorar nachträglich gezahlt.

Dieses Werk enthält Hinweise/Links zu externen Websites Dritter, auf deren Inhalt der Verlag keinen Einfluss hat und die der Haftung der jeweiligen Seitenanbieter oder -betreiber unterliegen. Zum Zeitpunkt der Verlinkung wurden die externen Websites auf mögliche Rechtsverstöße überprüft und dabei keine Rechtsverletzung festgestellt. Ohne konkrete Hinweise auf eine solche Rechtsverletzung ist eine permanente inhaltliche Kontrolle der verlinkten Seiten nicht zumutbar. Sollten jedoch Rechtsverletzungen bekannt werden, werden die betroffenen externen Links soweit möglich unverzüglich entfernt.

1. Auflage 2024

Alle Rechte vorbehalten
© W. Kohlhammer GmbH, Stuttgart
Gesamtherstellung: W. Kohlhammer GmbH, Stuttgart

Print:
ISBN 978-3-17-044315-0

E-Book-Formate:
pdf: ISBN 978-3-17-044316-7
epub: ISBN 978-3-17-044317-4

Vorwort

Ursprünglich wollte ich Altenpfleger werden. Ich arbeitete nach dem Schulabschluss in einem Pflegeheim und war von der Tätigkeit fasziniert. Allerdings musste man damals an Altenpflegeschulen noch Schulgeld bezahlen und deswegen bewarb ich mich um einen Ausbildungsplatz an einer Krankenpflegeschule. Ich bekam diesen Platz nur, weil sich die Leiterin des Pflegeheims für mich einsetzte, denn der Kurs war, wie damals üblich, voll belegt.

Meine MitschülerInnen hießen Petra, Bettina, Claudia und so weiter und ich war der einzige Mann. Es gab auch eine Schülerin, Tiziana, deren Eltern aus Italien stammten. Sie sprach akzentfreies Deutsch und brachte uns manchmal Lasagne mit. Etwa jede Dritte im Kurs hatte Abitur, die anderen MitschülerInnen hatten einen guten mittleren Bildungsabschluss. Sie waren überwiegend Kinder von FacharbeiterInnen in der Maschinen- und Autoindustrie, die in unserer Gegend den industriellen Schwerpunkt bildeten, HandwerkerInnen, LehrerInnen und FreiberuflerInnen. Das Examen bestanden wir alle, auch deswegen, weil es damals eher unüblich war, eine 5 in der Abschlussprüfung zu vergeben.

Ich wechselte nach der Ausbildung das Krankenhaus, arbeitete einige Jahre als Pfleger und Praxisanleiter, später als verantwortlicher Praxiskoordinator, bevor ich Pflegepädagogik studierte. Natürlich veränderte sich in dieser Zeit im Krankenhaus und auch im Pflegeberuf viel, unter anderem nahm der ökonomische Druck zu. Was sich aber in meiner Erinnerung kaum veränderte, waren die Auszubildenden. Auch später, als ich Lehrer an einer Krankenpflegeschule arbeitete, fielen mir zunächst keine großen Veränderungen auf. Das änderte sich aber vor einigen Jahren. Die Ausbildungsklassen sind heute wesentlich vielgestaltiger als früher. Besonders augenfällig ist, dass die Zahl der Lernenden mit Migrationshintergrund deutlich zugenommen hat. Natürlich waren Auszubildende in der Pflege immer schon unterschiedliche Charaktere mit unterschiedlichem Leistungsvermögen, unterschiedlichen Begabungen, Interessen und Erfahrungen. Trotzdem ist es augenfällig: Die Verschiedenheit der Auszubildenden, ihre Heterogenität, prägt die Ausbildung in der Schule oder in der Praxis heute mehr als in der Vergangenheit.

Heterogenität ist eine Herausforderung, weil es für pädagogisch Tätige schwieriger wird, einheitliche Lehr- oder Ausbildungsmethoden anzuwenden. Je verschiedenartiger die Mitglieder einer Lerngruppe sind, desto individueller muss die Praxisanleitung oder der Theorieunterricht auf sie ausgerichtet sein. Und Manches, was wir als Heterogenität wahrnehmen, ist für die Betroffenen auch eine Hürde auf dem Weg zum Examen.

Meine Krankenpflegeschule gibt es schon lange nicht mehr und auch das Kreiskrankenhaus, in dem ich in der Praxis eingesetzt war, ist längst Teil eines großen Klinikverbundes. Das Pflegeheim, in dem ich meine Berufskarriere begonnen habe, ist heute eine Flüchtlingsunterkunft. Das Krankenpflegegesetz ist vom Pflegeberufegesetz abgelöst worden, die getrennten Ausbildungsgänge in der Pflege von der generalistischen Ausbildung.

Alle Veränderungen haben negative und positive Seiten. Die Vielgestaltigkeit in der Pflegeausbildung ist gleichzeitig eine Herausforderung und eine Chance. PraxisanleiterInnen und LehrerInnen, aber auch das Management der Schulen und Pflegeeinrichtungen und die Politik sind aufgefordert, Konzepte zu entwickeln und die Rahmenbedingungen zu gestalten, damit auf die Herausforderungen der Heterogenität angemessen reagiert werden kann. Und gleichzeitig sollten sich alle Beteiligten auch immer vor Augen führen, was Heterogenität auch sein kann:
Eine Möglichkeit, voneinander zu lernen.

Ich hoffe, dass diese Haltung im vorliegenden Buch zum Ausdruck kommt.

Jochen Martin
Januar 2024

Inhaltsverzeichnis

Vorwort 5

Einleitung 11

1 **Heterogenität in der Pflegeausbildung** **13**
   1.1 Was ist Heterogenität? 13
   1.2 Die Merkmale pflegerischen Handelns 15
   1.3 Was müssen Auszubildende in der Pflege lernen? ... 17
   1.4 Gesetze und Verordnungen: Erwartungen an die Ausbildung 21
   1.5 Der Deutsche Qualifikationsrahmen als Vergleichsmaßstab 23
   1.6 Zusammenfassung 24

2 **Dimensionen der Heterogenität in der Pflegeausbildung** **26**
   2.1 Sprache 26
       2.1.1 Sprachformen 27
       2.1.2 Wie lernt man eine Sprache? 28
       2.1.3 Sprachniveaus 29
       2.1.4 Zusammenfassung 31
   2.2 Kulturelle Heterogenität 32
       2.2.1 Kulturgeprägte Kommunikation 35
       2.2.2 Autorität und Macht 37
       2.2.3 Geschlechterrollen 38
       2.2.4 Raum, persönliche Distanz, Zeit 38
       2.2.5 Individualismus, Autonomie und Kollektivismus 39
       2.2.6 Die Sicht der MigrantInnen 40
       2.2.7 Zusammenfassung 40
   2.3 Soziale Schicht und Milieu 41
       2.3.1 Wie kann soziale Heterogenität beschrieben werden? 42
       2.3.2 Typische Verhaltensweisen im Milieu: Der Habitus 44
       2.3.3 Soziale Milieus, Bildungstypen und Verhalten in der Ausbildung 45
       2.3.4 Zusammenfassung 47

2.4		Alter und Generationenzugehörigkeit	49
	2.4.1	Die Babyboomer	50
	2.4.2	Die Generation X	51
	2.4.3	Die Generation Y	52
	2.4.4	Die Generation Z	53
	2.4.5	Problemfelder: Konflikte zwischen den Generationen	54
	2.4.6	Zusammenfassung	58
2.5		Intelligenz	60
	2.5.1	Was ist Intelligenz?	60
	2.5.2	Intelligenz und Lernen	61
	2.5.3	Emotionale Intelligenz – Emotionale Kompetenz	62
	2.5.4	Praktische Intelligenz- Praktische Kompetenz	63
	2.5.5	Zusammenfassung	65

3 Der Umgang mit Heterogenität in der Pflegeausbildung ... 66

3.1		Lernen	68
	3.1.1	Lerntechniken zur Informationsverarbeitung	69
	3.1.2	Wissen aufbauen: Die Verarbeitung von Informationen	70
3.2		Sprache fördern	72
	3.2.1	Sprachdiagnostik	73
	3.2.2	Maßnahmen zur Sprachförderung	77
	3.2.3	Zusammenfassung	99
3.3		Unterschiedliche Kulturen im Unterricht und in der Praxisanleitung zum Thema machen	99
	3.3.1	Die eigene Kultur und die der anderen	100
	3.3.2	Interkulturelle Kommunikation	102
	3.3.3	Zusammenfassung	105
3.4		Verschiedene soziale Schichten in der Pflegeausbildung fördern	105
	3.4.1	Die Lehrenden und Praxisanleitenden: Den eigenen Habitus reflektieren	107
	3.4.2	Der Habitus der Auszubildenden	109
	3.4.3	Lernen in der Pflegepraxis	110
	3.4.4	Lernangebote differenzieren	112
	3.4.5	Zusammenfassung	116
3.5		Verschiedene Generationen in der Pflegeausbildung fördern	117
	3.5.1	Prüfungsrelevanz im Fokus	118
	3.5.2	Praxisrelevanz	120
	3.5.3	Vielseitigkeit und Abwechslung	122

	3.5.4	Handlungsspielraum oder Kompetenzüberschreitung	126
	3.5.5	Erwartungen an Praxisanleitende und Lehrende	129
	3.5.6	Sich wohl fühlen – Nestwärme	132
	3.5.7	Konflikte	133
	3.5.8	Zusammenfassung	134
3.6		Mit unterschiedlichen Voraussetzungen umgehen: Kognitive Leistungsfähigkeit	135
	3.6.1	Diagnostik der Leistungsunterschiede	136
	3.6.2	Adaptive Lehrkompetenz – Kompetenzen der Lehrenden	140
	3.6.3	Umgang mit leistungsbezogener Heterogenität	141
	3.6.4	Innere Differenzierung, Binnendifferenzierung	142
	3.6.5	Selbststeuerung oder Fremdsteuerung?	144
	3.6.6	Lernportfolio	145
	3.6.7	Kooperatives Lernen – Gruppenunterricht	146
	3.6.8	Stationenlernen	152
	3.6.9	Individuelle Förderung	154
	3.6.10	Zusammenfassung	158
3.7		Förderung von Empathie als Element der emotionalen Intelligenz	159
3.8		Förderung der praktischen Kompetenz	164

4 Persönlichkeit als Heterogenitätsmerkmal – Grenzen in der Pädagogik **169**
    4.1   Das Big-Five-Modell 169
    4.2   Anforderungen des Pflegeberufs 171
    4.3   Möglichkeiten und Grenzen der Intervention 173

5 Umgang mit Heterogenität – eine Überforderung? **176**

Literatur **178**

Einleitung

Heterogenität beschreibt in der Pädagogik die Verschiedenartigkeit der Lernenden. Dabei geht es besonders darum, diese Unterschiedlichkeit als Voraussetzung des Lernens in den Blick zu nehmen.

Die Heterogenität der Auszubildenden kann für PflegelehrerInnen und PraxisanleiterInnen ein Problem darstellen. In einem durch Zeitknappheit geprägten Berufsalltag fällt es oft schwer, sich immer wieder auf ganz unterschiedliche Menschen einzustellen. Die Anleitungsmethodik, die für einen jungen Auszubildenden mit Migrationshintergrund effektiv ist, eignet sich für eine dual studierende Auszubildende mittleren Alters vielleicht nicht. Der Unterricht in einer Klasse mit unterschiedlichen Sprachkompetenzen ist inhaltlich wie methodisch herausfordernder als in einer homogenen Gruppe.

Andererseits kann die Vielseitigkeit der Auszubildenden eine Bereicherung sowohl für die praktische Anleitung als auch für das Unterrichtsgeschehen sein. Von einem Flüchtling aus Syrien, der mit aller Kraft versucht, die Ausbildung trotz Sprachproblemen, sozialer Isolation und finanziellen Schwierigkeiten erfolgreich zu bewältigen, kann man sehr viel lernen. Ebenso von einer eigenwilligen Auszubildenden, die Mut zum Widerspruch aufbringt und sich nichts gefallen lässt.

Die Heterogenität der Auszubildenden spielt für die schulische Pflegeausbildung ebenso eine Rolle wie für die Praxisanleitung im Arbeitsfeld. Und es kommt sehr darauf an, welche Einstellung die pädagogisch Tätigen zu diesem Phänomen haben. Sowohl ein unangemessener Pessimismus als auch ein durchgängig romantisches Gleichsetzen von Heterogenität mit »Buntheit« (Budde, 2023, S. 24) ist hier unangemessen. Vielmehr ist ein realistischer Blick sinnvoll, der Chancen und Probleme sieht und aktiv angeht.

In diesem Buch sollen wichtige Themen, diskutiert werden, die im Zusammenhang mit dem Phänomen Heterogenität stehen:
Was ist Heterogenität und wie lässt sich der Begriff in die aktuelle pädagogische und pflegepädagogische Diskussion einordnen? Inwieweit erleichtern oder erschweren die individuellen Besonderheiten der Auszubildenden die Lernprozesse für die Einzelnen oder die Lerngruppen?

Um diese Frage beantworten zu können, muss darüber nachgedacht werden, was in der Pflegeausbildung erreicht werden soll, welche Ziele die Pflegeschulen und die Praxisanleitung anstreben. Diese Fragen sind Gegenstand des ersten Kapitels (▶ Kap. 1).

Welche *Dimensionen* spielen eine Rolle, wenn man von Heterogenität spricht? Zum Beispiel die Sprachkompetenz, kulturbedingte Besonderheiten, das soziale Milieu, Haltungen oder Lernstrategien der verschiedenen Generationen oder auch die kognitive, emotionale oder praktische Leistungsfähigkeit. Wie kann man dies Dimensionen gegebenenfalls diagnostizieren? Das sind Themen des zweiten Kapitels (▶ Kap. 2).

Im dritten Kapitel (▶ Kap. 3) wird es darum gehen, was PraxisanleiterInnen und LehrerInnen tun können, um problematischen Folgen der Heterogenität zu begegnen. Thematisiert wird hier zum Beispiel, wie die Sprachfertigkeit verbessert werden kann, wie kulturbedingte Besonderheiten in der Pädagogik berücksichtigt werden können, wie der Unterricht in leistungsheterogenen Gruppen oder in der Praxisanleitung aussehen kann usw.

Im vierten Kapitel (▶ Kap. 4) geht es um das Heterogenitätsmerkmal Persönlichkeit und das Modell der Big Five, das Persönlichkeitsfaktoren benennt. Spätestens bei der Beschäftigung mit diesen sehr individuellen Merkmalen werden die Grenzen der Einflussnahme durch PädagogInnen oder PraxisanleiterInnen deutlich.

Im letzten Kapitel (▶ Kap. 5) wird die Frage gestellt, ob die Rahmenbedingungen für den Umgang mit heterogenen Lerngruppen vorhanden sind und LehrerInnen und PraxisanleiterInnen die Chance haben, die vorhandenen Ideen umzusetzen.

Die Themen dieses Buches sollen soweit möglich auf wissenschaftlicher Grundlage dargestellt werden. Leider gibt es noch einige Lücken sowohl was die Phänomenbeschreibungen als auch die pädagogischen Strategien anbelangt. Selbst die Statistik liefert oft nicht alle notwendigen Daten.

Das Buch ist als Leitfaden für Lehrende in Schulen und Anleitende in der Pflegepraxis gedacht. Die Thematik ist dabei im ständigen Wandel begriffen, und es gilt Erfahrungen zu sammeln und, wo nötig, Korrekturen anzubringen, wie es die Pädagogik immer schon tun musste.

Ich verwende im Buch authentische, aber anonymisierte Fallbeispiele, die zentrale Elemente der Kapitel aufgreifen.

Bei der Auseinandersetzung mit den Dimensionen von Heterogenität, zum Beispiel mit kulturbedingten oder leistungsbezogenen Unterschieden, besteht immer die Gefahr der Stigmatisierung. Sensibilität ist deswegen im Umgang mit diesen Themen unabdingbar. Gleichzeitig müssen aber relevante Problemfelder angesprochen werden, will man die Herausforderungen der Pflegeausbildung meistern. LehrerInnen und PraxisanleiterInnen in der Pflege müssen ExpertInnen beim Thema Heterogenität sein. Es handelt sich um eine zentrale pädagogische Kompetenz, ohne die die Pflegeausbildung nicht erfolgreich sein kann.

1 Heterogenität in der Pflegeausbildung

1.1 Was ist Heterogenität?

Es ist der erste Blocktag für die neuen Auszubildenden der generalistischen Pflegeausbildung in der Schule. Die verantwortliche Klassenlehrerin hat alles vorbereitet. Zunächst plant sie ein Spiel, um sich gegenseitig kennenzulernen. Dann möchte sie die Auszubildenden motivieren, Wünsche und Erwartungen an die Ausbildung zu formulieren. Im Anschluss sollen Regeln für den Kurs aufgestellt werden, wie in der Schule miteinander umgegangen werden soll.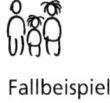
Fallbeispiel

Sie weiß, welche Auszubildenden im Kurs sein werden. Von den 25 KursteilnehmerInnen haben nur acht einen Namen, der deutsch klingt, aber das sagt noch nicht viel aus. Sie hat die verschiedenen Nationalitäten aus den Bewerbungsunterlagen zusammengestellt: Syrien, Türkei, Georgien, Russland, Griechenland, Kamerun, Eritrea, Bosnien-Herzegowina, Serbien, Vietnam, Albanien und Kosovo. Die Schulabschlüsse sind ebenfalls bunt gemischt: sechs Auszubildende haben Abitur oder eine andere Hochschulzugangsberechtigung, 14 haben einen mittleren Bildungsabschluss, fünf einen Hauptschulabschluss und eine Pflegehelferausbildung.

Die meisten Auszubildenden sind zwischen 17 und 22 Jahren alt. Dazu kommen sechs ältere Auszubildende: 50, 45 und 39 Jahre und drei Auszubildende, die 30 Jahre alt sind.

Ob die Planung für die ersten Stunden so funktionieren wird? Die Lehrerin ist sich unsicher.

Dass Auszubildende in der Pflege unterschiedliche Menschen sind, die sich in vielerlei Hinsicht voneinander unterscheiden, ist eine Binsenweisheit. Zu den Unterscheidungsmerkmalen gehört zum Beispiel das Alter und das Geschlecht oder auch das Leistungsvermögen. Dabei sind es einerseits soziale und kulturelle und andererseits individuelle Unterschiede, die eine Rolle spielen.

Der Begriff Heterogenität benennt diese Vielfalt der Prägungen, Eigenschaften, Verhaltensweisen und Kompetenzen in einer Lerngruppe. Ein wichtiger Bezugspunkt ist dabei das Ausbildungsziel: Inwieweit fördern oder erschweren die verschiedenen Merkmale der Auszubildenden das Lernen?

Der Heterogenität wird in den letzten Jahren in der Pädagogik eine besondere Aufmerksamkeit gewidmet. Das hat verschiedene Gründe:

- Die Heterogenität in den allgemeinbildenden Schulen und in den beruflichen Ausbildungseinrichtungen nimmt seit einigen Jahren zu. Mitverantwortlich sind dafür auch die großen Flüchtlingsbewegungen infolge des Syrien- und Ukrainekriegs. Die unterschiedlichen Merkmale der Lernenden wirken sich stärker auf das Unterrichtsgeschehen und den Ausbildungserfolg aus.
- Die Ergebnisse der PISA-Studie (OECD, 2023) waren für das deutsche Bildungssystem ernüchternd. Die deutschen Schulen, so die Schlussfolgerungen, verstärken die soziale Ungleichheit der Schüler, statt sie zu reduzieren. Wer aus einem armen Elternhaus stammt, erreicht eher einen niedrigen Bildungsabschluss. Die sozialen Unterschiede wurden dadurch in den Fokus gerückt. Gleichzeitig geriet das in Deutschland übliche dreigliedrige Schulsystem in die Kritik. Pädagogische Strategie war hier traditionell, möglichst homogene, leistungsähnliche Klassen zu bilden. Im Vergleich zu anderen Ländern, die auf eine frühe leistungsbezogene Differenzierung verzichteten, schnitten die deutschen Schulen schlechter ab. Die Schlussfolgerung lag nahe, dass der eingeschlagene Weg, Homogenität statt Heterogenität, falsch war.
- Deutschland hat 2009 die UN-Behindertenrechtskonvention (UN-Behindertenrechtskonvention o. J.) ratifiziert und sich dadurch verpflichtet, mit behinderten Menschen inklusiv umzugehen. Dadurch wurde ein Merkmal der Heterogenität in der Pädagogik breit diskutiert und praktisch in Angriff genommen.

Viele Reformen in den allgemeinbildenden Schulen, neben der Förderung der Inklusion zum Beispiel auch die Abschaffung der Hauptschulen zugunsten der Gemeinschaftsschulen, können als Reaktion auf diese Entwicklungen gedeutet werden.

Für die Pflegeausbildung ist die Heterogenität der Auszubildenden ein lange bekanntes Phänomen. Es hat sich allerdings mit der Zunahme des Personalmangels in allen Pflegebereichen deutlich verstärkt.

Pflegeauszubildende waren noch nie eine einheitliche, homogene Gruppe. Vielmehr haben sich bereits die SchwesternschülerInnen in den Mutterhäusern kirchlicher Gemeinschaften in ihrer sozialen Herkunft ebenso unterschieden, wie in ihren Persönlichkeitsmerkmalen und ihren Lernvoraussetzungen. Allerdings nahmen die Institutionen diese Verschiedenartigkeit erst dann zur Kenntnis, als der Widerstand der Pflegenden und Auszubildenden gegen die bisherige Normierung in den sechziger Jahren des letzten Jahrhunderts nicht mehr zu übersehen war. Es war besonders der Wunsch nach Individualität (Kittel, 2004, S. 108), der diesen Prozess in Gang setzte. Verbunden war diese Entwicklung mit gesamtgesellschaftlichen Veränderungen einerseits und einem »berufsspezifischen« Problem andererseits: Die drastisch sinkenden Eintrittszahlen in die Schwesternschaften.

Auch heute sind es gesamtgesellschaftliche Entwicklungen, die den Pflegeberuf und die Pflegeausbildung nachhaltig beeinflussen. Die demographische Entwicklung führt zu einem hohen Bedarf an professioneller Pflege. Gleichzeitig fehlen Pflegende und Auszubildende, weil die geburtenstarken Jahrgänge aus dem Berufsleben ausscheiden und die geburtenschwachen Jahrgänge den Bedarf nicht decken können. Erschwerend kommen in der Pflege die teilweise problematischen Arbeitsbedingungen dazu, die viele junge Menschen abschrecken. Dass die Ausbildungskurse trotzdem noch gefüllt werden können, ist der größeren Zahl an Menschen mit Migrationshintergrund zu verdanken. Gleichzeitig wird seit Jahren versucht, auch Ältere für den Beruf zu gewinnen. Der Gesetzgeber versucht den Beruf für Studienwillige ebenso zu öffnen, wie für Jugendliche ab 16 Jahren. Auch das Leistungsniveau, das die Schulen bei den Bewerbern um einen Ausbildungsplatz voraussetzen, sinkt tendenziell und eröffnet so Bewerbern eine Chance, die bisher keine Möglichkeit hatten, die Pflegeausbildung zu beginnen.

Schließlich wirkt auch der Megatrend der Individualisierung, der die Gesellschaft immer stärker prägt, auf die Auszubildenden ein.

Das führt dazu, das die Pflegeauszubildenden heute eine weniger homogene Gruppe sind als noch vor zwanzig Jahren.

Die Pflegepädagogik reagiert auf diesen Trend, wenn auch mit Verzögerung. Besonders der Innovationsschub, der durch das Pflegeberufegesetz ausgelöst wurde, eröffnet neue Möglichkeiten. Die Pflegeschulen und auch die praktische Ausbildung sind offen für neue Ideen, allerdings stellt der Zeit- und Ressourcenmangel eine schwer zu überwindende Hürde dar.

Die Pflegeausbildung kann beim Thema Heterogenität auf eine Reihe von Ideen und praktischen Instrumenten aus der allgemeinen Pädagogik zurückgreifen. Sie müssen auf ihre Anwendbarkeit im Kontext dieser Berufsausbildung erprobt werden. Das bedeutet zunächst, den Bezug zum Begriff der Pflege und zu den Ausbildungszielen des Berufs herzustellen.

1.2 Die Merkmale pflegerischen Handelns

Die Unterschiede, die die Auszubildenden in die Schule oder die Praxis mitbringen und welche die Heterogenität ausmachen, spielen für LehrerInnen und PraxisanleiterInnen nur dann eine Rolle, wenn sie Auswirkungen auf das Ausbildungsziel haben.

Sprachprobleme sind ein ernstzunehmendes Hindernis, wenn es darum geht, mit PflegeempfängerInnen in Kontakt zu treten. Andererseits ist die sexuelle Ausrichtung der Auszubildenden für den Lernerfolg nicht von Belang.

Insofern muss zunächst bestimmt werden, was eine professionelle Pflege ausmacht, um dann, in einem zweiten Schritt, die Fähigkeiten, Einstellungen und Haltungen zu bestimmen, die mit Blick auf die Heterogenität der Auszubildenden problematisch sein können und pädagogische Förderung verlangen.

Die Pflegepraxis

Pflege ist das, was Pflegende täglich tun. Diese Aussage ist trivial und plausibel, greift aber zu kurz.

Richtig ist sie, weil sich Pflege in Handlungen äußert, die den Arbeitsalltag bestimmen und von Angehörigen, PflegeempfängerInnen und Auszubildenden beobachtet werden können. Für einen Beobachter erscheinen Pflegetätigkeiten vielleicht als mehr oder weniger komplexe Handlungen, denen mehr oder weniger anspruchsvolle Fertigkeiten entsprechen. Die Fertigkeiten lassen sich lernen und durch Wiederholung festigen. Dieser Teil der Pflege setzt ein normales Maß an praktischem Geschick voraus. Von Pflegenden wird in diesem Zusammenhang auch prozedurales Wissen gefordert – Wissen, wie eine Handlung durchgeführt werden muss.

Pflege findet oft unter Bedingungen statt, die für Laien ungewohnt und schwierig sind. Pflegende arbeiten nahe am Pflegeempfänger und überschreiten dabei, wie zum Beispiel bei der Körperpflege, gesellschaftliche Tabus. Darüber hinaus muss Pflege häufig unter Bedingungen durchgeführt werden, die unangenehm sind: Ekelerregende Gerüche, der Anblick von Ausscheidungen, Wunden oder Blut gehört zur Normalität.

Pflegen zu können setzt unter dieser Perspektive die Fähigkeit voraus, mit solchen Umgebungsfaktoren umgehen zu können. Das kann besonders zu Beginn der Berufstätigkeit eine Herausforderung sein.

Das Problematische an dieser Vorstellung von Pflege ist, dass sie wesentliche Elemente des beruflichen Handelns übersieht. Betrachtet man nur die Fertigkeiten, die Pflegende verrichten, kann man zu dem Schluss kommen, dass dazu nur wenige Kompetenzen erforderlich sind. In der politischen Diskussion um den Pflegekräftemangel scheinen immer wieder solche Vorstellungen eine Rolle zu spielen, wenn zum Beispiel dafür plädiert wird, die schulischen Voraussetzungen für die Ausbildung herabzusetzen.

Begründungen und Alternativen – Das Pflegewissen

Pflegehandlungen setzen Wissen voraus: Wissen, *wie* eine Handlung durchgeführt werden muss und Wissen, *wann* eine Pflegetätigkeit sinnvoll ist. Das konditionale Wissen klärt die Voraussetzungen der Pflegepraxis. Dazu gehört zum Beispiel anatomisches und krankheitsbezogenes Wissen und Wissen über die Wirksamkeit pflegerischer Tätigkeiten. Optimalerweise stammen die Daten aus wissenschaftlichen Quellen, so beispielsweise pflegebezogene Daten aus der Pflegewissenschaft. Berufsangehörige sollten über dieses Wissen verfügen, es verstehen und in der spezifischen Situation anwenden können.

Der Zugang zu wissenschaftlichem Wissen ist oft mühsam und setzt kognitive Fähigkeiten voraus. Nicht umsonst wird für einen Ausbildungszugang mindestens ein mittlerer Bildungsabschluss vorausgesetzt. Darüber hinaus müssen Auszubildende die Bereitschaft, Ausdauer und Motivation mitbringen, sich Inhalte anzueignen. Diese Selbstdisziplin gehört zu den Persönlichkeitsfaktoren.

Die Logik der Pflegesituation – Der Einzelfall

Pflege findet in Situationen statt, die kaum standardisierbar sind. Die Pflegenden haben es mit »individuellen biografischen Erfahrungen der zu pflegenden Menschen, ihrem subjektiven Erleben, ihren Emotionen und lebensgeschichtlich erworbenen Handlungs- und Deutungsmustern« (Fachkommission, 2020, S. 7.) zu tun. Es geht dabei um die Logik des Einzelfalls, und von den Pflegenden wird erwartet, diesen Einzelfall zu erschließen. Die Pflegesituationen sind oft komplex und mehrdimensional und deswegen von Unsicherheit und Ungewissheit geprägt. Die Fähigkeit, diese Mehrdimensionalität deuten und entsprechend handeln zu können, wird als hermeneutische Fallkompetenz bezeichnet. Sie benötigt einerseits einen breiten Wissenshintergrund – es geht um psychologisches Wissen, eventuell medizinisches Wissen, um Wissen aus der Pflegewissenschaft usw. Auch die Fähigkeit, durch Kommunikation mit den zu pflegenden Menschen in Kontakt zu treten, sie zu verstehen und sich verständlich ausdrücken zu können, spielt eine große Rolle.

Gleichzeitig kommen aber auch andere Komponenten ins Spiel, die sich weniger leicht fassen lassen: Empathie, um sich in den zu pflegenden Menschen hineinversetzen zu können, die Fähigkeit, die Atmosphäre einer Situation wahrzunehmen und zu deuten, die Fähigkeit im körperlichen Kontakt Wahrnehmungen zu interpretieren. Hier fließen verschiedene »Logiken« ineinander, und werden miteinander verknüpft.

Professionalität bedeutet also, dass sich Pflegende diese hermeneutische Fallkompetenz mit allen Komponenten aneignen. Empathie, die Fähigkeit, atmosphärische Schwingungen zu spüren usw. entsteht dabei durch Offenheit in Pflegesituationen, Erfahrung und Reflexionsvermögen. Reflektieren heißt, Handlungssituationen genau zu beobachten und die fremden und eigenen Handlungen kritisch zu hinterfragen.

Hier werden bis zum Ende der Ausbildung verschiedene komplexe Fähigkeiten eingefordert.

1.3 Was müssen Auszubildende in der Pflege lernen?

Um die Ausbildungsziele der Pflegeausbildung zu bestimmen, bietet sich der Kompetenzbegriff an. Die Ausbildungs- und Prüfungsverordnung für die Pflegeberufe listet Kompetenzen auf, die beschreiben, was die Auszubildenden am Ende des zweiten Ausbildungsjahres bzw. am Ende der Ausbildung können sollen (*Anlage 1 und 2 PflAprV*).

Wenn die Anforderungen der professionellen Pflege als Kompetenzen beschrieben werden, tritt also das erwartete Ergebnis in den Vordergrund. Für das Thema Heterogenität erscheint der Kompetenzbegriff, also der Blick vom Ausbildungsergebnis her, ebenfalls geeignet. Die Frage ist dann: Was müssen die Auszubildenden am Ende der Ausbildung können und welche Faktoren tragen dazu bei, dass das Ziel erreicht wird?

Fachkompetenz Können – Praktische Fertigkeiten

Die Pflege besteht je nach Einsatzgebiet aus unterschiedlich anspruchsvollen Tätigkeiten. Um sie fehlerfrei durchführen zu können, wird ein durchschnittliches Geschick benötigt. Wer zwei linke Hände hat, wird sich mit einem praxisorientierten Beruf schwertun.

Viele körpernahen Pflegetätigkeiten erfordern Fingerspitzengefühl und Sensibilität für die Reaktionen der PflegeempfängerInnen.

Einige Pflegehandlungen erfordern Kraft. Im Arbeitsalltag ist darüber hinaus eine gewisse körperliche Ausdauer notwendig.

Bei einigen Pflegehandlungen überschreiten Pflegende Grenzen, die außerhalb der Pflegesituation einen wichtigen Stellenwert haben. In der Pflege werden regelmäßig die zwischen Fremden sonst üblichen Distanzzonen überschritten. Pflege dringt in die Intimsphäre der PflegeempfängerInnen ein. Sonst verborgene emotionale Äußerungen, Trauer, Wut, Aggressivität, sind in der Pflegesituation erfahrbar. Von Auszubildenden wird erwartet, dass sie sich diesen Grenzsituationen nicht verschließen, sondern sich aktiv damit auseinandersetzen.

Schließlich werden Pflegende oft mit Situationen konfrontiert, die Ekel auslösen können. Auch damit müssen Pflegende umgehen können.

Fachkompetenz Wissen – Theoretische Hintergründe

Um kompetent pflegen zu können, müssen Pflegende über ein umfangreiches Wissen verfügen. Das Wissen stammt aus dem Pflegebereich aber auch aus anderen Wissenschaftsfeldern. Pflege ist ein Beruf, der viele Arbeitsbereiche abdeckt. Und auch innerhalb eines jeden Arbeitsbereichs ist die Tätigkeit in der Regel vielgestaltig. Wie im Bereich der Medizin die Hausärzte, sind die Pflegenden Generalisten. Sie sollen sich auf vielen Feldern auskennen, auch wenn sie dort keine Experten sein müssen. Das unterscheidet sie zum Beispiel von den Physiotherapeuten.

Die zu lernenden Wissensgebiete sind breit gefächert: Psychologie und Qualitätsmanagement, Ethik und Medizin, Soziologie und Recht, Organisation und Pädagogik und, neben vielen weiteren Gebieten, das Pflegewissen.

Wer so viel lernen soll, muss über eine Reihe von kognitiven Fähigkeiten verfügen. Er muss die Inhalte verstehen, um die es geht. Zumindest eine durchschnittliche Intelligenz muss hier vorausgesetzt werden. Die folgenden Voraussetzungen werden auch oft als *Methodenkompetenz* bezeichnet. Dabei handelt es sich darum, planmäßig und zielgerichtet lernen zu können, also über Lernstrategien zu verfügen. Anderseits setzt erfolgreiches Lernen voraus, dass Auszubildende die Sprache ausreichend verstehen, mit der

Lerninhalte angeboten werden, dass sie über kommunikative Kompetenz verfügen.

Sozialkompetenz – Die Pflegesituation als Einzelfall

Bringen Pflegende Einfühlungsvermögen als Charaktereigenschaft mit in den Beruf? Ist Empathie erlernbar? Wie steht es mit der Fähigkeit Stimmungen in einer Pflegesituation wahrzunehmen? Können nur besonders sensible Menschen in der Pflege arbeiten? Was hat es mit der hermeneutischen Fallkompetenz auf sich, die neben Fachwissen eben auch Eigenschaften erfordert, die schwer zu greifen sind?

In der Pflegepädagogik wird davon ausgegangen, dass beispielsweise die Empathie sowohl als Eigenschaft gesehen werden kann, die Pflegekräfte als Charaktereigenschaft mit in den Beruf bringen (affektive Empathie), als auch als erlernbare Haltung (kognitive Empathie) (Bischoff-Wanner, 2002). Sie setzt einen Lernprozess voraus, bei dem Auszubildende lernen, sich in Pflegeempfänger bis zu einem gewissen Grad hineinzuversetzen. Gleichzeitig muss aber eine Distanz gewahrt werden, um sich in diesem Prozess nicht zu verlieren.

Von Pflegenden wird unter dem Begriff Sozialkompetenz ein hohes Maß an Beziehungsfähigkeit gefordert. Auch hier spielt das Kommunikationsvermögen eine Rolle. Kooperationsbereitschaft, die Bereitschaft Konflikte zu lösen und Konsensfähigkeiten werden in Pflegesituationen ebenfalls oft benötigt.

Viele dieser Eigenschaften setzen Berufserfahrung voraus. Sie können von erfahrenen Pflegenden gelernt werden. Das erfordert wiederum Offenheit und Unvoreingenommenheit und eine selbstkritisches Reflexionsvermögen.

In der Pflege zu arbeiten, bedeutet fast immer Teamarbeit. Wer die dazu notwendigen Eigenschaften nicht mitbringt, muss sie lernen. Stichpunkte sind Kooperationsfähigkeit, Kritikfähigkeit, die Bereitschaft, Verantwortung zu übernehmen usw.

Selbständigkeit – In der Pflege diszipliniert und selbstreflexiv handeln

Pflegende haben einen sehr verantwortungsvollen Beruf. Viele PflegeempfängerInnen sind existentiell von den Pflegefachkräften abhängig, sei es, weil diese sie bei grundlegenden Tätigkeiten unterstützen, oder, weil sie nach den Angehörigen oder FreundInnen die ersten AnsprechpartnerInnen in belastenden Situationen sind. Diese Verantwortung erfordert von den Pflegenden ein hohes Maß an Zuverlässigkeit und Selbstregulation. Zur Selbstregulation gehört die Fähigkeit, mit dem tendenziell vorhandenen Machtgefälle verantwortungsvoll umzugehen. Das bedeutet zum Beispiel, dass sich Pflegende dieses Ungleichgewichts bewusst sein müssen und konsensorientiert handeln.

Insgesamt setzt das hohe Maß an Verantwortung viel Selbstdisziplin voraus. Das unterscheidet den Pflegeberuf nicht grundsätzlich, aber graduell von vielen anderen Berufen. Unzuverlässigkeit kann den PflegeempfängerInnen schaden – Menschen, die sich durch Krankheit oder Behinderung ohnehin in einer schwierigen Lebenssituation befinden. Umso mehr kommt es darauf an, dass sie sich auf die Pflegenden verlassen können, zum Beispiel auf ihre Konzentrationsfähigkeit, ihre Pünktlichkeit und ihre Gewissenhaftigkeit.

Für Auszubildende ist die Fähigkeit, sich mit Wissensinhalten methodisch sinnvoll auseinanderzusetzen zu können, also über effektive Lernstrategien zu verfügen, essenziell. Auch diese Lernstrategien haben viel mit Selbstdisziplin zu tun.

Zusammengefasst: Was müssen Auszubildende lernen?

Auszubildende in der Pflege müssen bis zum Ausbildungsende viel wissen und können. Vielleicht sind viele Ausbildungsinhalte neu aber das Vorwissen, zum Beispiel aus der allgemeinbildenden Schule, kann eine gute Unterstützung beim Lernen sein. Menge und Qualität unterscheidet sich natürlich je nach Bildungshintergrund. Auch das Lernen an sich ist nichts Neues, die Auszubildenden haben sich bereits im Vorfeld mehr oder weniger effektive Lernstrategien angeeignet. Anders sieht es bei den persönlichen Eigenschaften wie Selbstdisziplin, Reflexionsvermögen, Empathie, Flexibilität, Toleranz usw. aus. Sie sind unterschiedlich ausgeprägt vorhanden und hängen eng mit biografischen Erfahrungen zusammen, die zum Beispiel in familiären oder kulturellen Zusammenhängen gemacht wurden.

Insgesamt sind es in der Pflegeausbildung vier große Kompetenzbereiche, die unmittelbar mit dem Pflegeberuf in Zusammenhang stehen.

- Praktische Fähigkeiten und Fertigkeiten, die die Pflegetätigkeit ausmachen. Dazu gehört auch die Fähigkeit, mit den schwierigen Rahmenbedingungen, unter denen Pflege stattfindet (ekelerregende Gerüche, Tabuüberschreitungen usw.), umzugehen
- Wissen, um die Praxis zu verstehen, Handlungsalternativen vergleichen und Handlungen kritisch hinterfragen zu können sowie die Pflegetätigkeit weiterzuentwickeln.
- Soziale Kompetenzen wie Empathiefähigkeit, Flexibilität, Toleranz, hermeneutische Fallkompetenz, Kommunikations- und Interaktionsfähigkeit und viele weitere Fähigkeiten, um in konkreten Pflegesituationen angemessen handeln zu können.
- Selbstständigkeit, Zuverlässigkeit und Selbstregulationsfähigkeit, um mit den hohen Anforderungen des Berufs und der Ausbildung umgehen zu können.

1.4 Gesetze und Verordnungen: Erwartungen an die Ausbildung

Der Pflegeberuf wird durch ein Gesetz, das *Pflegeberufegesetz (PflBG)*, geregelt. Hier werden u. a. Ausbildungsziele beschrieben. Die *Ausbildungs- und Prüfungsverordnung (PflAPrV)* konkretisiert die Bestimmungen des Pflegeberufegesetzes. Hier werden auch die Kompetenzen benannt, die die Auszubildenden nach zwei Ausbildungsjahren und am Ende der Ausbildung erreichen sollen. Sie werden schließlich in den *Rahmenlehrplänen*, die von einer Fachkommission erarbeitet wurden, zu curricularen Einheiten zusammengefasst und in *Rahmenausbildungsplänen* auf die praktische Ausbildung bezogen.

In den Gesetzestexten kommen die Erwartungen der Gesellschaft an die Pflegeausbildung und indirekt auch an den Pflegeberuf zum Ausdruck.

> **§ 5 PflBG Ausbildungsziele**
>
> 1. Die Ausbildung zur Pflegefachfrau oder zum Pflegefachmann vermittelt die für die selbstständige, umfassende und prozessorientierte Pflege von Menschen aller Altersstufen in akut und dauerhaft stationären sowie ambulanten Pflegesituationen erforderlichen fachlichen und personalen Kompetenzen einschließlich der zugrunde liegenden methodischen, sozialen, interkulturellen und kommunikativen Kompetenzen und der zugrunde liegenden Lernkompetenzen sowie der Fähigkeit zum Wissenstransfer und zur Selbstreflexion. Lebenslanges Lernen wird dabei als ein Prozess der eigenen beruflichen Biographie verstanden und die fortlaufende persönliche und fachliche Weiterentwicklung als notwendig anerkannt.
> 2. Pflege im Sinne des Absatzes 1 umfasst präventive, kurative, rehabilitative, palliative und sozialpflegerische Maßnahmen zur Erhaltung, Förderung, Wiedererlangung oder Verbesserung der physischen und psychischen Situation der zu pflegenden Menschen, ihre Beratung sowie ihre Begleitung in allen Lebensphasen und die Begleitung Sterbender. Sie erfolgt entsprechend dem allgemein anerkannten Stand pflegewissenschaftlicher, medizinischer und weiterer bezugswissenschaftlicher Erkenntnisse auf Grundlage einer professionellen Ethik. Sie berücksichtigt die konkrete Lebenssituation, den sozialen, kulturellen und religiösen Hintergrund, die sexuelle Orientierung sowie die Lebensphase der zu pflegenden Menschen. Sie unterstützt die Selbstständigkeit der zu pflegenden Menschen und achtet deren Recht auf Selbstbestimmung.
> 3. Die Ausbildung soll insbesondere dazu befähigen, die folgenden Aufgaben selbstständig auszuführen:

1) a) Erhebung und Feststellung des individuellen Pflegebedarfs und Planung der Pflege,
b) Organisation, Gestaltung und Steuerung des Pflegeprozesses,
c) Durchführung der Pflege und Dokumentation der angewendeten Maßnahmen,
d) Analyse, Evaluation, Sicherung und Entwicklung der Qualität der Pflege,
e) Bedarfserhebung und Durchführung präventiver und gesundheitsfördernder Maßnahmen,
f) Beratung, Anleitung und Unterstützung von zu pflegenden Menschen bei der individuellen Auseinandersetzung mit Gesundheit und Krankheit sowie bei der Erhaltung und Stärkung der eigenständigen Lebensführung und Alltagskompetenz unter Einbeziehung ihrer sozialen Bezugspersonen,
g) Erhaltung, Wiederherstellung, Förderung, Aktivierung und Stabilisierung individueller Fähigkeiten der zu pflegenden Menschen insbesondere im Rahmen von Rehabilitationskonzepten sowie die Pflege und Betreuung bei Einschränkungen der kognitiven Fähigkeiten,
h) Einleitung lebenserhaltender Sofortmaßnahmen bis zum Eintreffen der Ärztin oder des Arztes und Durchführung von Maßnahmen in Krisen- und Katastrophensituationen,
i) Anleitung, Beratung und Unterstützung von anderen Berufsgruppen und Ehrenamtlichen in den jeweiligen Pflegekontexten sowie Mitwirkung an der praktischen Ausbildung von Angehörigen von Gesundheitsberufen,
2) ärztlich angeordnete Maßnahmen eigenständig durchzuführen, insbesondere Maßnahmen der medizinischen Diagnostik, Therapie oder Rehabilitation,
3) interdisziplinär mit anderen Berufsgruppen fachlich zu kommunizieren und effektiv zusammenzuarbeiten und dabei individuelle, multidisziplinäre und berufsübergreifende Lösungen bei Krankheitsbefunden und Pflegebedürftigkeit zu entwickeln sowie teamorientiert umzusetzen.
4. Während der Ausbildung zur Pflegefachfrau oder zum Pflegefachmann werden ein professionelles, ethisch fundiertes Pflegeverständnis und ein berufliches Selbstverständnis entwickelt und gestärkt.

Um die Ausbildungsziele zu erreichen, müssen umfangreiche Wissensbestände gelernt und Fertigkeiten verinnerlicht werden. Darüber hinaus werden professionsbezogene Haltungen, kommunikative Fähigkeiten und andere soziale und personale Kompetenzen vorausgesetzt. Die Mitglieder einer heterogenen Lerngruppe werden sich je nach mitgebrachten Voraussetzungen schwerer oder leichter damit tun, ans Ziel zu kommen.

1.5 Der Deutsche Qualifikationsrahmen als Vergleichsmaßstab

Der Deutsche Qualifikationsrahmen (DQR) ermöglicht den Vergleich verschiedener Qualifikationen, Ausbildungen, Weiterbildungen oder Studiengänge. Ohne Aussagen über die Fachinhalte einer Qualifikationsmaßnahme, also z. B. der Pflegeausbildung zu machen, gibt er ein allgemeines Qualitätsmaß vor, anhand dessen beurteilt werden kann, ob die Ziele auf einer bestimmten Stufe erreicht wurden oder nicht. Im DQR werden acht Kompetenzniveaus genannt. Das Niveau 1 ist die geringste Qualifikationsstufe, das Niveau 8 die höchste. Bezogen auf die dreijährige generalistische Pflegeausbildung bildet die Niveaustufe 2 die Kompetenzerwartungen für das erste Ausbildungsjahr, das Niveau 3 für das zweite Ausbildungsjahr und die Niveaustufe 4 für das dritte Ausbildungsjahr ab.

Tab 1.: Deutscher Qualifikationsrahmen. Anforderungen im Niveau 2 (erstes Ausbildungsjahr) (Bundesministerium für Bildung und Forschung & Sekretariat der Kultusministerkonferenz o. J, o. S)

Niveau 2			
Über Kompetenzen zur fachgerechten Erfüllung grundlegender Anforderungen in einem überschaubaren und stabil strukturierten Lern- und Arbeitsbereich verfügen. Die Erfüllung der Aufgaben erfolgt weitgehend unter Anleitung.			
Fachkompetenz		**Personalkompetenz**	
Wissen	**Fertigkeiten**	**Sozialkompetenz**	**Selbständigkeit**
Über grundlegendes allgemeines Wissen und grundlegendes Fachwissen in einem Lern- oder Arbeits-bereich verfügen.	Über grundlegende kognitive und praktische Fertigkeiten zur Ausführung von Aufgaben in einem Lern- oder Arbeitsbereich verfügen und deren Ergebnisse nach vorgegebenen Maßstäben beurteilen sowie Zusammenhänge herstellen.	In einer Gruppe mitwirken. Allgemeine Anregungen und Kritik aufnehmen und äußern. In mündlicher und schriftlicher Kommunikation situationsgerecht agieren und reagieren.	In bekannten und stabilen Kontexten weitgehend unter Anleitung verantwortungsbewusst lernen und arbeiten. Das eigene und das Handeln anderer einschätzen. Vorgegebene Lernhilfen nutzen und Lernberatung nachfragen.

Eine Auszubildende ist im Pflichteinsatz in der Langzeitpflege im ersten Ausbildungsjahr. Die Ausbildungs- und Prüfungsverordnung nennt fachliche Kompetenzen, die im ersten (und zweiten) Ausbildungsjahr zu erreichen sind. Der Ausbildungsrahmenplan konkretisiert diese Kompetenzen.

Fallbeispiel

Bei der Beurteilung des Einsatzes werden diese fachlichen Kompetenzen als Zielstellungen berücksichtigt. An welchem Punkt des Weges befindet sich die Auszubildende? Um das auszudrücken, kann jetzt mit den Kompetenzen des DQR gearbeitet werden. Der DQR gibt einen Maßstab für das allgemein anzustrebende Leistungsniveau vor.

Zum Beispiel wird im DQR mit Blick auf den Kompetenzbereich »Wissen« folgendes vorgegeben: Die Auszubildende soll… »über grundlegendes allgemeines Wissen und grundlegendes Fachwissen in einem Lern- oder Arbeitsbereich verfügen« (DQR 2021). Vielleicht hat die Praxisanleiterin festgestellt, dass die erforderlichen grundlegenden Fähigkeiten nur teilweise vorhanden sind. Was diese grundlegenden Fähigkeiten sind, erschließt sie aus dem Ausbildungsrahmenplan, der für den Pflichteinsatz im ersten Ausbildungsjahr Kompetenzziele angibt. Sie kann also nicht bestätigen, dass das Qualifikationsniveau 2 laut DQR bereits erreicht ist.

1.6 Zusammenfassung

Die Heterogenität der Auszubildenden in der Pflegeausbildung ist offensichtlich: Muttersprachler und Auszubildende mit einem niedrigen Sprachniveau, junge Menschen mit ganz unterschiedlichem kulturellen Hintergrund, Auszubildende, die aus einer der oberen Gesellschaftsschichten stammen und Auszubildende aus der Unterschicht, AbiturientInnen und HauptschulabsolventInnen. Die Liste ließe sich noch lange fortsetzen.

Manche dieser Merkmale erschweren den LehrerInnen und PraxisanleiterInnen die pädagogische Arbeit, weil sie sich auf ganz unterschiedliche Voraussetzungen einlassen müssen und die Anleitung oder die Lehre je nach Auszubildenden differenzieren müssen. Für die Pflegeausbildung ist die Heterogenität darüber hinaus deswegen von Bedeutung, weil manche der genannten Eingangsvoraussetzungen eher förderlich und andere hinderlich sind. Nur insofern lässt es sich begründen, warum zum Beispiel das Sprachniveau wichtig und förderungswürdig ist: Die Pflege gründet auf einer gelingenden Interaktion mit den zu Pflegenden und die Kommunikation ist ein entscheidender Teil davon.

Es geht also nicht um eine Einebnung von Unterschieden, um einer Homogenität willen, die ausschließlich den PraxisanleiterInnen und Lehrenden die pädagogische Arbeit erleichtern will. Es geht auch um die Ausbildungsziele, die erreicht werden sollen. Diese Ziele werden im Pflegeberufegesetz formuliert, in der Ausbildungs- und Prüfungsverordnung in Form von Kompetenzerwartungen differenziert und in den Ausbildungsrahmenplänen für die Theorie und die praktische Ausbildung in Form von Curricula ausgearbeitet. Das erforderliche Qualitätsniveau, das in den drei Ausbildungsjahren angestrebt wird, lässt sich aus dem Deutschen Qualifikationsrahmen grob ableiten.

Worum geht es aber genau, wenn von Voraussetzungen die Rede ist, die problematisch sein können? Im Kapitel 2 (▶ Kap. 2) werden die wichtigsten dieser Voraussetzungen genannt und auf die Anforderungen der professionellen Pflege bezogen. Die behandelten Dimensionen der Heterogenität sind mit Blick auf Migration die Sprache und die Kultur. Weitere Dimensionen sind die soziale Herkunft, die kognitive, die emotionale und die praktische »Intelligenz«, die Generationenzugehörigkeit und schließlich relevante Faktoren der Persönlichkeit.

Im Kapitel 3 (▶ Kap. 3) werden Vorschläge gemacht, wie mit diesen Heterogenitätsdimensionen umgegangen werden kann.

2 Dimensionen der Heterogenität in der Pflegeausbildung

2.1 Sprache

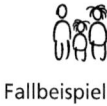

Fallbeispiel

Atiya Njeri war Auszubildende und kam aus Kenia. Sie hatte im Heimatland das Sprachzertifikat B2 für die deutsche Sprache erworben und war seit drei Monaten in Deutschland. Dort arbeitete sie im ersten Einsatz auf einer Palliativstation eines mittelgroßen Krankenhauses. Im Einführungsblock hatte sie trotz vorhandener Sprachschwierigkeiten recht gute Noten. Sie benötigte Zeit, um Inhalte zu übersetzen, war dann aber schnell in der Lage, die Fragen zu beantworten, weil ihr das Auswendiglernen keine Probleme machte. In der Praxis war es anders. Vor allem der Zeitmangel machte ihr zu schaffen. Knappe Erklärungen und kurz gefasste Anweisungen verstand sie oft nur zum Teil. Dann fragte sie meistens nach, merkte aber bald, dass die Pflegekräfte ungeduldig wurden, wenn sie immer wieder etwas nicht verstand. Sie gewöhnte es sich an, nicht mehr so häufig nachzufragen und führte Tätigkeiten aus, auch wenn sie die Anweisungen nicht ganz verstanden hatte. Dadurch kam es zu Missverständnissen und Fehlern. Einmal half Frau Njeri einem Patienten beim Aufstehen und es kam zu einem Sturz, weil sie nicht verstanden hatte, worauf sie bei der Mobilisation achten sollte.

Atiya Njeri wurde schließlich während der Probezeit gekündigt. Sie solle, sagte man ihr, erst einmal die deutsche Sprache richtig lernen.

Pflege ist auf eine gute Beziehung zwischen Pflegenden und PflegeempfängerInnen angewiesen. Eine wesentliche Grundlage dafür ist eine zugewandte Kommunikation, die wiederum Sprachkompetenz voraussetzt. Gefordert ist nicht nur die Fähigkeit zur alltagssprachlichen Kommunikation, die im Gespräch mit den zu pflegenden Menschen wichtig ist. Auch Bildungssprache und Fachsprache sind unabdingbar – einerseits für die Kommunikation im Team, andererseits, um den theoretischen Anforderungen des Berufs und der Ausbildung zu genügen.

Der Lern- und Ausbildungserfolg hängt nachgewiesenermaßen eng mit der vorhandenen Sprachkompetenz zusammen. Sprachkompetenz ist sowohl bei Auszubildenden, deren Muttersprache Deutsch ist, als auch bei Nicht-MuttersprachlerInnen unterschiedlich ausgeprägt.

Während Fachsprache für BerufsanfängerInnen generell eine Herausforderung darstellen kann, müssen Auszubildende mit Migrationshintergrund allerdings oft sowohl im alltagssprachlichen wie auch im fachsprachlichen Bereich hohe Hürden überwinden.

2.1.1 Sprachformen

Um die Probleme, die im Zusammenhang mit der Sprachkompetenz bestehen, zu verdeutlichen, muss zunächst geklärt werden, welche Art von Sprache in einem bestimmten Kontext erforderlich ist. Im pädagogischen Zusammenhang werden drei Sprachformen unterschieden (▶ Tab. 2.1):

- Alltagssprache
Bei der Alltagssprache handelt es sich um die Sprache, die Menschen im alltäglichen Umgang miteinander sprechen. Sie kann auch als Umgangssprache bezeichnet werden und ist oft durch regionale Dialekte oder sprachliche Besonderheiten des sozialen Milieus geprägt. »Der Fokus liegt auf der Verständigung von gemeinsamen Inhalten, nicht auf sprachlicher Korrektheit. Insbesondere in informellen Kontexten, wie zum Beispiel in der Pause, auf dem Schulweg oder in der Freizeit, wird von Alltagssprache Gebrauch gemacht. Wenn in Alltagssprache gesprochen oder geschrieben wird, so betrifft das den Bezugsbereich des Alltags wie Personen, Tätigkeiten oder Ereignisse (…) Schüler*Innen dient Alltagssprache außerhalb der Schule zur Bewältigung ihres Alltags; sie machen sich mit ihr verständlich und drücken Gefühle und Wünsche aus. Alltagssprache ist dementsprechend gekennzeichnet durch Emotionalität, subjektive Bewertungen und ausdrucksstarke, bildreiche Begriffe (…)« (Wey, 2022). Die Alltagssprache wird von Auszubildenden in ihrer Muttersprache beherrscht. Für MigrantInnen, die mit einer anderen Alltagssprache, nämlich der ihres Heimatlandes aufgewachsen sind, stellt die deutsche (oft regional geprägte) Alltagssprache eine erste Hürde dar. Wenn ein Zertifikat über das Sprachniveau B2 erworben wird (▶ Kap. 2.1.3), liegt beim Deutschunterricht ein Schwerpunkt zunächst auf der Alltagssprache.
- Bildungssprache
Von der überwiegend mündlichen Alltagssprache unterscheidet sich die Bildungssprache.
»Was unter dem Stichwort »Bildungssprache« in den Blick genommen wird, das sind die besonderen sprachlichen Formate und Prozeduren einer auf Texthandlungen wie Beschreiben, Vergleichen, Erklären, Analysieren, Erörtern etc. bezogenen Sprachkompetenz, wie man sie im schulischen und akademischen Bereich findet. Die entsprechenden grammatischen Mittel und wissensbildenden Funktionen finden sich auch in Texten mit Alltagsthemen, die sachlich komplexe Verhältnisse darstellen« (Feilke, 2012, S. 5).
Wer Deutsch als Zweitsprache (DAZ) lernt, wird je nach angestrebtem Sprachniveau unterschiedlich viel Bildungssprache unterrichtet bekommen. Im Bereich der Bildungssprache muss bei Auszubildenden mit

Sprachniveau B2 mit Lücken gerechnet werden, die im Fachunterricht geschlossen werden müssen, damit das Ausbildungsziel erreicht werden kann.
- Fachsprache
Bei der Fachsprache handelt es sich um die Sprache, die im jeweiligen Fachgebiet typisch ist. Hier werden Bezeichnungen verwendet, die zum Beispiel für das Fach Pflege wichtig sind und eine spezifische Bedeutung haben. Das Wort »Pflegeempfänger« gehört beispielsweise zur Fachsprache.
Der Pflegeunterricht führt nicht nur in die Pflegekonzepte und -prozeduren ein, sondern macht die Auszubildenden auch mit der Fachsprache bekannt. Auch die Praxisanleitung setzt Fachsprache voraus.

Tab. 2.1: Sprachformen im Vergleich

Alltagssprache	Bildungssprache	Fachsprache
Mündlich, an Situation bzw. Kontext gebunden	Schriftlich (z. B. Zeitschriftenartikel, Lehrbücher) und mündlich (z. B. Unterricht, Vorlesung).	Schriftlich und mündlich (z. B. im Fachunterricht oder in der praktischen Ausbildung.
	Fächerübergreifend	Fachbezogen
»Was hatten wir gestern bei dem Herrn Müller?« »War ganz interessant. Es ging um das Herz und wie es so arbeitet.«	»Von Auszubildenden wird in der Regel eine Beteiligung am Unterrichtsgeschehen erwartet. Quantität und Qualität fließen in die Notengebung ein.«	»Wenn Pflege als Hilfe bei der Behebung von Defiziten verstanden wird, spricht man von bedürfnisorientierten Pflegetheorien.«

Während die Fachsprache ein für alle Auszubildenden unbekannter Bereich ist, bringen die Berufseinsteiger unterschiedliche alltags- und bildungssprachliche Kompetenzen mit. Problematisch ist dabei vor allem, dass das Verständnis des Fachunterrichts oder der Praxisanleitung von einem umfangreichen Vorwissen im bildungssprachlichen Bereich abhängt. Besonders Auszubildende, die Deutsch als Fremdsprache lernen müssen, können hier Schwierigkeiten bekommen. Allerdings können hier auch deutschsprachige Auszubildende Probleme haben.

2.1.2 Wie lernt man eine Sprache?

Kinder lernen ihre Muttersprache, indem sie ihre Bezugspersonen imitieren. Über einen langen Zeitraum hören die Kinder das Lautbild und die grammatikalische Struktur der Sprache und eignen sie sich auf diese Weise an. Gelernt wird diese Form der Alltagssprache zunächst so, wie sie von den Bezugspersonen und FreundInnen gesprochen wird, was auch die kulturell und sozial geprägten Unterschiede erklärt.

Wenn eine Fremdsprache gelernt wird, beginnt man in der Regel mit der Alltagssprache. Besonders gut gelingt dabei der Spracherwerb, wenn in einem authentischen Setting, also im jeweiligen Land, gelernt wird. Für Jugendliche und Erwachsene verläuft dieser Prozess mühsamer, besonders deswegen, weil man nicht so ungezwungen mit der Sprache umgeht, sie ausprobiert und imitiert. Erwachsene begegnen der Fremdsprache häufig kontrollierter als Kinder.

Wer als Migrant in ein anderes Land kommt, steht vor der Herausforderung, dessen Sprache als Zweitsprache zu lernen. Das heißt, neben der Muttersprache, der Erstsprache, richten sich die Bemühungen jetzt auf die im Zielland gesprochene Sprache, die Zweitsprache. Diese Zweitsprache wird in alltäglichen Situationen, im Kontakt mit Bekannten und Freunden, beim Einkaufen usw. gelernt, ohne dass der Spracherwerb bewusst gesteuert wird. Im deutschsprachigen Raum wird dieser Prozess als »Deutsch als Zweitsprache« (DAZ) bezeichnet. Im Gegensatz dazu bezeichnet der Begriff »Deutsch als Fremdsprache« (DAF) den Erwerb einer Sprache im Unterricht, z. B. in einer Sprachschule.

Während die Alltagssprache im praktischen Vollzug, durch Anforderungen der Wohnumgebung, durch Gespräche mit FreundInnen und Nachbarn usw. erfolgen kann, gelingt dies mit der Bildungssprache nicht. Sie erfordert sowohl für Muttersprachler als auch für diejenigen, die eine Fremdsprache lernen, eine Bildungseinrichtung.

Um sich ein Wort einer neuen Sprache aneignen zu können,

- muss die Bedeutung bekannt sein (und eventuell auch die verschiedenen Bedeutungen in verschiedenen Kontexten),
- muss bekannt sein, in welchem Zusammenhang es angewendet werden kann und wann nicht,
- muss die Aussprache bekannt sein und beherrscht werden,
- muss bekannt sein, wie es geschrieben wird,
- muss bekannt sein, welches grammatikalische Geschlecht usw. es hat.

Wie oft ein Wort ausgesprochen und angewendet werden muss, um beherrscht zu werden, kann nicht verallgemeinert werden. »In der Regel aber muss ein Wort bis zu 50-mal in unterschiedlichen Situationen erlebt werden, bis es zum Mitteilungswortschatz vordringt« (Nodari, 2010, S. 4).

2.1.3 Sprachniveaus

Pflegeschulen verlangen von ihren ausländischen BewerberInnen ein Zertifikat über das Sprachniveau B2 als Mindestanforderung.

Sprachniveaus entsprechend dem Europäischen Referenzrahmen für Sprachen (GER)

A1 – Anfänger: Kann vertraute, alltägliche Ausdrücke und ganz einfache Sätze verstehen und verwenden, die auf die Befriedigung konkreter Bedürfnisse zielen. Kann sich und andere vorstellen und anderen Leuten Fragen zu ihrer Person stellen – z. B. wo sie wohnen, was für Leute sie kennen oder was für Dinge sie haben – und kann auf Fragen dieser Art Antwort geben. Kann sich auf einfache Art verständigen, wenn die GesprächspartnerInnen oder Gesprächspartner langsam und deutlich sprechen und bereit sind zu helfen.

A2 – Grundlegende Kenntnisse: Kann Sätze und häufig gebrauchte Ausdrücke verstehen, die mit Bereichen von ganz unmittelbarer Bedeutung zusammenhängen (z. B. Informationen zur Person und zur Familie, Einkaufen, Arbeit, nähere Umgebung). Kann sich in einfachen, routinemäßigen Situationen verständigen, in denen es um einen einfachen und direkten Austausch von Informationen über vertraute und geläufige Dinge geht. Kann mit einfachen Mitteln die eigene Herkunft und Ausbildung, die direkte Umgebung und Dinge im Zusammenhang mit unmittelbaren Bedürfnissen beschreiben.

B1 – Fortgeschrittene Sprachanwendung: Kann die Hauptpunkte verstehen, wenn klare Standardsprache verwendet wird und wenn es um vertraute Dinge aus Arbeit, Schule, Freizeit usw. geht. Kann die meisten Situationen bewältigen, denen man auf Reisen im Sprachgebiet begegnet. Kann sich einfach und zusammenhängend über vertraute Themen und persönliche Interessengebiete äußern. Kann über Erfahrungen und Ereignisse berichten, Träume, Hoffnungen und Ziele beschreiben und zu Plänen und Ansichten kurze Begründungen oder Erklärungen geben.

B2 – Selbständige Sprachanwendung: Kann die Hauptinhalte komplexer Texte zu konkreten und abstrakten Themen verstehen; versteht im eigenen Spezialgebiet auch Fachdiskussionen. Kann sich so spontan und fließend verständigen, dass ein normales Gespräch mit Muttersprachlern ohne größere Anstrengung auf beiden Seiten gut möglich ist. Kann sich zu einem breiten Themenspektrum klar und detailliert ausdrücken, einen Standpunkt zu einer aktuellen Frage erläutern und die Vor- und Nachteile verschiedener Möglichkeiten angeben.

C1 – Fachkundige Sprachkenntnisse: Kann ein breites Spektrum anspruchsvoller, längerer Texte verstehen und auch implizite Bedeutungen erfassen. Kann sich spontan und fließend ausdrücken, ohne öfter deutlich erkennbar nach Worten suchen zu müssen. Kann die Sprache im gesellschaftlichen und beruflichen Leben oder in Ausbildung und Studium wirksam und flexibel gebrauchen. Kann sich klar, strukturiert und ausführlich zu komplexen Sachverhalten äußern und dabei verschiedene Mittel zur Textverknüpfung angemessen verwenden.

C2 – Annähernd muttersprachliche Kenntnisse: Kann praktisch alles, was er/sie liest oder hört, mühelos verstehen. Kann Informationen aus

> verschiedenen schriftlichen und mündlichen Quellen zusammenfassen und dabei Begründungen und Erklärungen in einer zusammenhängenden Darstellung wiedergeben. Kann sich spontan, sehr flüssig und genau ausdrücken und auch bei komplexeren Sachverhalten feinere Bedeutungsnuancen deutlich machen.
> (Gemeinsamer Europäischer Referenzrahmen für Sprachen, o. J., o. S.)

Das zertifizierte Niveau und die tatsächliche Sprachfähigkeit decken sich allerdings erfahrungsgemäß nicht immer. Einige Auszubildende sprechen nur auf dem Niveau B1. Das führt zu Problemen in der Kommunikation mit zu Pflegenden aber auch zu Schwierigkeiten beim Verständnis von Ausbildungsinhalten in den Pflegeschulen oder in der praktischen Anleitung.

Inwieweit reicht das B2-Niveau für die Pflegeausbildung? Diese Frage wird kontrovers diskutiert. Die deutsche Gesellschaft für Qualitätsmanagement in der Gesundheitsversorgung (GQMG) fordert, das Mindestniveau auf C1 zu erhöhen (Kohrs, 2020).

Problematisch am B2-Niveau ist, dass für die dort beschriebenen Anforderungen die häufigsten 4000 Wörter der deutschen Sprache bekannt sein müssen. Diese werden aber offensichtlich in den Deutschkursen nicht immer unterrichtet, weil hier ein Schwerpunkt auf die mündliche Sprache gelegt wird. Zum Verständnis eines Fachtextes reicht das oft nicht aus.

> »Für das Englische stellte sich heraus, dass man mit 90 % der Token (Wörter. Anm. JM) ca. 50 % eines Textes erfasst, mit 95 % ca. 60 % und mit 98 % ca. 70 %. Um unbekannte Wörter aus dem Kontext erschließen zu können, benötigt man eine Textdeckung von mindestens 97 % der Token des Textes.« (Tschirner, 2019, S. 99)

Hier zeigt sich eine Schwierigkeit, die beim Lesen von Fachtexten, aber auch beim Verständnis von mündlichen, fachsprachlichen Unterrichtsinhalten oder Erklärungen in der Praxisanleitung auftreten können, weil oft Wörter fehlen, die aus der Bildungssprache stammen.

2.1.4 Zusammenfassung

Auszubildende müssen die deutsche Sprache gut beherrschen, weil sie in der Lage sein müssen, mit PflegeempfängerInnen in Kontakt zu treten. Darüber hinaus müssen sie fähig sein, Informationen im Team und zwischen den Berufsgruppen auszutauschen und Wissensinhalte zu verstehen. Man unterscheidet dabei die Alltagssprache, die im mündlichen, ungezwungenen Gespräch verwendet wird, von der Bildungssprache, die überwiegend schriftlich in Büchern oder Zeitungen bzw. in schulischen oder akademischen Kontexten vorkommt. Die Fachsprache ist wiederum eine für ein Fachgebiet, z. B. die Pflege, typische Sprachform. Eine unbekannte Sprache zu lernen ist zeitaufwändig und schwierig. Das dabei erreichte Sprachvermögen wird nach dem Europäischen Referenzrahmen für Sprachen beurteilt. Für die Pflegeausbildung wird das Sprachniveau B2 vorausgesetzt.

2.2 Kulturelle Heterogenität

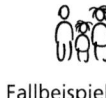
Fallbeispiel

> Nesrin ist 20 Jahre alt und stammt aus einem ländlichen Gebiet in der Türkei. Sie trägt ein Kopftuch, seit sie vor zwei Jahren die Pflegeausbildung an einem katholischen Krankenhaus begonnen hat. Sie ist stolz darauf und verteidigt es gegen gelegentliche Angriffe von Pflegeempfängern und Mitauszubildenden. Einmal soll sie im Unterricht zum Thema »Kultursensibel Pflegen« bei einer Podiumsdiskussion das Tragen eines Kopftuchs argumentativ vertreten. Dabei wird sie immer stiller und zieht sich schließlich ganz aus der Diskussion zurück. Sie hat das Gefühl, sie will das Kopftuch nicht mit Argumenten verteidigen. Es ist Teil ihres Lebensgefühls und das kann sie den anderen Auszubildenden nicht verständlich machen.

Die Länder Mitteleuropas sind Migrationsgesellschaften. In Deutschland haben etwa 20 % der Bevölkerung einen Migrationshintergrund. Diese Diversität wird von Jugendlichen in allgemeinbildenden Schulen längst als Normalität erlebt. Auch im Gesundheitswesen und im Pflegeberuf stammen PflegeempfängerInnen und Pflegende, ÄrztInnen und sonstiges Personal zu einem erheblichen Teil zumindest in der zweiten Generation aus einem anderen Land. Dass das Thema Migration für die Pflegeausbildung an Bedeutung gewinnt, hat mit unterschiedlichen gesellschaftlichen Prozessen zu tun. Einerseits nimmt die Zahl an Flüchtlingen zum Beispiel aus Syrien, Afghanistan oder aus der Ukraine zu. Gleichzeitig können Ausbildungsplätze unter anderem in der Pflegeausbildung aufgrund des demografischen Wandels nicht besetzt werden. Die dadurch entstandenen Lücken werden durch Migranten aufgefüllt.

Die Ausbildungsklassen werden dadurch »internationaler«. Das Aufeinandertreffen von Menschen unterschiedlichsten Herkunftsländern erzeugt eine neue Dynamik und wichtige Faktoren sind dabei die kulturellen Prägungen, die die Auszubildenden mitbringen.

Jeder von uns ist in eine Kultur hineingeboren. Ihre Regeln und Erwartungen haben wir als Ergebnis unserer Erziehung im Kindesalter verinnerlicht und werden in der Jugend durch Schule und Ausbildung verfestigt. Später lernt man schließlich, mit den kulturellen Vorgaben flexibler umzugehen und seinen kulturellen Horizont zu erweitern.

Das kulturelle Wissen ermöglicht uns das Leben in einer Gemeinschaft und bietet uns Orientierung, um mit den anderen Mitgliedern der Gemeinschaft zurechtzukommen.

Oft ist uns unsere kulturelle Prägung nicht bewusst, und wir erkennen nicht, dass Vorstellungen darüber, was angemessen ist oder nicht, was man tun sollte oder nicht tun sollte, was gut, schlecht oder peinlich ist, nur teilweise Resultat unserer freien Entscheidung sind. Insofern ist Kultur sowohl ein Orientierungsrahmen als auch eine Begrenzung unserer Freiheit.

Beides kann man erfahren, wenn man sich in einem anderen Land aufhält, das eine andere Kultur pflegt als das Heimatland. Man vermisst die

Sicherheit, sucht vielleicht nach Landsleuten, die die gleichen Erfahrungen teilen, grenzt sich eventuell auch gegen die fremden Gewohnheiten ab. Das ist auf Dauer aber auch eine Einschränkung, die uns daran hindert, unseren Horizont zu erweitern und neue Erfahrungen zu machen.

Auf der anderen Seite empfinden Einheimische die »Fremden« als Störung des Gewohnten und gelegentlich auch als Bedrohung. Sie fürchten, ihre eigene Kultur könnte Schaden nehmen und kämpfen gegen das Einsickern anderer Vorstellungen in ihren bekannten Orientierungsraum. Eine derart abgeschottete Gesellschaft kann sich aber kaum verändern und wird starr und unflexibel.

Vermutlich ist beides wichtig: Die Kenntnis der eigenen Kultur wie auch die Offenheit gegenüber anderen Kulturen. Beides schließt eine kritische Reflexion mit ein.

Um die verschiedenen Elemente einer Kultur zu beschreiben, hat sich die Kulturzwiebel des Kulturwissenschaftlers Geert Hofstede bewährt.

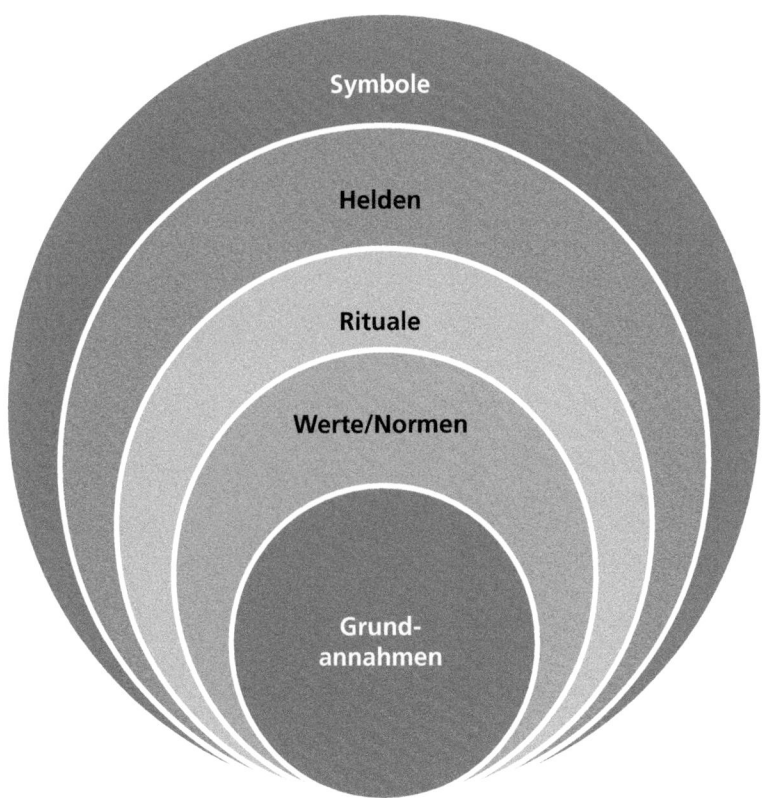

Abb. 1: Kulturzwiebel nach Hofstede (vergl. Hofstede, 2017, S. 7)

Im Innersten der Zwiebel befinden sich die *Grundannahmen*, die eine Kultur über das Zusammenleben in einer Gemeinschaft hat. Hier geht es um universell gültige Aussagen, die in der Kultur in der Regel nicht hinterfragt werden. Ihren Ursprung haben die Grundannahmen meist in der Religion.

Eine weitere Schicht über diesem Kern bilden die *Normen und Werte*, die in einer Kultur für wichtig gehalten werden. Vereinfacht gesagt, geht es um die Frage, was in einer Gesellschaft als gut bzw. schlecht angesehen wird. Hier spielen Einstellungen zum Thema Geschlechterrollen, das Verhältnis zu Autoritäten und ganz allgemein zur Hierarchie, der Umgang mit der Zeit, die Frage von Ehre, der Umgang mit Fehlern usw. eine Rolle.

Rituale, als weitere Schicht, benennen zum Beispiel Essensgewohnheiten, Begrüßungsrituale und körpersprachliche Verhaltensmuster.

Helden sind in einer Kultur die Vorbilder, an denen man sich orientieren kann. Sie können reale Menschen oder fiktive Figuren sein, die üblicherweise einen Zusammenhang mit Mythen haben. Diese Mythen können zum Beispiel kollektive Wünsche wie das Streben nach Reichtum verkörpern.

Ganz außen schließlich finden sich die *Symbole* einer Kultur. Dazu gehört nicht nur die Landesfahne, sondern auch Besonderheiten der Kleidung, die als identitätsstiftend angesehen werden. Auch das Kreuz und andere religiöse Symbole sind hier gemeint. Sogar die Ornamente und Stilformen von Gebrauchsgegenständen, zum Beispiel Autos, haben oft eine Bedeutung, die über die reine Funktion hinausgehen.

PraxisanleiterInnen und Lehrende kommen aufgrund der zunehmenden nationalen und kulturellen Diversität bei den Pflegeauszubildenden regelmäßig mit den verschiedenen Schichten der Zwiebel in Berührung. Allerdings entstehen bei der schulischen und der praktischen Ausbildung wenig Probleme, die auf kulturelle Unterschiede zurückzuführen sind. Das hängt auch damit zusammen, dass Menschen im Laufe ihres Lebens lernen, mit der eigenen Kultur flexibel umzugehen. Kulturelle Prägungen verändern sich: Einiges wird beibehalten, anderes wird durch neue Verhaltensweisen und Einstellungen ersetzt. Gerade junge Auszubildende, MigrantInnen wie Deutsche, werden durch ihre SchulkameradInnen, PraxisanleiterInnen und LehrerInnen beeinflusst und passen sich so den im Ausbildungsumfeld üblichen Verhaltensweisen an.

Einige Probleme, die mit kulturellen Prägungen im Zusammenhang stehen und im pädagogischen Kontext auftreten können:

- Umgang mit Nähe und Distanz
- Umgang mit Hierarchien und Autorität
- Geschlechterrollen und Familienrollen
- Einstellungen zu Krankheit, Behinderung, Schmerz und Tod
- Umgang mit Schule und Ausbildung
- Umgang mit Konflikten.

Beim Thema Kultur ist ein Hinweis besonders wichtig: Eine Verallgemeinerung nach dem Herkunftsland oder nach der dort üblichen Kultur ist nicht angebracht. Auch in Deutschland wird die Kultur von unterschiedlichen Menschen unterschiedlich gelebt. Das gleiche gilt auch für die

Zuwanderungsländer, zum Beispiel für Polen, die Türkei oder Syrien. Oft sind der gesellschaftliche Status, das Einkommen oder die Bildung stärker prägende Faktoren als zum Beispiel die in einem Land vorherrschenden religiösen Einstellungen.

Probleme entstehen manchmal durch Kulturunterschiede, die sich anhand bestimmter Kulturkategorien beschreiben lassen. Die Vorstellung von Kulturkategorien geht davon aus, dass Menschen überall auf der Welt bestimmte gleichartige Probleme haben, die aber je nach Kultur unterschiedlich gelöst werden. Beobachtet man Ereignisse, Verhaltensweisen oder Grundannahmen bei einem Mitglied einer anderen Kultur, kann man mithilfe des Begriffs der Kulturkategorie einen Vergleich zu eigenen Grundeinstellungen oder Handlungsweisen ziehen.

Es gibt viele Kulturkategorien. Für die Praxisanleitung in der Pflege und dort eventuell auftretende Probleme sind die folgenden Kategorien besonders wichtig (vergl. dazu Roth & Ettling, 2014):

- Autorität und Macht
- Geschlechterrollen
- Raum, persönliche Distanz, Zeit
- Individualismus, Autonomie und Kollektivismus

Kulturkategorien helfen dabei, persönliche Eindrücke zu ordnen. Mit ihrer Hilfe lassen sich Konfliktursachen erkennen und Konflikte deuten. Sie sollten allerdings nicht als Vorhersage für erwartetes Verhalten oder zur Einordnung von Menschen in Schubladen benutzt werden.

Interkulturelle Situationen lassen sich nur selten durch den Fokus einer einzelnen Kulturkategorie beschreiben. Oft sind es mehrere Faktoren, die zusammengenommen werden und eine Situation bestimmen. Es können sowohl verschiedene Kulturkategorien sein als auch andere Faktoren, zum Beispiel sozial geprägte Verhaltensweisen. Vereinfachungen sind meist problematisch. Das gilt besonders dann, wenn Menschen aufgrund ihrer Nationalität als eine homogene Gruppe betrachtet werden, ohne zu berücksichtigen, dass viele Länder innerhalb ihrer Grenzen ganz unterschiedliche Kulturen aufweisen.

2.2.1 Kulturgeprägte Kommunikation

Cadeo Nguyen ist 24 Jahre alt und stammt ursprünglich aus Vietnam. Er lebt seit zwei Jahren in Deutschland und macht die Ausbildung zur generalistischen Pflegefachkraft. Im Unterricht ist er sehr schweigsam und beteiligt sich nur auf Aufforderung. Am Ende des Einführungsblocks möchte die Lehrerin Frau Gress mit den Auszubildenden ein Gespräch führen, um sie über den Leistungsstand zu informieren, die weitere Ausbildung zu besprechen und ein Feedback einzuholen.

Zunächst spricht sie die Noten der Klausuren an.

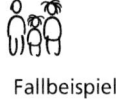
Fallbeispiel

»Da gibt es bei Ihnen noch einigen Verbesserungsbedarf. Sie stehen im Gesamtschnitt bei 3,2. Sie wissen, dass es bei 3,5 gefährlich wird. Ich habe immer das Gefühl, dass Sie die Inhalte verstehen, aber offensichtlich können Sie ihr Wissen nicht aufs Papier bringen. An der Sprache liegt es meiner Ansicht nach nicht. Mein Vorschlag: Strengen Sie sich mehr an, investieren Sie mehr Zeit in die Ausbildung. Sonst wird das nichts. Was ist Ihre Meinung? Wie geht es Ihnen mit der Schule?«

Herr Nguyen antwortet: »Ich bin sehr glücklich, dass ich hier sein darf. Es ist nicht selbstverständlich, diesen angesehenen Beruf lernen zu können. Alle Lehrende haben ein großes Wissen und versuchen es den Auszubildenden zu vermitteln. Es ist so viel, weil der Beruf so vielseitig ist. Da muss man viel wissen. Ich staune, wie die Lehrenden die Unterrichte darbieten. In jeder Stunde eine Fülle von Informationen, die ich kaum alle aufnehmen kann. Aber ich gebe mir Mühe, den Vorträgen zu folgen. Vielen Dank für Ihre Anstrengungen.«

Über Kommunikation, also die gesprochene Sprache aber auch über die nonverbale Kommunikation, versuchen wir miteinander in Kontakt zu kommen. Wir versuchen, anderen Menschen unsere Anliegen mitzuteilen und gleichzeitig zu verstehen, was das Anliegen unseres Gegenübers ist. Das ist nicht nur deswegen schwierig, weil wir die Sprache des anderen vielleicht nicht verstehen. Manchmal haben die Wörter der anderen Sprache auch eine andere, kulturgeprägte Bedeutung. Ein Beispiel ist das Wort Ehre, das im arabischen Raum etwas anderes meint als in Mitteleuropa. Auch Gesten, die Mimik und sogar die Art, wie gesprochen wird, kann zu Missverständnissen führen. Zum Beispiel bedeutet die Sprachmelodie und die Lautstärke je nach Herkunftskultur oft Verschiedenes.

Ein wichtiges Unterscheidungsmerkmal verschiedener Kulturen ist der direkte und der indirekte Kommunikationsstil.

- *Direkte Kommunikation:* In Deutschland ist es normal, Sachverhalte direkt und deutlich anzusprechen. Das Ziel dieser Art der Kommunikation ist es, sich gegenseitig ohne Umschweife über ein Anliegen zu informieren, um auf schnellstem Weg ein Ergebnis zu erreichen.
- *Indirekte Kommunikation* ist demgegenüber in Ländern wie China üblich. Bei diesem Kommunikationsstil geht es in erster Linie darum, die Beziehung zwischen den Gesprächspartnern möglichst harmonisch zu gestalten. Die Übermittlung von Informationen geschieht vermehrt über Anspielungen, die einen Interpretationsspielraum offenlassen. Direkte Kritik, das Nein-Sagen oder bestimmte Themen, die Konfliktpotential bieten, werden vermieden. Wichtig ist das, was zwischen den Zeilen steht. Um etwas zu verstehen, spielt der Kontext eine große Rolle.

Länder, in denen die indirekte Kommunikation üblich ist, gehören zu den High-Kontext-Kulturen. Um private oder geschäftliche Beziehungen aufzunehmen, benötigt man viele Kontextinformationen. »Geschäfte werden grundsätzlich über persönliche Beziehungen abgewickelt und Information werden nicht nur durch Worte, sondern auch durch Stimmlage, Körpersprache, Gesichtsausdruck, Augenkontakt, Sprachmuster, Verwendung von Sprechpausen sowie Hinweise auf frühere Begegnungen, auf Status und auf gemeinsame Freunde übermittelt. Die sprachlichen Mitteilungen sind eher implizit (man spricht »durch die Blume«).«(IKUD Seminare, o. J., o. S.)

High-Kontext-Kulturen	Low-Kontext-Kulturen
Verwendung nonverbaler Signale	Das gesprochene Wort zählt
Ganzheitliche Denkmuster	Kommunikation ist Informationsaustausch
Harmonie als Ziel im Gespräch	Konflikte sind entpersonalisiert
Vermeidung von direkter Kritik	Direkte Kritik ist möglich
Indirekte Kommunikation	Direkte Kommunikation
Beispiel: China, Japan, Afrikanische Länder, Arabische Länder, Türkei, Osteuropa, Griechenland	Beispiel: England, Nordamerika, Deutschland, Schweiz

Tab. 2.2: Kommunikation in High- und Low-Kontext-Kulturen

Die unterschiedlichen Kommunikationsstile haben Auswirkungen auf die Kommunikation im pädagogischen Kontext und betreffen zum Beispiel das Formulieren von Kritik, Beurteilungen usw.

2.2.2 Autorität und Macht

In vielen Kulturen wird Hierarchien eine große Bedeutung zugesprochen. Während in Mitteleuropa die Einstellung vorherrscht, Entscheidungen müssten gemeinsam getroffen werden, indem alle Beteiligten gehört werden und mitdiskutieren können, ist das zum Beispiel in der islamischen Welt oft anders. Dort treffen Menschen auf einer höheren Hierarchiestufe die Entscheidungen. Legitimiert wird dies mit einem höheren Alter, dem Geschlecht, professionellem Wissen, der Stellung und dem Ansehen des Berufs oder mit Besitz und Geldvermögen.

Zu Problemen kann es kommen, wenn die berufliche oder persönliche Autorität der PraxisanleiterIn oder der LehrerIn nicht anerkannt wird. Erwartet wird von ihr ein klares und kompetentes Auftreten. Bei Unsicherheit oder auch bei einem Laissez-faire- Stil kann es vorkommen, dass sich Auszubildende mit Migrationshintergrund direkt an ranghöhere Kollegen wenden und dabei die direkt Zuständigen übergehen. Das zieht auf Seiten der PraxisanleiterIn oder der LehrerIn oft Unverständnis und Ärger nach sich und endet nicht selten in einer schlechten Bewertung z. B. der Teamfähigkeit im Beurteilungsbogen.

Ein derartiges Problem muss offensiv angegangen werden. Kulturspezifische Probleme lassen sich oft dadurch lösen, dass die Unterschiede thematisiert und die jeweiligen Beweggründe aufgeklärt werden. Bei dieser Gelegenheit haben beide Seiten die Chance, ihr eigenes Verhalten zu reflektieren. Für das pädagogische Personal ist Klarheit im Umgang mit Auszubildenden eine sinnvolle Verhaltensweise. Dadurch kann das eigene Verhaltensrepertoire bereichert werden. Und Auszubildende aus anderen Kulturen können oft ebenfalls von einer anderen Sichtweise auf Autorität profitieren.

2.2.3 Geschlechterrollen

Verkompliziert wird die Anleitungssituation manchmal dadurch, dass vor allem männliche Auszubildende Frauen als Lehrende oder PraxisanleiterInnen weniger akzeptieren können als Männer. Man kann als PraxisanleiterIn oder LehrerIn diese Einstellung in erster Linie als kulturspezifische, erlernte Haltung oder als rückschrittliche, frauenfeindliche Verhaltensweise einordnen. Der Blick auf kulturelle Prägungen hat den Vorteil, dass man die Situation weniger persönlich auffassen muss und eine gewisse Distanz gewinnen kann. Ein gleichberechtigtes Verhältnis zwischen den Geschlechtern hat sich auch in unserer Kultur erst nach langen Kämpfen entwickelt. Die Anerkennung einer Pädagogin als Autorität erfordert manchmal einen Lernprozess durch die Auszubildenden. Wie bei allen Lernprozessen ist es dabei wenig hilfreich, wenn man dem Lernenden keine Handlungsmöglichkeit lässt und ihm das erwünschte Verhalten befiehlt. In einer Situation wie dieser funktioniert Lernen erfolgreicher durch Überzeugen. Wenn eine PraxisanleiterIn diese Aufgabe übernehmen will, erfordert das Kraft und Engagement. Anderenfalls sollte sich das Team über Alternativen Gedanken machen. Gleiches gilt für die Schule. Weitet sich das Problem auch auf die Klasse aus, lässt sich nach einem ersten Gespräch eventuell auch ein Gespräch oder eine Diskussion in der Klasse führen.

2.2.4 Raum, persönliche Distanz, Zeit

In Mitteleuropa werden Distanzzonen für angemessen gehalten, die in anderen Kulturen nicht gelten. So wird ein Mindestabstand von etwa 60 cm bei Gesprächen, erwartet, während eine geringere Distanz als aufdringlich oder aggressiv empfunden wird. In vielen anderen Kulturregionen sind die persönlichen Distanzzonen deutlich kleiner. Bei Gesprächen sind sich die Menschen relativ nahe. Hier wird ein betont weiter Abstand als kühl oder arrogant empfunden.

In der Praxisanleitung oder in der Pflegeschule kann es sowohl im Zweiergespräch zwischen AnleiterIn oder LehrerIn und Auszubildenden als auch in der Begegnung mit der PflegeempfängerIn zu Missverständnissen kommen.

Das Zeitverständnis in westlichen Ländern wird »geplante Zeit« (Roth & Ettling, 2014, S. 21) genannt. Hier werden detaillierte Zeitpläne gemacht, die üblicherweise auch eingehalten werden. Es ist wichtig, pünktlich zu sein. Im Gegensatz dazu steht die »Natürliche Zeit«, die die Kulturen prägt, aus denen viele Migranten kommen. Zeitpläne sind hier eher grob und ihre Einhaltung ist nicht so wichtig. Unpünktlichkeit wird eher akzeptiert. Zeit zu haben ist ein wichtiges Gut und es wird erwartet, dass man sich Zeit nimmt.

Gelegentlich treten bei der Praxisanleitung dann Probleme auf, wenn die PraxisanleiterIn einen stark strukturierten und eng getakteten Anleitungsprozess favorisiert, die Auszubildende das aber als unnötige Überregulierung empfindet, die keine Luft für Spontaneität und Ruhe lässt. Auch im schulischen Kontext kann es zu Missverständnissen kommen, wenn Auszubildende Pünktlichkeit weniger wichtig nehmen als die Lehrenden.

2.2.5 Individualismus, Autonomie und Kollektivismus

In westlichen Kulturen ist die Autonomie des Einzelnen ein hohes Gut. Dabei wird dem Einzelnen das Recht der Freiheit aber auch die Pflicht der Eigenverantwortung zugeschrieben. In vielen anderen Kulturen steht eine Form des Kollektivismus im Vordergrund, die auf die Gruppe, vor allem auf die Familie ausgerichtet ist. Man ist der Familie verpflichtet, die den Einzelnen wiederum schützt. In Krankenhäusern und Pflegeheimen zeigt sich diese Haltung in häufigen Besuchen der Pflegeempfänger durch Angehörige und durch reges Interesse und aktive Beteiligung am Krankheitsverlauf. Oft wird der Pflegebedürftige gewaschen, gepflegt und mit Essen versorgt.

Manchmal entsteht dadurch auch bei Auszubildenden eine Einstellung gegenüber den PflegeempfängerInnen, die stärker auf das Umsorgen und die direkte Hilfestellung ausgerichtet ist als auf die Ressourcenförderung. Diese Haltung ist natürlich nicht nur bei Auszubildenden mit Migrationshintergrund zu beobachten. Für die PraxisanleiterIn entsteht manchmal die Schwierigkeit, solche grundlegenden Einstellungen zu erkennen und die fachbezogenen Unterschiede zu klären.

Einige Auszubildende aus anderen Kulturen sind echte Teamplayer und haben besonders das Gesamtergebnis der Pflegeeinheit im Blick, während sie ihre eigenen Lerninteressen erst an zweiter Stelle sehen. Es liegt auf der Hand, dass dadurch das Ausbildungsziel aus dem Blick geraten kann.

> Baschar Aziz ist 21 Jahre alt und kam vor 3 Jahren mit seiner Familie als Flüchtling aus Syrien. Er hat die Pflegeausbildung vor zweieinhalb Jahren begonnen und seine Leistungen sind gut. Allerdings fällt der Klassenlehrerin seit einigen Wochen auf, dass Herr Aziz immer häufiger nicht im Unterricht ist. Auf Nachfrage sagt der Auszubildende: »Meine Mutter hatte einen Herzinfarkt und ich muss sie zum Arzt und ins Krankenhaus begleiten, um zu übersetzen.« Auf den Einwand, dass die Schulordnung diesen Grund für Fehlzeiten nicht vorsieht, reagiert Herr Aziz mit Unverständnis: »Was würden Sie machen, wenn es Ihre Mutter wäre?« Die Lehrerin fühlt sich missverstanden: »Das meine ich nicht. Aber Sie können nicht einfach nicht in den Unterricht kommen. Sie benötigen eine Erlaubnis und müssen dann Urlaub nehmen.« Der Auszubildende schüttelt den Kopf: »Ihr Deutschen seid schon seltsam.« Am nächsten Tag reicht er eine Krankmeldung ein.

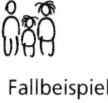

Fallbeispiel

2.2.6 Die Sicht der MigrantInnen

Fallbeispiel

Melisa Delic´ ist 19 und im ersten Ausbildungsjahr der Pflegeausbildung. Sie ist eine sehr gute Auszubildende und bemüht sich sowohl in der Schule als auch in der Praxis möglichst viel zu lernen. Allerdings ist sie sehr zurückhaltend und schweigsam. Nach dem zweiten Einsatz erkrankt die Mutter, die in Bosnien lebt. Obwohl ihr die Lehrer, Auszubildenden und wohl auch die Familie abraten, beendet sie umgehend die Ausbildung und verlässt beinahe fluchtartig das Land, um nach Bosnien zurückzukehren.

Welche Herausforderungen sind für Migranten in Deutschland besonders wichtig? In einer Studie mit Pflegekräften, die aus dem Ausland in deutsche Akutkliniken übergewechselt sind, beschreibt Angelika Maase (2021) die Spannungsfelder aus der Sicht von MigrantInnen aus Italien und Brasilien. Zwar lassen sich diese Befunde nicht bruchlos auf Auszubildende übertragen, aber Überschneidungen sind wahrscheinlich.

Einige Ergebnisse der Befragung, die auf Probleme verweisen:

- Herausforderungen durch die Zweitsprache Deutsch
- Die Machtbeziehungen zwischen Einheimischen und MigrantInnen bzw. die Kämpfe um Macht und Anerkennung. Auch Formen des Alltagsrassismus.
- Die Sehnsucht nach Vertrautem und häufig starke Gefühle von Heimweh.
- Das Gefühl, allein zu sein.
- Psychische Herausforderungen bis hin zu Gefühlen der Überforderung aufgrund der Konfrontation mit kulturellen Spannungsfeldern. Die befragten MigrantInnen beschrieben unter andrem die deutschen KollegInnen als reservierter und distanzierter (Maase S. 120), weniger emotional und schwerer zugänglich, als sie es von ihrem Heimatland gewohnt waren. Die Art der direkten Kommunikation erschien ihnen zum Teil ungewohnt und unangenehm (S. 123). Erwähnt wurden auch die ausgeprägte Bürokratie und die große Zahl an Regeln und Standards.

Es ist anzunehmen, dass die genannten Problemfelder nicht immer offen zutage treten. Häufig werden MigrantInnen versuchen, ihre Schwierigkeiten mit sich selbst auszutragen, ohne dass KollegInnen, PraxisanleiterInnen oder LehrerInnen mit einbezogen werden.

2.2.7 Zusammenfassung

Wenn Menschen unterschiedlicher Kulturen in der Schule oder der praktischen Berufsausbildung miteinander arbeiten sollen, muss ein gegenseitiges Verständnis vorhanden sein. Kulturbedingte Unterschiede, die sich zum Beispiel in unterschiedlichen Grundannahmen, Werten Normen und

Ritualen äußern können, sind mögliche Problemfelder. Dabei ist es wichtig, vorschnelle Verallgemeinerungen zu vermeiden. Kulturen sind keine starren Gebilde und die Menschen, die einer Kultur angehören, haben ihren eigenen Kopf. Trotzdem können Verständigungsprobleme auftreten, die zum Beispiel das Thema Hierarchie, Geschlechterrollen, Individualität und den Kommunikationsstil betreffen. Eine Gefahr besteht darin, dass solche Konflikte unterschwellig wirken und nicht angesprochen werden, was die Ausbildung negativ beeinflussen kann.

Kulturelle Tabus, zum Beispiel der Umgang mit dem anderen Geschlecht in Pflegesituationen, stellen selten eine Schwierigkeit dar, weil die Auszubildenden in der Regel flexibel mit der Situation umgehen können und sich den Regeln des Ziellandes anpassen.

2.3 Soziale Schicht und Milieu

Wenn von Heterogenität in der Pflegeausbildung die Rede ist, müssen die sozialen Unterschiede der Akteure berücksichtigt werden. Dabei spielt nicht nur die unterschiedliche Klassen- bzw. Milieuzugehörigkeit der Auszubildenden, sondern auch die der Lehrenden und Praxisanleitenden eine Rolle. Wenn der Bildungszugang, der am Ausbildungsprozess Beteiligten unterschiedlich ist, kann das Ausbildungsergebnis darunter leiden.

Die soziale Herkunft durchdringt auch oft andere Faktoren, die Heterogenität begründen, zum Beispiel migrationsbedingte Verschiedenartigkeit. Oft spielt die soziale Herkunft von zugewanderten Auszubildenden eine größere Rolle als kulturspezifische Besonderheiten.

Im Elternhaus werden Voraussetzungen für einen gelingenden Bildungsprozess geschaffen. Das betrifft die allgemeinbildenden Schulen ebenso, wie die Berufsbildung.

1. Das Wissen und die praktischen Fertigkeiten, die vor dem Schuleintritt erworben wurde, unterscheidet sich. Es kann vorkommen, dass die Anregungen, die sozial schlechter gestellten Familien an die Kinder weitergeben, weniger effektiv auf die Schule vorbereiten.
2. Das soziale Milieu, aus dem die Auszubildenden stammen, prägt aber darüber hinaus auch die Haltung zur Bildung. Die Frage warum, wie und was gelernt werden soll, ist auch mit der sozialen Herkunft verbunden.
3. Auch die Sprachstile, zum Beispiel der Zugang zur Bildungssprache (▶ Kap. 2.1.1) erleichtert oder erschwert die Anknüpfung an die Fachinhalte in der Ausbildung.
4. Schließlich stellen auch die finanziellen Ressourcen der Herkunftsfamilie eine nicht zu unterschätzende Rolle. Es macht einen Unterschied, ob Auszubildende Geld neben der Ausbildung hinzuverdienen müssen, oder

nicht. Lehrbücher, die zusätzlich gekauft werden müssen, ein Laptop oder Tablet, können sich ebenfalls nicht alle Auszubildenden leisten, wenn sie nicht von der Familie unterstützt werden.

Albert Scherr (2023, S. 97) weist darauf hin, dass das Schulsystem die Ungleichheit aufgrund der sozialen Herkunft zusätzlich vertieft. Die in Deutschland übliche Einteilung in hierarchische Schulstufen (Gymnasium, Realschule usw.), die eine enge Korrelation zum sozialen Milieu aufweisen, beeinflussen die Bildungsinhalte und Zugangsvoraussetzungen für die Ausbildung. Darüber hinaus wird angenommen »dass in Bildungsinstitutionen eine Ungleichbehandlung erfolgt, die nicht nur auf individuelle Merkmale (wie die individuell zugeschriebene Intelligenz oder Lernbereitschaft) sondern auch auf kollektiv zugeschriebene Merkmale wie Ethnie und Nationalität aber auch der Klassenlage, z. B. mittels der Kategorie bildungsferner Familien oder Schüler aus problematischen Wohngebieten basiert. In der beruflichen Bildung wird auch die Kategorie Hauptschüler als diskriminierende Unterscheidung wirksam.« (Scherr, 2023, S. 108).

2.3.1 Wie kann soziale Heterogenität beschrieben werden?

Eine Gesellschaft unterscheidet sich unter anderem durch soziale Merkmale wie Einkommen, Vermögen und Macht. In der Soziologie gibt es unterschiedliche Modelle und Begriffe, die diese Unterschiede darstellen.

Ein Modell wurde von der hannoverschen Forschungsgruppe Habitus und Milieu entwickelt (vergl. Vögele et al., 2002). Ich beziehe mich in der Folge darauf, weil die pflegewissenschaftliche Forschung zum Thema (z. B. Balzer, 2019) dieses Modell als Grundlage verwendet. In diesem Modell wird nicht nur eine Positionierung in der Gesellschaft vorgenommen (▶ Tab. 2.3), sondern auch ein Habitus bestimmt, also typische Verhaltensweisen, die für ein Milieu charakteristisch sind (▶ Kap. 2.3.2).

Tab. 2.3: Soziale Milieus in der Bundesrepublik Deutschland nach Lange-Vester (2016, S. 146)

Obere bürgerliche Milieus	Avantgardemilieu	Akademische Intelligenz	Macht und Besitz
	Postmodernes Milieu: Kultur- und Medienberufe, neue Technologien, ca. 6 %	Bildungsbürgerliches Milieu: Akademische Elite, höhere Angestellte, Freiberufler, ca. 4 %	Gehobenes bürgerliches Milieu: Selbständige, Freiberufler, Wissenschaftler, Manager, leitende Angestellte, ca. 4 %
		Gehobenes Dienstleistungsmilieu, ca. 4 %	Gehobenes kleinbürgerliches Milieu, ca. 3 %

Respektable Volks- und Arbeitnehmermilieus	Hedonistisches Milieu	Facharbeit und praktische Intelligenz	Ständisch-kleinbürgerliche Milieus
	Ca. 9 %	Modernes Arbeitnehmermilieu: Arbeitnehmerintelligenz, die in technischen, sozialen und administrativen Schrittmacherberufen arbeiten, ca. 11 %	Modernes kleinbürgerliches Arbeitnehmermilieu: Besser bezahlte Angestellten- und Arbeiterberufe, ca. 12 %
		Leistungsorientiertes Arbeitnehmermilieu: Gut qualifizierte Facharbeiter und Angestellte ca. 18 %	Traditionelles kleinbürgerliches Arbeitnehmermilieu, ca. 13 %
		Traditionelles Arbeitnehmermilieu: Körperliche Arbeit vorherrschend, ca. 6 %	
Unterprivilegierte Volksmilieus	Unangepasste, ca. 2 %	Resignierte, ca. 6 %	Statusorientierte, ca. 3 %

Tab. 2.3: Soziale Milieus in der Bundesrepublik Deutschland nach Lange-Vester (2016, S. 146) – Fortsetzung

selbstbestimmt ← Differenzierungsachse → hierarchiegebunden

Im Modell werden zunächst drei Milieugruppen unterschieden, die oberen bürgerlichen Milieus, die respektablen Volks- und Arbeitnehmermilieus und die unterprivilegierten Volksmilieus.

Innerhalb dieser drei grundlegenden Milieubeschreibungen werden weitere Unterteilungen vorgenommen, so dass insgesamt 7 große Gruppen entstehen, die wiederum in 14 mittlere Gruppen aufgeteilt sind. Eine Differenzierungsachse bestimmt von links nach rechts den Grad an Selbstbestimmtheit innerhalb der Gruppen, eine Herrschaftsachse, die vertikal verläuft, die hierarchische Positionierung.

Oberste Milieuebene: Die oberen bürgerlichen Milieus

Diese Milieus haben eine führende Rolle in der Gesellschaft. Stichworte, die diese Milieus beschreiben, sind Eigentum, Macht und höhere Bildung. Diese Milieus differenzieren sich in eine Gruppe *Macht und Besitz*, deren Angehörige über Eigentum und Macht verfügen. Es handelt sich zum Beispiel um Führungspersonal in Betrieben oder im öffentlichen Management oder in freien Berufen, wie zum Beispiel in der Justiz oder der Medizin. Daneben gibt es die Gruppe der *Akademischen Intelligenz*. Hierzu zählen Berufsgruppen die als wichtige ExpertInnenberufe gelten und zum Beispiel den Bereichen Bildung, Kultur, Technologie zuzurechnen sind.

Schließlich gibt es noch eine Gruppe, die sich als Avantgardemilieu gegen die beiden anderen Milieus abgrenzt, obwohl sie ihnen ursprünglich entstammt und einige grundlegenden Haltungen teilt.

Mittlere Milieuebene: Die respektablen Volks- und Arbeitnehmermilieus

Diese Milieus bilden die Mehrheit der Bevölkerung (etwa 70 %) und bestehen überwiegend aus Arbeitnehmern und zu einem geringen Teil aus Selbständigen mit einem kleinen Betrieb. Auch in dieser Gruppe gibt es eine Teilung in Untergruppen. Die Gruppe der *Facharbeit und praktische Intelligenz* wird von Arbeitern und Angestellten gebildet, deren Beruf ihnen einen sicheren und respektierten Status bietet. Die Gruppe der *Ständisch-Kleinbürgerlichen Milieus* besteht zum großen Teil aus Selbständigen in traditionellen Berufen, z. B. in der Landwirtschaft und aus Beschäftigten in Berufen mit geringerem Status.

Auch in den mittleren Milieus gibt es eine Gruppe der jüngeren »Unangepassten«, nämlich das *Hedonistische Milieu*. Ihre Mitglieder grenzen sich lustbetont gegen die asketischen Einstellungen der Elterngeneration ab.

Untere Milieuebene: Die unterprivilegierten Volksmilieus

Kennzeichnend für diese Milieus ist die eher geringe Fachqualifikation und Ausbildung und daraus resultierend geringe finanzielle Spielräume.

2.3.2 Typische Verhaltensweisen im Milieu: Der Habitus

Menschen, die einem bestimmten Milieu angehören, weisen einige gemeinsame Einstellungen, Grundannahmen und Verhaltensweisen auf. Dazu gehören auch ein spezifischer Sprachstil, ein typischer Kleidungsstil, die Esskultur und ein bestimmter Geschmack. Der Philosoph Pierre Bourdieu nennt diesen milieugeprägten Gesamteindruck eines Menschen *Habitus*.

Mit dem Habitusbegriff wird die objektive soziale Stellung in der Gesellschaft mit dem subjektiven Verhalten eines Menschen in Beziehung gebracht. Gelernt wird der Habitus in der Familie und ihrem näheren Umfeld, aber auch im Kindergarten und in der Schule.

In der folgenden Tabelle werden typische Merkmale des Habitus einzelner Milieus genannt (vergl. Balzer, 2019). Wie immer lassen sich diese Charakteristika nicht verallgemeinern und bruchlos auf jeden Angehörigen des Milieus übertragen.

Tab. 2.4: Milieus und Habitus

Milieu	Habitus
Obere Milieus	Distinktiver Geschmack und Lebensstil, Abgrenzung zu den unteren Milieus, Neuaufsteiger werden kaum akzeptiert. Wichtig: Sozialer Aufstieg
Macht und Besitz	Autorität, Disziplin. Repräsentativer Lebensstil
Akademischen Intelligenz	Abgrenzung gegen Machtorientierung und Materialismus
Avantgarde	Abgrenzung gegen Traditionen der älteren Generationen
Mittlere Milieus	Respektiert werden, Anerkennung, soziale Absicherung
Facharbeit und praktische Intelligenz	Kritisch gegenüber Autoritäten. Leitmotive: Eigenverantwortung, Gleichberechtigung. Leistung, Solidarität. Asketisches Arbeitsethos. Forderung nach Mitbestimmung
Ständisch Kleinbürgerliche	Sicherheit, auch durch die Familie wichtig. Hierarchien werden kaum infrage gestellt. Tugenden Fleiß, Pflichterfüllung
Hedonistisches Milieu	Ungebundenheit, Konsum, Spontaneität
Untere Milieus	Lebensführung an unsichere und machtlose Lage angepasst.
Unterprivilegierte	Versuch, mit den oberen Milieus mitzuhalten und anerkannt zu werden. Anlehnung an Stärkere

In einer Studie, die sich auf das Habitus-Konzept beruft, stellt Sabine Balzer fest, dass Auszubildende in der Pflege schwerpunktmäßig den mittleren Milieus zuzuordnen sind (Balzer, 2019, S. 67).

2.3.3 Soziale Milieus, Bildungstypen und Verhalten in der Ausbildung

Für die Pflegeausbildung ist besonders folgende Frage wichtig: Welcher Haltung zur Ausbildung, zu Bildungsprozessen und zum Lernen bringen die Auszubildenden in die Pflegeschule und die Praxis mit und inwieweit sind sie milieutypisch? Und daran anschließend: Wie kann auf diese Prägung pädagogisch reagiert werden? »Dass SchülerInnen und Schüler lernen wollen, steht außer Frage, die Wege zu den milieuspezifischen Zielen von Bildung sind jedoch unterschiedlich.« (Balzer, S. 63). Wenn die Bildungszugänge und -ziele von Auszubildenden eines bestimmten Milieus aber nicht berücksichtigt werden, kann es zu Schwierigkeiten zwischen PraxisanleiterInnen oder LehrerInnen auf der einen Seite und Auszubildenden auf der anderen Seite kommen. Verstärkt werden die Verständigungsprobleme dann, wenn die Auszubildenden aus anderen Milieus stammen als das pädagogische Personal. Reagieren Auszubildende in diesem Zusammenhang ablehnend oder desinteressiert auf Bildungsangebote, wird das Verhalten oft als persönliches Defizit, als Mangel an Intelligenz, Durchhaltevermögen usw. gedeutet und nicht als milieuspezifische Haltung.

Die oberen Milieus: Einstellung zur Bildung und Verhalten in der Ausbildung

Für die oberen Milieus hat Bildung in der Regel eine große Bedeutung. Viele Angehörige dieses Milieus zählen zur Bildungselite. Die berufliche Position beruht auf exklusivem Wissen. Gleichzeitig ist Bildung auch ein Instrument zur Abgrenzung gegenüber den unteren Milieus.

Der Bildungszugang ist »abstrakt-kognitiv« (Balzer, 2019, S. 65), das Lernen wird als positiv angesehen und erfolgt auch ohne konkreten Verwendungszusammenhang um seiner selbst willen. Ein übergeordnetes Ziel des Lernens ist die Selbstverwirklichung. Lerninhalte sind vielgestaltig und beinhalten auch kulturelle und künstlerische, ökologische, politische oder soziale Themen.

Im Unterricht und in der Praxisanleitung sind Auszubildende aus diesen Milieus daran interessiert und in der Lage, sich Inhalte selbstgesteuert anzueignen. Die auch in der Pflegepädagogik beliebte Tendenz, Unterrichte auf der Grundlage von umfangreichen Selbsterarbeitungsphasen durchzuführen, wird besonders in diesen Milieus bereitwillig akzeptiert. Die Auszubildenden sind dabei oft selbstbewusst genug, um ihre Interessen zu vertreten und fordern Partizipation und Mitbestimmung ein.

Die mittleren Milieus: Einstellung zur Bildung und Verhalten in der Ausbildung

In den mittleren Milieus hat Bildung und Lernen vorrangig eine praktische Bedeutung. Man lernt nicht um sich selbst zu verwirklichen, sondern um ein greifbares Ziel zu erreichen. Das kann zum Beispiel ein respektabler Berufsabschluss sein, der den sozialen Status erhält oder verbessert. Daraus resultiert ein Zugewinn an Autonomie. Inhalte mit einem klaren Praxisbezug werden bevorzugt.

Die mittleren Milieus unterscheiden sich in den Untergruppen erheblich. Balzer (S. 71) sieht die Auszubildenden überwiegend in der Gruppe der *Leistungsorientierten Pragmatiker*. »[…] ihr Bildungszugang ist jedoch ebenfalls funktional und an Kriterien wie Sachlichkeit, Effizienz und Nutzen orientiert. […] Das zeigt sich oftmals darin, dass von vielen SchülerInnen und Schülern eindeutig der lehrerzentrierte Unterricht mit einem handfesten Skript favorisiert wird. Der Lehrer wird weniger als Moderator und Lernbegleiter anerkannt denn als »Lehrer alter Schule«. Kommunikativen Themen wird oftmals kein direkter Nutzen zugesprochen« (Balzer, 2019, S. 71).

Eine andere Einstellung haben die *Selbstbestimmten*, die aus dem Modernen Arbeitnehmermilieu entstammen. Sie legen viel Wert auf Unabhängigkeit und versuchen diese Haltung auch im Beruf zu verwirklichen. Aufgrund der ökonomischen Entwicklung der letzten Jahre, die qualifizierten Arbeitnehmern durch den Arbeitskräftemangel mehr Freiheiten ermöglicht, nimmt diese Gruppe vermutlich zu. Ihre Haltung zur Bildung ist dadurch gekennzeichnet, dass direktive Strukturen abgelehnt werden. »Die SchülerInnen, die dieser Bildungsdisposition nahestehen, favorisieren einen partizipativen und schülerorientierten Unterricht mit Gruppen- und Partnerarbeit.« (Balzer, 2019, S. 72)

Die unteren Milieus: Einstellung zur Bildung und Verhalten in der Ausbildung

In den unteren Milieus sind Lernen und Bildung darauf ausgerichtet, grundlegende Lebensbedürfnisse zu erfüllen. Ein bestimmtes Maß an Bildung ermöglicht es, eine berufliche Tätigkeit auszuüben, mit der der Lebensunterhalt finanziert werden kann. Bildung stellt eher eine Bürde dar und erfolgt überwiegend aus Notwendigkeit. Die Haltung gegenüber Bildungseinrichtungen ist tendenziell negativ. Lernsituationen sind mit Gefühlen der Unsicherheit und Überforderung verbunden.

In der Pflegeausbildung besteht die Tendenz, abstrakte Inhalte abzulehnen. Das Theorielernen erfolgt in erster Linie mit Blick auf Prüfungen und Klausuren. Das Lernen in der Praxis dient vorrangig dem Ziel, die Erfordernisse der Einsatzbereiche erfüllen zu können.

2.3.4 Zusammenfassung

Die Auszubildenden in der Pflege stammen, wie auch ihre LehrerInnen und PraxisanleiterInnen, aus einer sozialen Klasse bzw. einem sozialen Milieu. Die Menschen, die diesem Milieu angehören, weisen einen typischen Habitus auf. Darunter versteht man gemeinsame Grundannahmen, Einstellungen, Verhaltensweisen, Stile, Vorlieben usw. Für die Pflegeausbildung ist besonders die Haltung gegenüber der Ausbildung und gegenüber dem Lernen interessant. Diese Haltung, die Teil des Habitus des sozialen Milieus ist, hat nämlich Auswirkungen auf den Lernprozess in der Schule und in der Praxis. Ob Bildungsziele erreicht werden können, hängt unter anderem davon ab, wie wichtig sie in einem Milieu genommen werden. Auch die Unterrichts- und Anleitungspraxis wird davon beeinflusst, wie der Bildungszugang des Auszubildenden ist. Die »Pragmatiker« der mittleren und unteren Milieus lehnen abstrakte Inhalte oft ab und bevorzugen präsentierende Unterrichtsformen.

Tab. 2.5: Milieus und Ausbildung

Milieu	Stellenwert der Bildung	Bildungszugang	Inhalte	Methoden
Obere Milieus	Hoher Stellenwert Abgrenzung und Selbstentfaltung	Abstrakt-kognitiv Intrinsisch motiviert Lernen um des Lernens willen Abgrenzung nach unten durch Betonung ihres Wissens	Verschiedene Inhalte Selbstverwirklichung Ökologische und politisch-soziale Verantwortung	Tendenz zum selbstgesteuerten Lernen Forderung nach Partizipation und Mitbestimmung.
Mittlere Milieus	Statuserhalt und/oder -verbesserung	Reflexiv-praktisch. Bildung zielt darauf ab, gesellschaftlich respektiert und anerkannt zu sein. Erhalt des sozialen Status. Bildungsmotivation: Pragmatisch	Praxisorientierte Inhalte, mit denen man »etwas anfangen kann.«	Unterschiedliche Subtypen: Leistungsorientierte Pragmatiker: Lehrerzentrierter Unterricht wird bevorzugt. Klare, eindeutige Inhalte. Kommunikative und selbstreflexive Inhalte werden oft abgelehnt. Selbstbestimmte (Moderne Arbeitnehmermilieus): Fordern Mitgestaltung und Mitbestimmung. Direktive Strukturen werden abgelehnt. Partner- und Gruppenarbeiten werden positiv eingeschätzt.
Untere Milieus	Ziel: Sozial mithalten können	Bildung als Bürde/Lebensnotwendigkeit. Teilnahme an Bildungsangeboten, um Stigmatisierung zu vermeiden. Negative Haltung gegenüber Ausbildungseinrichtungen	Inhalte hauptsächlich mit Blick auf Prüfungen usw. wichtig. Abstrakte Inhalte werden oft abgelehnt.	Eher lehrerzentrierter Unterricht

2.4 Alter und Generationenzugehörigkeit

Wir werden durch unsere unmittelbare Lebensumgebung geprägt. Zu den prägenden Faktoren gehören zum Beispiel die Kultur oder die soziale Schicht, die unseren Habitus, unsere Haltungen, Grundannahmen usw. beeinflussen. Darüber hinaus werden wir aber auch von der historischen Zeit geformt. Wer in Kriegszeiten aufwächst, macht ganz andere Erfahrungen und hält andere Dinge für wichtig als derjenige, der nur Frieden kennt. Die Kinder der 60er- und 70er-Jahre des letzten Jahrhunderts unterscheiden sich von denen, die im zweiten Jahrtausend geboren wurden. Es sind politische, technische, soziale und viele weitere Gegebenheiten, die die Menschen vorfinden und auf die sie auf eine bestimmte Art reagieren. So bildet sich ein historisch bedingtes Verhaltensmuster heraus, das für bestimmte Zeitphasen typisch ist. In der Soziologie werden die Menschen, die in einer dieser Zeitphasen geboren wurden und aufgewachsen sind als Angehörige einer Generationen bezeichnet. Die Generationen werden wiederum durch Kurzbezeichnungen, einem Buchstaben usw. unterschieden.

Der Generationenbegriff bezieht sich auf Menschen eines bestimmten Kulturkreises, die ähnliche Erfahrungen gemacht haben. Insofern lässt sich die für Mitteleuropa gültige Einteilung nicht ohne weiteres auf MigrantInnen übertragen, die zum Beispiel in Afrika geboren sind.

In der Pflegeausbildung treffen verschiedene Generationen aufeinander. Einerseits deswegen, weil die Lehrende und Praxisanleitende in der Regel einer anderen Generation angehören als die Auszubildenden. Aber auch innerhalb der Gruppe der Auszubildenden gibt es Unterschiede im Alter und in der Zugehörigkeit zu den Generationen.

Während in der früheren Altenpflegeausbildung ein Generationenmix häufig vorkam, war das in der Kranken- und Kinderkrankenpflegeausbildung seltener der Fall. Heute wird verstärkt um ältere InteressentInnen für die generalistische Pflegeausbildung geworben, was die Altersheterogenität in den Kursen verstärkt. Neben 17-jährigen BerufseinsteigerInnen gibt es über 50-jährige Auszubildende.

Wie immer, wenn von Heterogenität die Rede ist, muss das kein Problem sein. Vielmehr bietet die Mischung der Generationen viele Chancen. Denn jede Generation hat bestimmte Stärken, von denen die anderen profitieren können. Allerdings gibt es in jeder Generation auch Besonderheiten, die Mitglieder anderer Generationen vielleicht nicht verstehen oder gutheißen. Dann wird dem Anderen schnell Faulheit oder Disziplinlosigkeit unterstellt, obwohl dieser sein Verhalten für völlig normal und rational hält. Deswegen ist es sinnvoll, sich mit den Charakteristika der Generationen zu beschäftigen, sie aus der historischen Perspektive zu erklären und pädagogische Schlüsse daraus zu ziehen.

In der Pflegeausbildung spielen die Generationen der Traditionalisten und der Babyboomer, die Generationen X,Y,Z und Alpha eine Rolle. Den Traditionalisten, die in der Zeit des zweiten Weltkriegs aufgewachsen sind, begegnen die Auszubildenden als hochaltrige PflegeempfängerInnen in der Berufspraxis. Den nach 2010 geborenen Alpha-Kindern eventuell im Einsatz in einer Kinderklinik. Die anderen Generationen treten entweder als PflegeempfängerInnen oder als KollegInnen, Mitauszubildende oder Lehrende in Erscheinung. Mit ihnen werden wir uns in der Folge beschäftigen.

2.4.1 Die Babyboomer

Die prägende Zeit

Diese Generation kam nach dem Krieg zur Welt. Je nach Autor werden die Jahrgänge ab 1945 oder ab den 50er Jahren bis ins Jahr 1965 dazu gezählt. Sie sind die ältesten noch berufstätigen Mitarbeiter. Viele Lehrende an Pflegeschulen und manche Pflegende in der Praxis gehören dieser Generation an. In den Jahren ihrer Kindheit und Jugend wirkte einerseits noch die Haltung der Traditionalisten fort. Die Gesellschaft war stärker als heute hierarchisch geprägt und wenig flexibel. Die Lebenswege waren vorgezeichnet, die Geschlechterrollen klar verteilt. Für die Babyboomer-Kinder war die Unterordnung unter die elterlichen Regeln selbstverständlich. Arbeit und Fleiß waren zum Credo der Wirtschaftswunder-Gesellschaft geworden und entsprechend wichtig. Auf der anderen Seite kam in den 60er-Jahren eine gegenläufige Entwicklung in Gang. Mit der wirtschaftlichen Entwicklung wurde es für die jungen Leute möglich, das Elternhaus früh zu verlassen und auf eigenen Beinen zu stehen. Gleichzeitig wurde das Bildungssystem ausgebaut. Dadurch spielte Bildung eine immer größere Rolle. Die jugendlichen Babyboomer betrachteten die Traditionen kritischer, hinterfragten Vieles und richteten ihr Augenmerk auch auf sich selbst. Die Frage »Was ist ein sinnvolles Leben?« wurde zum Zeichen der Selbstreflexion. Prägend war auch der technische Fortschritt, der das Leben nachhaltig veränderte und weitgehend positiv gesehen wurde.

Babyboomer im Arbeitsleben

Man unterstellt den Babyboomern die Prämisse »Leben, um zu arbeiten« und beschreibt damit den Vorrang der Arbeit vor der Freizeit. Babyboomer gelten als ehrgeizig, zuverlässig und leistungsbereit. Sie fügen sich in bestehende Hierarchien ein und akzeptieren sie. Das heißt nicht, dass sie ihren Vorgesetzten kritiklos gegenüberstünden. Die Bedeutung der hierarchischen Ordnung wird aber nicht infrage gestellt. Dazu zählt auch, dass Auszubildende im Hierarchiegefüge unten angesiedelt sind und erwartet wird, dass sie diese Position akzeptieren. Unter diesen Voraussetzungen sind Babyboomer teamorientiert und erwarten von ihren Vorgesetzten einen teambezogenen Führungsstil.

Babyboomer halten klare Regeln für wichtig und erwarten auch von KollegInnen und Auszubildenden, dass sie eingehalten werden. Auch Pünktlichkeit und Arbeitsdisziplin werden sehr wichtig genommen.

Babyboomer arbeiten ausdauernd, sind bereit Überstunden zu machen und wenn nötig auch die Pausen zu verkürzen. Der Präsentismus, das Arbeiten trotz Krankheit, kommt vor allem bei Babyboomern vor.

Die Babyboomer sind eine gegenüber der Institution loyale Generation. Allerdings neigen ihre Angehörigen dazu, ihre Einstellungen zur Pünktlichkeit, Unterordnung usw. zu verallgemeinern und sie sind wenig flexibel. Das birgt eine Menge Konfliktpotential mit jüngeren Pflegekräften und Auszubildenden.

2.4.2 Die Generation X

Die prägende Zeit

Die Angehörigen der Generation X wurden zwischen 1965 und 1984 geboren (auch hier gibt es unterschiedliche Jahresangaben). Es war zunächst eine Zeit des zunehmenden Wohlstands. Für viele Familien wurden ehemalige Luxusgüter, ein eigenes Auto, Fernseher usw. selbstverständlich. Die Familien wurden kleiner, der Anti-Babypille sei Dank. Es gab mehr Familien mit nur einem oder zwei Kindern.

Die Eltern der Generation X versuchten sich gegen die Regeln der eigenen Eltern abzugrenzen, wodurch Werte wie Disziplin und Ordnung durch Authentizität und Kreativität abgelöst wurden. In diese Zeit fällt die Studentenrevolte, die eine kritische Diskussion auslöste und viele Traditionen in Frage stellte. Später veröffentlichte der Club of Rome seine wachstumskritischen Prognosen. Das Waldsterben wurde erstmalig wahrgenommen und bald darauf das Ozonloch. Politisch herrschte der kalte Krieg und die Gefahr einer atomaren Auseinandersetzung war allgegenwärtig.

Die Generation X reagierte auf diese Situation teilweise mit Widerstand, häufiger allerdings mit Resignation. »No future« war geboren. Die jugendlichen Subkulturen spiegeln diese Haltungen: »Die Punker tragen die Wut nach außen und machen sie sichtbar. Aggressive Musik, aggressiver Tanzstil, aggressive Kleidung und aggressiver Schmuck – nette Menschen. Dann gibt es die Gruftis: schwarzer langer Mantel, leichenblass geschminkt. Die richtig guten unter ihnen stellen sich einen Sarg ins Kinderzimmer, legen eine Kuscheldecke hinein und gehen abends so ins Bett« (Engelhardt, 2019, S. 25).

Die Generation X entwickelte angesichts der globalen Bedrohungen eine selbstbezogene Lebenshaltung: Wenn man sich nicht gegen die Umweltzerstörung und die Kriegsgefahr wehren kann, sollte man sich um sich selbst kümmern.

Die Generation X im Arbeitsleben

Für die Generation X sind Unabhängigkeit und Freiheit wichtige Werte, die auch im Arbeitsleben erwartet werden. Man erwartet den Freiraum, um eigenverantwortlich arbeiten zu können. Daran lässt sich schon erkennen, dass Hierarchien nicht so umstandslos akzeptiert werden, wie es die

Babyboomer getan haben. Vielmehr werden Autoritäten hinterfragt und hohe Erwartungen an Führungskräfte gestellt. Wenn die Rahmenbedingungen stimmen, sind Angehörige der Generation X aber verlässliche und kompetente MitarbeiterInnen.

Die Generation X zeichnet eine kritische Grundhaltung aus. Die X-MitarbeiterInnen hinterfragen Abläufe und Strukturen ohne gleich Alternativen aufzeigen zu können. Auch gehört ein verbindliches Auftreten nicht zu ihren Stärken. Sie teilen oft authentisch ihre Meinung oder Stimmung mit, was bei anderen gelegentlich ungehobelt wirkt und Teams demotivieren kann (vergl. Engelhardt, 2019, S. 27).

Man kann sich in der Regel auf die Angehörigen der Generation X im Arbeitsleben verlassen. Manchmal fordern sie aber von den KollegInnen und Auszubildenden zu viel von dem ein, was sie selbst am meisten mögen: Eigenverantwortung. Das kann am Anfang des Berufswegs leicht zu Überforderung führen.

2.4.3 Die Generation Y

Die prägende Zeit

Die Generation Y wurde zwischen 1985 und 2000 geboren und auch ihre Jugend war durch belastende politische Ereignisse beeinflusst: 9/11, die Kriege in Afghanistan und dem Irak und die Wirtschaftskrise von 2008 fallen in diese Epoche. Im Gegensatz zur folgenden Generation Z war es für die »Millennials«, wie die Generation Y auch genannt wird, deutlich schwieriger einen Arbeitsplatz zu finden. Oft begann der Berufseinstieg mit einem schlecht bezahlten Praktikum, und wenn man schließlich einen Arbeitsvertrag angeboten bekam, war der meistens befristet. Die Erfahrung, viele Möglichkeiten zu haben, allerdings mit ungewissen Erfolgsaussichten, erhöhte in der Wahrnehmung dieser Generation das Gefühl der Unsicherheit.

Die Generation Y gehört zu den insgesamt gut qualifizierten Generationen. Besonders ihre digitale Kompetenz, die sie durch die rasant einsetzende Digitalisierung ab den 90er Jahren erworben hat, macht sie heute zu gefragten MitarbeiterInnen.

Die Millennials gelten heute als beziehungsfähig und gut vernetzt. Eine verständigungsorientierte Erziehung im Elternhaus und gleichzeitig viele Bezugspersonen schon in der Kindheit haben dazu beigetragen.

Die Generation Y im Arbeitsleben

Der Generation Y wird oft Unentschlossenheit, fehlendes Engagement und Ich-Bezogenheit vorgeworfen (vergl. Hunt, 2020). Sobald sich die Angehörigen dieser Generation in der Ausbildung oder im Beruf aber sicher fühlen, sobald sie das Gefühl haben, vom Team akzeptiert zu werden, sind sie hochmotiviert und leistungsfähig. Sie benötigen Orientierung und Anerkennung.

Millennials gelten als ehrgeizig und karriereorientiert. Die Wahl eines Ausbildungsplatzes und später eines Berufs wird auch daran orientiert, ob es Aufstiegs- und Weiterbildungsmöglichkeiten bestehen. Die persönlichen Lebensziele sind der Generation Y wichtiger als die der Institution. Sie arbeiten in einem Beruf oder machen eine Ausbildung, solange sie das Gefühl haben, sie können sich dort selbst verwirklichen. Ist das nicht der Fall, suchen sie sich etwas Neues.

Die Angehörigen der Generation Y wünschen sich im Beruf klare Regeln, auf die sie auch bestehen können. Das betrifft auch die Arbeitszeit. Überstunden werden nur akzeptiert, wenn sie gut begründet sind und der »Work-Life-Balances« entsprechen. Sie gelten als verhandlungsstark (Engelhardt, 2019, S. 32), wenn es um ihre Interessen geht.

2.4.4 Die Generation Z

Die prägende Zeit

Die Geburtsjahre der Generation Z liegen zwischen dem Jahr 2000 (manche Autoren gehen von 1995 aus) und etwa 2010. Die Mehrheit der heutigen Pflegeauszubildenden kann dieser Generation zugeordnet werden. Prägende politische Ereignisse, die in die Jugendzeit der Generation fallen sind unter anderem der Arabische Frühling und die folgenden kriegerischen Auseinandersetzungen in Syrien, der Terrorismus, Fukushima und die Erderwärmung, die als Menschheitsbedrohung wahrgenommen wird. Das Smartphone verändert entscheidende Bereiche des Alltags.

Auch in der Generation Z ist der Trend zur Kleinfamilie ungebrochen. Eine Mehrheit der Angehörigen dieser Generation haben keine oder nur ein Geschwister. Die Eltern, die die Kinder oft tagsüber in den Kinderhort oder die Ganztagsschule geben, überhäufen sie abends und am Wochenende mit Aufmerksamkeit. Das Phänomen der Rundum-Versorgung durch die Eltern wird oft mit dem Begriff »Helikoptereltern« bezeichnet, die ersten Lebensjahre der Kinder dieser Generation als »Kronprinz-Kindheit« (Mangelsdorf, 2015, S. 23). Wenn die Generation Z als fordernd und egozentrisch gilt, hat das seine Ursache vermutlich hier.

Gemeinsame Merkmale, die die Generation Z kennzeichnen, haben ihren Ursprung in einem Gefühl der Unsicherheit. Einerseits sind viele Bezugspunkte früherer Generationen, Religion, Vereine, Familie usw., verloren gegangen. Andererseits dominiert die digitale Welt, die große Anforderung an eine gelungene Selbstdarstellung und Selbstoptimierung stellt. Das Leben auf der Schaubühne sozialer Netzwerke ist eine Herausforderung und gelingt nicht jedem. Die dauernde Ablenkung durch das Smartphone und der zumindest teilweise Verlust von Erfahrungen in der realen Welt, die auch mit dem Verlust sozialer Kontakte einhergehen können, verändert die jungen Menschen.

Diese Situation hat eine Gegenreaktion ausgelöst, eine »neue Achtsamkeit« (vergl. Engelhard, 2019, S. 43). Sie ist geprägt durch den Wunsch nach

Ehrlichkeit, Authentizität und echten Beziehungen in der realen Welt. Durch Selbstreflexion wird ein Zugang zum eigenen Selbst, den eigenen Gefühlen angestrebt.

Die Generation Z will, wie schon die Generationen vor ihr, ernst genommen werden und sich einbringen können. Viele der Jugendlichen sind politisch engagiert. (vergl. Albert et al, 2019)

Die Generation Z im Arbeitsleben

Wie schon die Generation Y legt auch die Generation Z Wert auf eine Abgrenzung von Beruf und Freizeit. Die Loyalität zum Arbeitgeber ist eher gering. Überstunden oder ein Einspringen am Wochenende darf dem Privatleben nicht widersprechen und muss gut begründet sein. Andererseits wünschen sich die Angehörigen dieser Generation, dass sie von KollegInnen, PädagogInnen und PraxisanleiterInnen als Person wahrgenommen und als kompetent anerkannt werden. Die Auszubildenden der Generation Z wünschen sich also Aufmerksamkeit, echtes Interesse, und eine Person, der man in der pädagogischen Beziehung vertrauen kann. In einer solchen Beziehung wollen sie die hohen Erwartungen, die schon ihre Eltern an sie gestellt haben, erfüllen. Dann können sie auch großes Engagement zeigen.

2.4.5 Problemfelder: Konflikte zwischen den Generationen

Wenn es in der Ausbildung zu Konflikten zwischen den Generationen kommt, entstehen sie in der Regel durch unterschiedliche Werte und Einstellungen, Sie erzeugen spezifische Erwartungshaltungen und definieren aus Sicht der jeweiligen Generation was normal ist und was nicht. Allerdings birgt diese Unterschiedlichkeit nicht nur Konfliktpotential, sondern kann auch ein Gewinn sein, weil alle Generationen besondere Stärken haben und voneinander lernen können.

In der Pflegeausbildung können Konflikte innerhalb eines Klassenverbundes, innerhalb eines Teams, im Umgang mit anderen Berufsgruppen, im Umgang mit PflegeempfängerInnen und im pädagogischen Setting, also in der Interaktion mit Praxisanleitenden oder Lehrenden entstehen.

Die Haltung gegenüber dem Anstellungsbetrieb

Während Babyboomer in der Pflege meistens eine enge Bindung an die Institution haben, in der sie arbeiten, steht die Generation X dem jeweiligen Arbeitgeber kritischer gegenüber. Trotzdem ist das Verhältnis enger als das der Generationen Y und Z. Die jüngeren Generationen bleiben eher auf Distanz und haben weniger Bedenken, den Anstellungsbetrieb zu wechseln. Das hängt auch damit zusammen, dass fast überall im Pflegebereich ein Mangel an Arbeitskräften und Auszubildenden herrscht und die jungen

Auszubildenden nie etwas anderes erlebt haben. Die Pflegeeinrichtungen konkurrieren um den Nachwuchs und die Auszubildenden wissen natürlich über ihre starke Position Bescheid.

Bei der Beurteilung eines Arbeitgebers stehen für die Generationen Y und Z folgende Werte hoch im Kurs:

- *Nestwärme* (Engelhardt, 2019, S. 87): Ein gutes Arbeitsklima, das Gefühl, zum Team zu gehören, akzeptiert zu werden. Natürlich schätzen auch die Angehörigen der älteren Generationen diese Werte. Sie haben aber gelernt, sie nicht als unabdingbar zu bewerten. Die Sozialisation der jüngeren Generationen war im Elternhaus, im Kindergarten und in der Schule anders ausgerichtet und entsprechend alternativlos erscheint für sie diese »Nestgefühl«.
- *Eigenverantwortung:* Während Babyboomer im Rahmen ihrer Position im Betrieb ein hohes Maß an Verantwortung übernehmen, sich im Arbeitsumfeld für alles verantwortlich fühlen und besonders das Teamergebnis betonen, sind die X-ler EinzelkämpferInnen. Sie wünschen sich Gestaltungsfreiheit für ihre Aufgaben, die sie bestmöglich erfüllen wollen. Diese Einstellung erwarten sie auch von anderen.

Die Angehörigen der Generationen Y und Z wollen ebenfalls möglichst früh eigenverantwortlich arbeiten. Sie haben auch früh ein großes Selbstbewusstsein und scheuen sich nicht, ihre Ideen einzubringen. Im Gegensatz zur Generation X erwarten sie allerdings genaue sinnvolle Vorgaben. In der Schule ist oft zu beobachten, dass die jungen Auszubildenden Kontrollen durch die Lehrkräfte und Sanktionen einfordern, wenn die vorgegebenen Regeln nicht eingehalten werden. Mit nicht regulierten Situationen können sie schlecht umgehen. Das betrifft zum Beispiel Phasen des selbstorganisierten Arbeitens in Gruppen. Auch in der Praxis fragen Auszubildende dieser Generationen oft, ob sie nicht früher nach Hause gehen können, wenn sie keine klaren Arbeitsaufträge haben. In den Augen der Generation X und der Babyboomer erscheint das allerdings als ein Zeichen mangelnden Engagements.

Unterschiedliche Führungsstile, unterschiedliches Hierarchieverständnis

Das Gesundheitswesen im Allgemeinen und die Pflege im Besonderen sind hierarchisch organisierte Systeme. Ältere Pflegende sind mit diesen Strukturen groß geworden. Sie kennen neben der berufsständischen Hierarchie auch noch eine Fachhierarchie, deren obersten Ebene von den ÄrztInnen eingenommen wurde. Ganz oben stand im Krankenhaus oft ein autokratisch herrschender Chefarzt und bestimmte die Geschicke »seiner Station«. Innerhalb dieses hierarchischen Gefüges haben sich die Babyboomer und die Pflegenden der Generation X einen Platz gesucht, über ihnen der Vorgesetzte und unter ihnen die Untergebenen. Für die Angehörigen dieser Generation ist die Rollenverteilung zwischen Vorgesetzten und Mitarbeiter-

Innen bzw. Auszubildenden klar. Das gilt allerdings nicht unbedingt für die Generationen Y und Z.

Hierarchien sind oft sinnvoll und Führende für eine Gruppe überlebenswichtig. Manchmal verhindert aber eine streng hierarchisch aufgebaute Arbeitsstruktur, dass sich Mitarbeitende angemessen einbringen können. Dann kommen gute Ideen von rangniedrigeren Mitarbeitenden nicht zur Geltung, auch weil diese sich nicht trauen, sie zu äußern. Die Generationen Y und Z sind ehrgeizig und engagiert und gewohnt bei Entscheidungen mitreden zu können. Das haben sie schon im Elternhaus so erlebt. Autorität ist kein hochgehandelter Wert mehr und auch Alter oder Expertise werden nicht unhinterfragt akzeptiert. Praxisanleitende und Lehrende sind deswegen nicht mehr schon aufgrund ihrer Berufsrolle anerkannt. Sie sollen die Auszubildenden fachlich voranbringen, gut erklären oder anleiten können, motivieren und fördern können und gleichzeitig offen sein für die Impulse der Auszubildenden der Generationen Y und Z. Wenn Führung in der Berufspädagogik anerkannt werden soll, müssen die Führenden etwas leisten. Dadurch geraten pädagogisch Tätige aber auch Leitungskräfte in den Pflegeeinrichtungen verstärkt unter Beobachtung und auch unter Druck. Das nehmen sie wahr, wenn sie gegenüber den jungen Generationen offen sind. Sind sie es nicht, werden sie das in ihren Augen respektlose Auftreten der Auszubildenden als anmaßend empfinden und entsprechend unversöhnlich reagieren. Und manchmal ist das Auftreten der Y- und Z-ler auch unsensibel und unangemessen selbstbewusst, weil den jungen Auszubildenden und Mitarbeitern die Erfahrung im Umgang mit vorhandenen Arbeitsstrukturen fehlt. Hier sollten die Babyboomer regulierend und unterstützend eingreifen.

Arbeit und Freizeit

Für Babyboomer geht der Beruf vor. Die Ansprüche, die das Leben darüber hinaus stellt, müssen sich der Arbeit unterordnen. Diese Generation vertritt ein hohes Arbeitsethos und erwartet es auch von anderen. Für die nachfolgende Generation X spielt die Arbeit ebenfalls eine wichtige Rolle. Beruf und Freizeit sind nicht klar voneinander getrennt. Allerdings hat diese Generation bereits höhere Erwartungen an die Work-Life-Balance.

Bei den Generationen Y und Z tritt die Arbeit als wichtigstes Element eines gelingenden Lebens stärker in den Hintergrund. Die Freizeit wird wichtiger, so dass viele Angehörige der jungen Generationen eher eine 75 %-Anstellung als einen Vollzeitjob anstreben. Die Ansprüche, die der Freundeskreis an die Y- und Z-ler stellt, sind oft wichtiger als die, die mit dem Beruf oder der Ausbildung in Zusammenhang stehen.

Ein Anlass zu Auseinandersetzungen zwischen den Generationen ist das Verhalten rund um das Thema Krankheit. Babyboomer arbeiten oft auch bei ersten Krankheitssymptomen und manchmal auch bei einer manifesten Krankheit, ein Phänomen, das den Namen Präsentismus trägt.

Den Angehörigen der Generationen Y und Z erscheint ein solches Verhalten unvernünftig. Sie melden sich häufiger krank, auch dann, wenn die Beschwerden noch gering sind. In der Pflegeausbildung gibt es klare Vorgaben, die die Zahl der Fehlstunden begrenzen, was häufig zu einem Problem für die Auszubildenden wird. Die Babyboomer bringen wenig Verständnis für die vielen Fehltage der Auszubildenden auf und unterstellen ihnen fehlende Arbeitsmotivation.

Allerdings sind Verallgemeinerungen bei diesem Thema unangebracht. In allen Generationen gibt es Menschen, die zum Präsentismus neigen und ebenso Mitarbeiter und Auszubildende, die auch bei geringen Symptomen nicht zur Arbeit kommen.

Lernen und Ausbildung

Dass die Welt sich verändert hat, sieht man bereits an der Menge des verfügbaren Wissens. Vielleicht war die Vorstellung von einem Universalgelehrten, der sich auch den wichtigsten Wissensgebieten auskennt, im vorletzten Jahrhundert noch denkbar. Heute erscheint es bereits utopisch, sich in einem Wissensgebiet umfassend zu informieren. Diese Entwicklung hat auch einen Einfluss auf das Lernen. Die Babyboomer favorisierten noch ein lineares Lernverhalten, sie erarbeiteten sich zunächst die Grundlagen eines Themengebiets und eigneten sich dann das dazugehörige Aufbauwissen an. Informationen lieferten, neben Lehrenden und anderen Fachleuten, Sachbücher, die in Bibliotheken entliehen werden mussten. Wer heute etwas wissen will, informiert sich im Internet. Dort wird zu einem Thema das Wissen angeboten, das oft zum Verständnis eines Sachverhaltes oder eines Ereignisses ausreicht. Auf ein Grundlagenwissen wird oft verzichtet. Vor diesem Hintergrund erscheint es für Lernende heutzutage wichtiger zu wissen, wie man aus dem unübersehbaren Informationsbestand die wichtigen Inhalte auswählt, als sich umfassendes Wissen mühsam anzueignen.

Die Generationen Y und Z bevorzugen Lerninhalte, mit denen sie unmittelbar etwas anfangen können. Besonders beliebt sind Inhalte mit Praxisbezug, die es den jungen Auszubildenden ermöglichen aktiv zu werden und ihr Tätigkeitsspektrum zu erweitern. Ein weiter Handlungsspielraum in der Praxis ist ein wichtiges Element, wenn es darum geht, die Qualität der Berufsausbildung zu bewerten. Ein weiterer wichtiger Punkt ist ein vielseitiges Angebot in der Praxis aber auch im Theorieunterricht.

Beim Stichwort Ausbildungszufriedenheit taucht auch wieder die oben genannte Nestwärme auf: Auszubildende wollen ins Team oder in den Klassenverbund aufgenommen werden und soziale Unterstützung durch TeamkollegInnen, Praxisanleitende und Lehrende erfahren.

2.4.6 Zusammenfassung

Weil sich das Lebensumfeld kontinuierlich verändert, sind die Menschen, die einer bestimmten Generation angehören, verschieden. Autorität und Hierarchien hatten vor 70 Jahren eine andere Bedeutung als heute, technische Voraussetzungen, soziale und politische Erfahrungen usw. prägten die Babyboomer anders als die nachfolgenden Generationen X, Y und Z. Manchmal führt das zu Missverständnissen und Problemen im Umgang miteinander, weil jede Generation ihre Art zu denken und zu handeln für richtig und normal hält. In der Pflegeausbildung gibt es eine Reihe möglicher Konfliktfelder. Die Identifikation mit dem ausbildenden Betrieb ist unter den Generationen verschieden. Die Frage, wieviel Eigenverantwortung die einzelnen MitarbeiterInnen übernehmen können, die Haltung zu Hierarchien und Führung, das Verhältnis von Arbeit und Freizeit und die Einstellung zum Lernen und den Rahmenbedingungen einer gelungenen Ausbildung unterscheiden sich. Allerdings muss man sich bei der sehr groben Einteilung der Generationen vor einer Schematisierung hüten. Wie der einzelne Auszubildende tatsächlich »tickt«, lässt sich durch die Zugehörigkeit zu einer Generation nicht sagen.

Tab. 2.6: Generationen

	Babyboomer	Generation X	Generation Y	Generation Z
Geburtsjahre	1950-1965	1965-1984	1985-2000	2000-2010
Eigenschaften	Weniger flexibel Ehrgeizig	Einzelkämpfer. Selbstbewusst, kritisch, Ich-bezogen, authentisch, resignativ	Ehrgeizig, karriereorientiert, Gefühl der Unsicherheit	Fordernd, manchmal egozentrisch, selbstbewusst
Werte	Leistung, Status, Einkommen, Disziplin, Loyalität	Freunde, Freiheit, Unabhängigkeit, hohe Lebensqualität	Work-Life-Balance, Selbstverwirklichung, Selbstbestimmung	Selbstdarstellung, Selbstoptimierung, Ehrlichkeit, Authentizität, Beziehungen, Freizeit sehr wichtig
Arbeitswelt	Leben um zu arbeiten, Workaholic, Hierarchie wird akzeptiert, teamorientiert, loyal gegenüber dem Arbeitgeber	Forderung von Autonomie, kritische Grundhaltung, zuverlässig, Mitarbeiterorientierung	Gut qualifizierte Generation. Braucht Orientierung und Anerkennung. Wenig loyal gegenüber dem Arbeitgeber. Will klare Regeln.	Wollen eigenverantwortlich arbeiten, erwarten genaue Vorgaben. Suchen »Nestwärme«, wenig loyal gegenüber dem Arbeitgeber
Lernen	Lineares Lernen: Grundlagen, dann Aufbauwissen. Bücher als Medium. LehrerInnen sind Respektspersonen	Lineares Lernen: Grundlagen, dann Aufbauwissen. Wollen Wissensinhalte selbst auswählen. Skepsis gegenüber LehrerInnen	Bildung als Angebot, das auch abgelehnt werden kann. Spaß und Gemeinschaftsgefühl beim Lernen. Alle Medien.	Lernen über das Internet. Grundlagenwissen nicht immer wichtig. Wichtig, wie Informationen ausgewählt werden sollen. Schwerpunkt informelles Lernen.

2.5 Intelligenz

Menschen unterscheiden sich hinsichtlich ihrer geistigen Leistungsfähigkeit. Wenn Auszubildende Situationen schnell und zutreffend erfassen können und sie in der Lage sind, Aufgaben und Probleme durch Denken schnell zu lösen, gelten sie als intelligent. Intelligenz ist ein in der Psychologie und Pädagogik weitgehend anerkannter Begriff, der wissenschaftlich gut erforscht ist und sich über Tests abbilden lässt. Intelligenz ist auch ein Unterscheidungsmerkmal, wenn es um Heterogenität geht.

»Unter Psychologen ist unbestritten, dass die Gauß'sche Glockenkurve die Verteilung der geistigen Begabung am besten abbildet. 70 % der Menschen liegen nicht weit vom Mittelwert entfernt, 15 % zeigen deutlich unterdurchschnittliche und 15 % klar überdurchschnittliche Leistungen in Intelligenztests« (Stern & Neubauer, 2013, S. 9).

Es kann davon ausgegangen werden, dass sich auch in der Pflegeausbildung eine ähnliche Verteilungskurve findet. Die überwiegende Zahl der Auszubildenden dürfte sich im durchschnittlichen Bereich der Intelligenzkurve befinden, einige wenige liegen darüber oder darunter. Für die Praxisanleitung und für den Pflegeunterricht ist das nicht unerheblich. Ein Lernangebot, das durchschnittliche Anforderungen stellt, wird zwar dem Leistungsniveau der Mehrheit entgegenkommen, gleichzeitig aber einige Auszubildende überfordern, während sich die überdurchschnittlich Leistungsstarken unterfordert fühlen.

Was Intelligenz ist, muss allerdings zunächst genau definiert werden. In der Literatur werden unterschiedliche Formen von Intelligenz genannt, zum Beispiel die praktische Intelligenz (Stamm, 2017), die emotionale Intelligenz (Goleman, 2011), die räumliche, kinästhetische und interpersonale Intelligenz.

2.5.1 Was ist Intelligenz?

Der Begriff Intelligenz lässt sich vom lateinischen Wort »intellegere« ableiten, das mit begreifen, einsehen und verstehen übersetzt wird. Es handelt sich also um eine Begabung im kognitiven Bereich. Genauer gesagt handelt es sich um »sprachliche, visuell-räumliche, rechnerische oder mathematische Fähigkeiten« (Stern, Neubauer, S. 48).

Intelligenz zeigt sich zum Beispiel darin, dass ein Mensch Informationen schnell aufnehmen speichern und weiterverarbeiten kann. Dazu sucht und findet er im Langzeitgedächtnis gespeicherte Informationen und verknüpft diese mit den neuen. Dieses schlussfolgernde Denken ermöglicht es ihm, neue Erkenntnisse zu gewinnen und flexibler zu handeln als seine Mitmenschen.

Intelligenz ist ein übergreifendes Merkmal einer Person. Sie hat eine genetische Grundlage, wird also vererbt. Im Unterschied dazu beschreibt der

Begriff der Kompetenz eine Fähigkeit, die sich auf einen Inhalt bezieht. Kompetent ist man immer in Bezug auf ein bestimmtes Thema, zum Beispiel ist man in Bezug auf das Verhalten in Gruppen sozialkompetent.

Akzeptiert man diese, in der Psychologie weitgehend geteilten Definitionen, erscheinen oft genannte Formen der Intelligenz, wie zum Beispiel die emotionale oder die praktische Intelligenz als fragwürdig und sollten besser als Kompetenzen bezeichnet werden.

Unterschiede in der Intelligenz haben genetische Ursachen. Diese Aussage lässt sich angesichts umfangreicher Forschungsergebnisse aus der Psychologie kaum in Frage stellen. Allerdings ist diese erbliche Komponente nur eine Seite der Medaille. Vererbt wird ein Potenzial. Inwieweit es sich entfalten kann, hängt von den Angeboten der Umwelt ab. Wächst ein Kind mit einem umfangreichen genetischen Intelligenzpotenzial in einer wenig lernförderlichen Umwelt auf, kann es seine Möglichkeiten wahrscheinlich nicht voll entfalten. Das Elternhaus, die FreundInnen und die sozialen Lebensbedingungen gehören dabei ebenso zu den Umweltbedingungen, wie die Schule.

Intelligenz kann immer nur in Relation zu einer Bezugsgruppe bestimmt werden. Um mit Kindern einen Intelligenztest zu machen, werden die Ergebnisse mit Gleichaltrigen verglichen, Erwachsene werden mit Erwachsenen verglichen usw. Wichtig ist, dass die Gruppenmitglieder vergleichbare Entwicklungsmöglichkeiten hatten. Der Durchschnittswert der erbrachten Leistungen einer Gruppe wird mit 100 festgelegt, Abweichungen nach oben oder unten werden in 15-er Schritten gemessen (Standardabweichung).

2.5.2 Intelligenz und Lernen

Die Intelligenz eines Menschen ist zuverlässig mit einem Intelligenztest bestimmbar. Menschliche Gehirne verarbeiten Informationen unterschiedlich gut und schnell. Die Ausprägung dieser Funktion des Arbeitsgedächtnisses kann mit dem Intelligenzquotienten bestimmt werden. Eine intelligente Auszubildende kann Lerninhalte effizienter aufnehmen und sie sinnstiftend verknüpfen. Es gelingt ihr besser, ihre Aufmerksamkeit auf die Inhalte zu richten, die gelernt werden sollen.

Intelligenz entwickelt sich in einer guten Lernumgebung. Das geschieht allerdings überwiegend in der Kindheit und dem frühen Jugendalter. In der Pflegeausbildung geht es deswegen weniger darum die kognitiven Anlagen zu entwickeln. Intelligenz lässt sich im Erwachsenenalter kaum mehr trainieren. Vielmehr geht es darum, Wissen und Können auf der Basis der jeweiligen Voraussetzungen zu vermitteln. Die Ziele der Pflegeausbildung sind klar beschreibbar. Die Wege, um am Ziel anzukommen sind allerdings unterschiedlich und auch abhängig vom Maß an Intelligenz.

Intelligenz zeigt sich unter anderem in Lernprozessen und entfaltet sich dadurch, dass Wissen aufgebaut wird. Dass sich Menschen aber auf den mühsamen Weg der Wissensaneignung begeben, setzt noch andere Eigenschaften voraus: Motivation, Selbstdisziplin, Fleiß usw. Diese sogenannten konativen Faktoren sind vermutlich ebenfalls genetisch angelegt, werden aber zu einem bedeutenden Teil durch Erziehung und frühe Schulerfahrungen geprägt. Optimalerweise ergänzen sie sich.

2.5.3 Emotionale Intelligenz – Emotionale Kompetenz

Pflegende müssen sich in die Situation von PflegeempfängerInnen hineinversetzen können und in herausfordernden Situationen ihre eigenen Emotionen wahrnehmen und regulieren können. Wer dies beherrscht, kann als emotionale intelligent bezeichnet werden.

Emotionale Intelligenz »wird als eine multidimensionale Fähigkeit zum Erkennen von Gefühlen, zum Umgang mit Gefühlen einschließlich ihrer Nutzung und zum angemessenen Ausdruck von Gefühlen verstanden.« (Rindermann, 2021)

Inwieweit sich der Begriff der Emotionalen Intelligenz in das klassische Intelligenzkonzept einfügen lässt, ist wissenschaftlich umstritten. Stern und Neubauer (2013, S. 50) schlagen vor, statt Emotionaler Intelligenz von Emotionaler Kompetenz zu sprechen.

Emotionale Intelligenz ist als Charaktereigenschaft genetisch geprägt und entwickelt sich in der Kindheit und frühen Jugend durch soziale Interaktionen weiter.

Goleman (2011, S. 65) nennt folgende Fähigkeiten, die Emotionale Intelligenz ausmachen:

1. Die eigenen Gefühle kennen. Emotional intelligente Menschen können eigene Gefühle beobachten und verstehen.
2. Emotionen handhaben. Wer emotional intelligent ist, kann seine Gefühle so beeinflussen, dass er gut mit ihnen zurechtkommt. Dazu gehört die Fähigkeit, sich zu beruhigen, Gefühle von Angst oder Panik abzuschwächen oder depressive Stimmungslagen zu entschärfen.
3. Emotionen in die Tat umsetzen. Das bedeutet, man ist in der Lage, Emotionen als Antrieb einzusetzen, um ein Ziel zu erreichen, zum Beispiel ein Gefühl der Unsicherheit als Impuls für ein Lernvorhaben zu nutzen.
4. Empathie. Das ist die Fähigkeit, sich in einen anderen Menschen hineinzuversetzen und zu erschließen, was er fühlt. Diese Fähigkeit ist für den Pflegeberuf essenziell.
5. Umgang mit Beziehungen. Es geht hier um einen gelungenen Umgang mit anderen Menschen, um soziale Kompetenz. Diese Fähigkeit setzt voraus, dass Emotionen anderer Menschen wahrgenommen werden und angemessen darauf reagiert wird.

Während die (akademische) Intelligenz mit einem Intelligenztest gemessen werden kann, gibt es für die Emotionale Intelligenz ebenfalls Testverfahren, z. B. den Mayer-Salovey-Caruso Emotional Intelligence Test (MSCEIT) oder das Emotional Intelligence Inventar (IE4).

Emotionale Intelligenz mit ihren zugrundeliegenden Fähigkeiten kann als Facette der Heterogenität von Auszubildenden gesehen werden. Manche Auszubildenden bringen eine ausgeprägte emotionale Intelligenz in die Berufsausbildung mit, andre nicht.

Claudia Bischoff-Wanner (2002, S. 274–278) beschreibt in ihrem Buch *Empathie in der Pflege* die Voraussetzungen der Empathie, eines Bestandteils der emotionalen Intelligenz:

- Person. Empathie setzt eine genetisch angelegte Disposition voraus (dispositionelle Empathie), die durch die Sozialisation des Menschen beeinflusst wird. Um empathisch handeln zu können sind Wahrnehmungsfähigkeit und Vorstellungskraft erforderlich. Außerdem ist reflektierte Berufserfahrung notwendig. Diese persönlichen Voraussetzungen können und müssen in der Ausbildung angebahnt werden.
»Empathiebarrieren liegen vor allem in einer negativen Einstellung anderen Menschen gegenüber, in Gleichgültigkeit, Gefühlsunterdrückung, Egoismus und Angst. Fördernd wirken sich kognitive Komplexität, eine stabile Persönlichkeit sowie vor allem (aber nicht nur) bei der affektiven Empathie Ähnlichkeit, Zuneigung, Sympathie und Vertrautheit aus.« (Bischoff-Wanner, S. 276)
- Motive. Empathie in der Pflege sollte nicht in erster Linie auf Mitgefühl und empathischer Anteilnahme basieren, sondern aus beruflicher Verantwortung und einer professionellen Berufsauffassung. Die bewusste Übernahme der Perspektive des zu Pflegenden sollte als Mittel gesehen werden, Erkenntnisse über den Pflegeempfänger zu erlangen.
- Situation. Empathie ist abhängig von der Situation, zum Beispiel ob Zeit und Ruhe vorhanden ist, ob es sich um eine Notfallsituation handelt usw.
- Rahmenbedingungen. Unter Stress und Personalmangel ist ein empathisches Verhalten kaum möglich. Auch das Pflegeorganisationssystem (Bereichspflege, Bezugspflege usw.) und die auf Station und in der Pflegeeinrichtung herrschende Mitarbeiterideologie schaffen mehr oder weniger günstige Voraussetzungen.

Bischoff-Wanner unterscheidet mehrere Formen der Empathie (S. 255–258). Sie hält die kognitive Empathie, die bewusst gesteuerte Perspektivübernahme, für besonders wichtig für den Pflegeberuf. Sie ist erlernbar. Die affektive Empathie, die Gefühlsansteckung, entwickelt sich im Prozess der Sozialisation und ist in der Ausbildung nicht vermittelbar.

2.5.4 Praktische Intelligenz- Praktische Kompetenz

Intelligenz wird üblicherweise als Begabung im kognitiven Bereich definiert. Insofern erscheint der Begriff der Praktischen Intelligenz widersprüchlich. Tatsächlich wird er im wissenschaftlichen Diskurs häufig kritisiert und als populärwissenschaftlich abgetan. Geht man mit Blick auf die Heterogenität von Auszubildenden von einer praktischen Begabung aus, die manche

BerufsanfängerInnen mitbringen, andere aber nicht, kann man vielleicht treffender von Talent oder Kompetenz sprechen.

Definition

»Praktische Intelligenz ist nicht einfach handwerkliches Geschick von weniger Begabten, sondern die Fähigkeit, Fachwissen in der Praxis auch anwendeten zu können« (Stamm, 2017, S. 26).

Praktische Intelligenz zeigt sich in der Fähigkeit, sich an neue, unbekannte Situationen anpassen zu können. Wer praktisch intelligent ist, kann praktische Probleme im Alltag oder im Berufsleben leichter lösen, auch wenn er nicht immer erklären kann, welches Theoriewissen dabei zur Anwendung gekommen ist.

Der Kern der Praktischen Intelligenz ist das sogenannte Implizite Wissen. Es wird durch vier Merkmale charakterisiert (vergl. Stamm, 2017, S. 76):

- Handlungsorientierung. Beim Impliziten Wissen handelt es sich um prozedurales Wissen, also um Wissen, wie Handlungen durchgeführt werden, nicht um deklaratives Faktenwissen.
- Intuition. Eine Entscheidung wird im Kontext des impliziten Wissens unbewusst gefällt. Das zugrundeliegende Bauchgefühl ist Ergebnis von Erfahrungen.
- Informeller Erwerb. Das implizite Wissen wird während alltäglicher Handlungen erworben, oft ohne, dass man sich über den Wissenserwerb bewusst ist und ohne ein pädagogisches Arrangement.
- Erfahrungsgebundenheit. Grundlage des impliziten Wissens sind eigene praktische Erfahrungen, die reflektiert werden und bei neuen praktischen Herausforderungen zur Anwendung kommen. Oft können die Beweggründe für das Handeln schlecht erklärt werden, weil sie nur teilweise bewusst sind.

Praktische Intelligenz setzt voraus, dass man in seinem Leben schon vor vielen unterschiedlichen praktischen Herausforderungen gestanden ist, die man aktiv bewältigen musste. Dazu gehört allerdings auch die Reflexion der dabei gemachten Erfahrungen und in vielen Fällen die Unterstützung durch Vorbilder oder Experten, von denen man verschiedene Lösungsstrategien abschauen konnte. Erfahrungen in der Kindheit und in der Jugend spielen in diesem Zusammenhang eine große Rolle. Auszubildende, die vor dem Berufseinstieg viele praktische Erfahrungen sammeln konnten, tun sich in einem praxisnahen Beruf wie der Pflege leichter.

Praktische und akademische Intelligenz gehören ab einem bestimmten Maß an Komplexität der Situationen zusammen. Kognitives und praktisches Wissen sind zwei Seiten einer Medaille. Gelegentlich hat man es als PraxisanleiterIn oder als PflegepädagogIn mit Auszubildenden zu tun, die nur in einem Bereich Probleme haben. Sie schreiben in der Schule gute Noten, scheinen aber zwei linke Hände zu haben. Oder sie brillieren in der

Pflegepraxis, bewältigen aber die Anforderungen in der Theorie nur mit Mühe. In solchen Fällen ist es wichtig, nicht eine der Seiten überzubewerten, sondern mit spezifischen pädagogischen Angeboten die Defizite anzugehen.

2.5.5 Zusammenfassung

Menschen verarbeiten Informationen unterschiedlich gut und schnell. Dabei spielt die genetisch angelegte Intelligenz eine entscheidende Rolle. Ihre Ausprägung erfolgt in der Kindheit und in der Jugend und ist während der Berufsausbildung weitgehend abgeschlossen. In der Ausbildung geht es überwiegend darum, die unterschiedlichen Lernvoraussetzungen zu bestimmen und angepasste Lernangebote zu machen.

Ob Emotionale und Praktische Intelligenz tatsächlich Intelligenzformen sind oder vielleicht eher Kompetenzen, ist wissenschaftlich umstritten. Emotionale Intelligenz ist die Fähigkeit, die eigenen Gefühle und die der anderen wahrnehmen zu können. Dazu gehört, dass mit den Emotionen angemessen umgegangen werden kann. Zur Emotionalen Intelligenz gehört auch der Begriff der Empathie, der in der Pflegewissenschaft und der Pflegepraxis eine bedeutende Rolle spielt. Praktische Intelligenz ist die Fähigkeit, fachliches Wissen in der Praxis anwenden zu können. Grundlage der Praktischen Intelligenz ist das sogenannte implizite Wissen, das hauptsächlich im Handlungsvollzug erworben wurde, erfahrungsgebunden ist und mit Intuition zu tun hat. Gruppen von Auszubildenden sind in der Regel in Bezug auf die drei Formen der Intelligenz heterogen und bedürfen unterschiedlicher Förderung.

3 Der Umgang mit Heterogenität in der Pflegeausbildung

Heterogenität ist in der Pflegeausbildung kein neues Phänomen. Sprachliche, kulturelle, soziale Heterogenität, Altersunterschiede oder verschiedene Leistungsvoraussetzungen gab es auch schon früher. Allerdings werden die Unterschiede zwischen den Auszubildenden immer ausgeprägter. Die PädagogInnen in der Praxis – die Praxisanleitenden – und die Lehrenden in den Pflegeschulen müssen auf diese Entwicklung reagieren, weil sonst immer mehr Auszubildende an der Berufsausbildung scheitern werden.

Hier sind zuallererst die beruflich Lehrenden in Theorie und Praxis gefordert. Sie müssen Ideen entwickeln und erproben und die Ergebnisse evaluieren. Da das Thema Heterogenität sehr viele Formen von Verschiedenartigkeit umfasst und die unterschiedlichsten Menschen betrifft, wäre es eine Illusion zu glauben, mit wenigen, einfachen Vorgehensweisen das Ziel zuverlässig erreichen zu können.

Darüber hinaus müssen aber auch die Rahmenbedingungen stimmen. Der Umgang mit Heterogenität erfordert eine differenzierte Pädagogik, die mehr auf den Einzelnen eingeht. Das wiederum erfordert Zeit und Personal. Wenn diese Voraussetzungen nicht erfüllt werden, fördert man bestenfalls ein »Coolout« (Kersting, 2016) der Praxisanleitenden oder Lehrenden, die mit hohen Erwartungen konfrontiert werden, denen sie nicht entsprechen können.

Wenn man auf die problematischen Seiten der Heterogenität in der Pflegeausbildung effektiv reagieren möchte, muss sich sowohl in der Praxisanleitung als auch an den Pflegeschulen manches verändern. Bewährte Unterrichts- und Anleitungsmethoden müssen überdacht und auf ihre Angemessenheit unter den heutigen Ausbildungsbedingungen beurteilt werden. Vielleicht stellt sich heraus, dass die Leittextmethode für manche Auszubildende eine Überforderung ist und sie mehr von gezielten Anleitungen profitieren. Oder Lehrende überdenken das Unterrichtskonzept, das von allen Auszubildenden einer Klasse die selbständige Recherche von Forschungsergebnissen im selbstorganisierten Lernen fordert und bearbeiten das Thema mit einer Teilgruppe im präsentierenden Unterricht.

Das Kapitel wird durch eine kurze Erläuterung aktueller Konzepte zum Lernen eingeleitet.

In den folgenden Unterkapiteln wird es darum gehen, verschiedene Ideen zu den einzelnen Facetten der Heterogenität vorzustellen. Dabei wird zwischen den Anforderungen der Pflegepraxis und denen der Pflegeschule unterschieden.

Inhaltlich werden zunächst die diagnostischen Möglichkeiten vorgestellt, um die Ausprägung der Heterogenität in Bezug auf das jeweilige Thema, zum Beispiel die Sprache, zu erfassen. Danach werden didaktische Vorschläge gemacht, wie vorgegangen werden kann.

Guter Unterricht und gute Anleitung setzt kompetente Lehrende und Anleitende voraus. Was die Gütekriterien sind, kommt in dem Konzept der »Adaptiven Lehrkompetenz« (Beck et al, 2007) zum Ausdruck. Eine gute Lehrkraft hat nach diesem Konzept folgende Kompetenzen:

- Sachkompetenz: Der Lehrende verfügt über umfangreiches Sachwissen und kann es flexibel einsetzen. Auf Praxisanleitende angewendet, wird Handlungswissen und praktisches Können gefordert.
- Diagnostische Kompetenz: Lehrende oder Praxisanleitende können die Lernvoraussetzungen der Auszubildenden (sprachliche Fähigkeiten und Defizite, Lerntempo, Defizite bezüglich des theoretischen oder praktischen Vorwissens) zutreffend einschätzen.
- Didaktische Kompetenz: Die Fähigkeit, unter verschiedenen Unterrichts- oder Anleitungsmethoden auswählen zu können und sich dabei der Vor- und Nachteile bewusst zu sein.
- Klassenführungskompetenz: Die Kompetenz, Gruppen von Auszubildenden auf das Unterrichts- oder Anleitethema fokussieren zu können und Ablenkungen und Störungen zu minimieren.

»Dabei zeigt das Attribut ›adaptiv‹ den Prozesscharakter an. ›Adaptiv-Sein‹ bedeutet, Unterschiede der SchülerInnen und Schüler während des Lernens und Schlüsselmomente in Lehr-Lern-Prozessen wie Nicht-Verstehen, Abschweifen oder Störungen sensibel wahrzunehmen und je situationsgerecht mit angemessenen didaktischen Maßnahmen darauf zu reagieren. Es gilt auch, Situationsmomente und Handlungsalternativen zu antizipieren und bereit zu sein zu reagieren, wenn eine Handlungsanpassung an eine neue Situation erwünscht bzw. erforderlich ist.« (Kiel, 2015, S. 114)

Diagnostik von Heterogenität

PädagogInnen sind auf unterschiedlichen Ebenen mit der Diagnostik befasst. Einerseits zählt dazu die Bewertung von Leistungen der Auszubildenden in Form von Klausuren und Prüfungen. Andererseits gibt es neben dieser Leistungsstandserfassung noch die Einschätzung der Lernvoraussetzungen von Individuen oder Klassen, um eine optimale Passung zwischen den Voraussetzungen der Lernenden und dem Lernangebot zu erreichen. Diese Art der Diagnostik geht dem Prozess der theoretischen oder praktischen Ausbildung voraus und ist Gegenstand der folgenden Kapitel.

Eine Einschätzung der Voraussetzungen, die Auszubildende mitbringen, erfolgt meist informell, d. h. durch Beobachtung in den ersten Unterrichtsstunden oder in der Pflegepraxis, durch Gespräche usw. Die Ergebnisse sind subjektiv gefärbt und aufgrund von Beurteilungsfehlern, z. B. dem Pygmalioneffekt[1] nicht immer zuverlässig, bilden aber trotzdem eine wichtige Grundlage für das pädagogische Handeln. Setzt man dies voraus, erscheint es im Diagnoseprozess sinnvoll, sensibel zu bleiben, die eigene Bewertung immer wieder zu hinterfragen und gegebenenfalls zu verändern.

Daneben gibt es formelle Tests zu Diagnose, die theoriegeleitet auf wissenschaftlicher Grundlage erstellt wurden. Bei ihrer Anwendung stellt sich die Frage, wer sie durchführen sollte und was mit den erhobenen Ergebnissen geschieht. Tests zur Diagnose der Eingangsvoraussetzungen von Auszubildenden können einerseits wichtige Informationen zum Förderbedarf liefern. Sie sind bei entsprechender wissenschaftlicher Qualität meist verlässlicher als die informelle Diagnostik. Andererseits besteht aber auch immer die Gefahr einer Stigmatisierung von Auszubildenden, die in den Test eine schlechte Leistung zeigen. Auch kann nicht immer ausgeschlossen werden, dass Testergebnisse als Selektionsinstrument eingesetzt werden. Daraus folgt, dass beim Einsatz von diagnostischen Tests ethische Aspekte mitberücksichtigt werden müssen.

Prinzipiell dürfen pädagogisch Tätige keine Persönlichkeits- oder Intelligenztests mit Auszubildenden durchführen. In den allgemeinbildenden Schulen ist das durch die Schulgesetze der Länder festgelegt. Bei Tests, die bestimmte Bereiche des fachlichen Lernens abbilden und dabei die Lernvoraussetzungen erfassen, sieht das anders aus.

Optimalerweise sind Schulpsychologen qualifiziert, diese Tests durchzuführen. Lehrende benötigen neben spezifischen Erfahrungen eine entsprechende Weiterbildung für die Anwendung dieser sensiblen Instrumente.

3.1 Lernen

Menschen müssen sich ständig an die Anforderung ihrer Umgebung, ihrer Mitmenschen, ihres Berufs, ihrer Kultur anpassen. Und auch die Psyche stellt immer wieder Forderungen, denen der Mensch genügen muss. Weil sich diese Rahmenbedingungen kontinuierlich verändern, müssen Menschen lernen. Das gilt in besonderem Maß für Auszubildende, die einen Beruf erlernen wollen.

Die Lernforschung hat eine lange Tradition. Aktuelle wissenschaftliche Erkenntnisse haben die Vorstellungen, was beim Lernen geschieht und welche Lernstrategien besonders wirksam sind verändert. So wird heute in der Hirnforschung und in der pädagogischen Psychologie die Vorstellung

---

[1] Der Pygmalioneffekt beschreibt den Zusammenhang zwischen den Erwartungen, die z. B. eine LehrerIn an eine Auszubildende hat und deren Leistungen. Bei positiven Erwartungen werden die Ergebnisse oft besser, bei negativen Erwartungen schlechter.

von Lerntypen (visuell, auditiv, haptisch) nicht mehr vertreten. Auch die Idee von der Aufgabenverteilung der Hirnhälften (rechte Hirnhälfte Kreativität, linke Hirnhälfte logisches Denken) gilt als widerlegt. »Das Neue Lernen heißt Verstehen« – so ein Buchtitel von H. Beck (2020), der die aktuellen Erkenntnisse der Lernforschung treffend zusammenfasst.

Was geschieht beim Lernen von Informationen im Gehirn? Eine Grundeinheit, von der wir beim Lernen ausgehen, ist die Information. Informationen werden im Großhirn als Reizmuster abgespeichert. Ob eine Information behalten wird, also wieder abrufbar ist, wird unter anderem im Hippocampus entschieden. Der Hippocampus ist ein Teil des Zwischenhirns und Teil des sogenannten Limbischen Systems. Es gibt ihn in der rechten und in der linken Hirnhälfte. Der Hippocampus ist der »Gedächtnistrainer« des Großhirns. Er bietet dem Großhirn Informationen immer wieder an, so dass sich dort Reizmuster bilden können. Er trainiert besonders intensiv im Schlaf, was darauf hinweist, dass sich Schlafen und Lernen nicht widersprechen müssen.

Wichtig für die Speicherung im Großhirn ist die Wiederholungsfrequenz eines Impulses.

Wie trifft der Hippocampus aber die Unterscheidung, welche Informationen dem Großhirn angeboten und so gelernt werden und welche nicht? Ausgewählt werden diejenigen Reize, die unbekannt und überraschend sind und sich von den gewohnten Reizmustern unterscheiden.

3.1.1 Lerntechniken zur Informationsverarbeitung

Wiederholung

Das Großhirn speichert Informationen besser ab, wenn sie wiederholt angeboten werden. So arbeitet auch der Hippocampus und es ist deswegen sinnvoll, diese Strategie nachzuahmen.

Wiederholungen sind bei Theorieinhalten genauso sinnvoll wie bei praktischen Techniken.

Die Inhalte eines Textes sind für die meisten Menschen erst nach mehrmaligem Lesen verfügbar. Und genauso ist eine Pflegetechnik meistens erst nach mehrmaligem Üben sicher anwendbar. Dass dazu nicht die PflegeempfängerInnen, sondern lieber eine Puppe in der Lernwerkstatt herhalten sollte, versteht sich von selbst.

Zwischen den theoretischen oder praktischen Wiederholungen sind *Pausen* sinnvoll. Sie festigen den Lernerfolg. Überhaupt ist das Lernen von Theorieinhalten und praktischen Techniken dann effektiver, wenn es über einen längeren Zeitraum erfolgt im Vergleich zum »Einpauken« in kurzer Zeit. Und für das Theorielernen gilt zusätzlich: Kurz vor dem Einschlafen ist Wiederholen besonders effektiv, weil dann der Hippocampus das Gelernte im Schlaf festigt. Und last but not least: Die Wiederholungen sollten möglichst abwechslungsreich sein. Bei monotonen, immer gleichen Übungsabläufen schlägt man die Hilfe des Hippocampus aus, denn er ist eher an Neuigkeiten interessiert.

Selbstüberprüfung

Auch wenn Prüfungen bei Auszubildenden nicht sehr beliebt sind, haben sie einen positiven Einfluss auf das Lernen von Informationen und Techniken. Sie sollen allerdings selbstgesteuert und in einem geschützten Rahmen erfolgen. In einem Selbsttest stellt sich der Auszubildende Fragen zum Thema. Das ist bei einer theoretischen Themenstellung gut vorstellbar. Aber auch beim Üben von praktischen Fertigkeiten kann diese Lerntechnik angewendet werde. Bei der Arbeit mit der Skillslab-Methode sind zum Beispiel Selbsttestbögen üblich. Diese Bögen fragen Handlungsschritte ab. Sie können vom Lernenden mit »ja« (habe ich gemacht), »nein« (habe ich vergessen) oder »nicht« (kam nicht vor oder war nicht angebracht) angekreuzt werden. Sie dienen der Selbstüberprüfung und können natürlich auch in anderen Settings verwendet werden.

Zusammenfassungen

Nach einer Lerneinheit können Zusammenfassungen, handschriftlich, in eigenen Worten verfasst, den Lernerfolg vertiefen. Auch diese Technik ist beim Theorielernen etabliert.

Vielleicht lässt sich aber das Mitschreiben und Zusammenfassen auch in der Praxis anwenden. Voraussetzung wäre dann zum Beispiel ein Notizbuch, in das der Auszubildende Lernerfahrungen eintragen kann. Das in handwerklichen oder industriellen Ausbildungsgängen etablierte Lerntagebuch wird in der Pflegeausbildung selten angewendet und ist hinsichtlich seiner Lernwirksamkeit umstritten.

Alle diese Lerntechniken sind dann sinnvoll, wenn Informationen aufgenommen werden sollen, um sie in der Folge wieder abrufen zu können. Die Verarbeitung dieser Informationen zu größeren Zusammenhängen durch Modelle, ist der nächste Lernschritt.

3.1.2 Wissen aufbauen: Die Verarbeitung von Informationen

Der Begriff Wissen beschreibt Denkmodelle, die es dem Menschen ermöglichen, Informationen zu verknüpfen und einzuordnen. Übergeordnete Denkmodelle sind zum Beispiel unser Verständnis von der Gesellschaft, in der wir leben, von der Natur oder von kulturellen oder politischen Zusammenhängen. Auch die Vorstellung, was Pflege ist, welche Rolle man selbst in einem System wie zum Beispiel einem Pflegeheim spielt, wie man sich gegenüber BewohnerInnen verhalten soll usw. sind Denkmodelle. Denkmodelle sind auch bei allen bekannten Gegenständen relevant (Was ist das? Woraus besteht es? Was kann man damit anfangen) und ebenso bei Handlungsprozessen.

Um nachhaltig zu lernen, müssen Denkmodelle aufgebaut, verknüpft oder verändert werden. Lernen in der Pflegepraxis, das über die Übernahme von einzelnen Pflegetechniken hinausgehen soll, muss also versuchen, den Aufbau dieser Modelle anzuregen.

Henning Beck (Beck, 2020) nennt den Aufbau von Denkmodellen *Verstehen*. Er unterscheidet drei Schritte:

1. Das Einordnen eines unbekannten Gegenstandes oder einer neuen Erfahrung: Was ist das? Aus welchen Komponenten besteht das, was ich sehe oder erlebe? Verfüge ich schon über Kategorien, die hierfür passen? Wenn nicht, womit hat es Ähnlichkeit?
2. Die Suche nach der Ursache: Warum ist der Gegenstand oder das Erlebte so? Wozu soll es nützen? Bei der Beantwortung der Frage nach dem Warum und Wozu bietet auch die Pflegewissenschaft wichtige Anregungen. Und ebenso wichtig sind die Ergebnisse der Theoriebildung in der Pflege.
3. Im Idealfall werden aus den neuen Eindrücken Denkmodelle entwickelt. Zum Beispiel: »Dieser neue Gegenstand besteht aus drei Elementen. Immer wenn diese Kombination zu sehen ist, handelt es sich um den genannten Gegenstand, mit dem ich folgendes machen kann …« Oder im Fall einer neuen Erfahrung: »Das, was gerade geschehen ist lässt sich von dem, was ich bisher erlebt habe, abgrenzen. Die Ursachen für das Ereignis kann ich erklären. Wenn es wieder auftritt, kann ich es einordnen.«

Mit den neuen Denkmodellen kann man flexibler reagieren. Und über je mehr Denkmodelle man verfügt, desto leichter lassen sich Informationen einordnen und verstehen.

In der Pädagogik und auch in der praktischen Ausbildung ist man einerseits mit dem Aufbau von neuen Denkstrukturen konfrontiert. Auszubildende machen bisher unbekannte Erfahrungen. Sie verarbeiten dabei Informationen und lernen Handgriffe, aus denen neue Denkmodelle entstehen können. Andererseits bringen sie oft Denkstrukturen mit in die Ausbildung, die auch hinderlich sein können. Es geht also einerseits um den gezielten Aufbau und andererseits um das Hinterfragen und Verändern von Denkmodellen.

Aus pädagogischer Sicht funktioniert der Aufbau von Denkschemata besonders gut, wenn man

- Auszubildende »hungrig« auf ein Thema macht. Dazu muss man sie mit einem Problem konfrontieren, dass sie lösen sollen. Man schafft Unsicherheit, wenn es nicht mit bekannten Strategien leicht zu knacken ist und motiviert die Auszubildenden, wenn sie einen Bezug zu sich oder ihrer Berufstätigkeit herstellen können.
- beim Lösungsversuch Vorwissen aktiviert. Bisherige Problemlösungsstrategien sollen aktiv verändert oder neu kombiniert werden.
- Lösungswege in Gruppen diskutieren lässt. Wenn mehrere Auszubildende ihre Strategien vergleichen, muss jeder in der Lage sein, seinen Weg zu

erklären. Und gleichzeitig beschäftigt man sich mit anderen Ideen, vielleicht auch mit solchen, die scheitern.
- am Ende für Klarheit sorgt. Das Problem muss am Ende effektiv gelöst werden.

Weitere Ergebnisse der Forschung: Lerninhalte werden besser behalten, wenn man sie möglichst nicht blockweise lernt, sich also nicht über einen längeren Zeitraum nur mit einem Therma beschäftigt. Sinnvoller ist ein gelegentlicher Themenwechsel. Und wie oben schon gesagt: Wenn man regelmäßig Pausen einlegt.

Lernergebnisse werden besser, wenn man den Kontext, in dem ein Thema gelernt wird, immer wieder wechselt. Eine Kontextveränderung schafft neue Impulse.

Und auch bei dieser Form des Lernens hilft es, wenn sich die Lernenden die Inhalte immer wieder selbst erklären.

3.2 Sprache fördern

Um eine Ausbildung in der Pflege erfolgreich absolvieren zu können, ist eine gute Sprachkompetenz notwendig. Die Unterrichtssprache in der Schule und während der Anleitung in der Praxis ist Deutsch. Texte im Unterricht, Pflegestandards, die Pflegedokumentation usw. setzen voraus, dass man über ein angemessenes Sprachverständnis verfügt. Und schließlich ist die Kommunikationsfähigkeit eine Schlüsselkompetenz der Pflegenden in der Interaktion mit den PflegeempfängerInnen.

Wie drängend diese Tatsache für die Pflegeausbildung ist, zeigt die Erfahrung, dass die Zahl der Auszubildenden mit Migrationshintergrund kontinuierlich zunimmt und es häufig Sprachprobleme sind, die einen erfolgreichen Ausbildungsabschluss verhindern, selbst wenn das Fachwissen ausreicht.

Sprache ist also eine Schlüsselkompetenz für die Pflege und gleichzeitig eine Hürde für Auszubildende mit einer anderen Muttersprache. In den Ausbildungsbetrieben und Pflegeschulen wird oft davon ausgegangen, dass die Auszubildenden selbst dafür verantwortlich sind, sich eine ausreichende Sprachkompetenz anzueignen, beziehungsweise, dass das vorgeschriebene Sprachzertifikat ein angemessenes Sprachniveau attestiert. Das führt dazu, dass eine Sprachförderung im Unterricht oder im Einsatzbereich oft nicht als pädagogische Aufgabe angesehen wird. Das ist allerdings zu kurz gedacht. Die Veränderungen in der Gruppe der Auszubildenden führt zu neuen pädagogischen Aufgaben. Sprachförderung ist ein Element im Fachunterricht und in der Praxisanleitung, das ausgebaut werden und einen festen Rahmen bekommen muss. Anderenfalls muss mit einer immer größer werdenden Zahl an Auszubildenden gerechnet werden, die das Examen nicht besteht.

Darüber hinaus müssen sich Pflegeschulen und Praxiseinrichtungen um ein Angebot an Sprachkursen bemühen, die besonders zu Beginn der Ausbildung angeboten werden und für Auszubildende mit Defiziten verpflichtend sind.

Natürlich setzt das auch voraus, dass sich die Auszubildenden selbst bemühen, ihre Sprachfähigkeiten zu verbessern. Lehrende und PraxisanleiterInnen sollten sich dabei bewusst sein, dass Auszubildende ohne ausreichende Sprachkompetenz gegenüber den Muttersprachlern deutlich mehr leisten müssen. Sie müssen neben dem fachlichen Lernen auch die Anforderungen eines Sprachkurses bewältigen.

Folgende Themen werden im weiteren Verlauf dieses Kapitels behandelt:

- Sprachdiagnostik: Wie kann die Sprachfähigkeit eingeschätzt werden? Welche Tests stehen zur Verfügung?
- Sprachförderung im Unterricht: Wie können Lehrende im Unterricht Sprachproblemen begegnen und das Sprachvermögen fördern?
- Sprachförderung in der Praxisanleitung: Was können Praxisanleitende tun, um die Sprachkompetenz der Auszubildenden zu verbessern?

3.2.1 Sprachdiagnostik

Die Einschätzung sprachlicher Fähigkeiten erfolgt in der Regel zu verschiedenen Zeitpunkten vor und während der Ausbildung:

- Als Aufnahmekriterium im Bewerbungsgespräch,
- in der Probezeit als Einschätzungskriterium für den Ausbildungsverlauf oder mit Blick auf angebotene Sprachförderungsmaßnahmen,
- im Ausbildungsverlauf, zum Beispiel bei der Zwischenprüfung.

Ob die sprachlichen Fähigkeiten für die Ausbildung ausreichen, wird auch bei der Auswertung von Klausuren und Prüfungen und in der täglichen Interaktion mit PflegeempfängerInnen und Teammitgliedern in der Praxis deutlich.

Während sich sprachliche Defizite in Leistungsnachweisen als Bewertungskriterium niederschlagen, dient eine gezielte Sprachdiagnostik während der Ausbildung der Förderung der Auszubildenden.

Die gezielte Einschätzung der Sprachkompetenz kann dabei als Entscheidungshilfe dienen, ob ein Auszubildender Fördermaßnahmen durch einen Sprachkurs erhalten soll. Man nennt die Diagnostik dann Zuweisungsverfahren (vergl. Günther & Niederhaus, 2014, S. 181). Die Sprachdiagnostik kann aber auch mit dem Ziel der individuellen Förderung erfolgen, zum Beispiel können dadurch Probleme beim Lesen längerer Fachtexte erfasst und spezifische Empfehlungen für die Auszubildenden ausgesprochen werden. Schließlich dient die Diagnostik auch der Evaluation von Förderangeboten bzw. der Entwicklung der Sprachkompetenz von Auszubildenden im Ausbildungsverlauf.

Gegenstand der Sprachdiagnostik ist zum einen die gesprochene Sprache. Beobachtungskriterien sind hier der Wortschatz, die Grammatik und der Sprachfluss.

Beim Wortschatz ist aus der Sicht einer Berufsausbildung zu unterscheiden, ob die Auszubildenden die Alltagssprache, die Bildungssprache und, je nach Ausbildungsstand, die Fachsprache beherrschen (▶ Kap. 2.1.1).

Ein weiteres Beobachtungskriterium ist die Schriftsprache. Sprachkompetenz zeigt sich in einer guten Lesefähigkeit und in der Fähigkeit, eigene Texte schriftlich zu verfassen.

Methoden der Sprachdiagnostik – Informelle Beobachtung

Die häufigste Form der Diagnostik der Sprachkompetenz von Auszubildenden ist die wenig strukturierte, informelle Beobachtung. Eine PraxisanleiterIn oder eine LehrerIn beobachtet die Auszubildenden in der Berufspraxis oder im Unterricht und bildet sich so eine Meinung. Unterstützend geben z. B. die tägliche Pflegedokumentation, Arbeitsaufträge oder Leistungserfassungen weitere Hinweise.

Die Vorteile dieses Vorgehens liegen auf der Hand: Der Diagnoseprozess ist Teil der normalen pädagogischen Arbeit und erfordert keinen zusätzlichen Zeitaufwand, er ist in den üblichen Ablauf integriert und stellt keine künstliche Testsituation dar. Dabei liefert er relativ zuverlässige Einschätzungen, zumindest dann, wenn die Beurteilenden über Berufserfahrung verfügen.

Ein möglicher Nachteil ist, neben der Subjektivität der Bewertung, die fehlende Transparenz. Die Auszubildenden müssen sich dem Verfahren ausgeliefert fühlen. Oft bekommen sie keine klaren Hinweise, was sprachlich verbessert werden muss, sondern nur die Empfehlung, einen Sprachkurs zu besuchen. Und auch für die Lehrenden oder PraxisanleiterInnen ist oft nicht eindeutig erkennbar, welche Defizite gefördert werden müssen.

Soll die Sprachdiagnostik überwiegend informell erfolgen, bietet sich ein einfacher Erfassungsbogen an. Mit seiner Hilfe können typische Problembereiche unterschieden werden und er kann eine Struktur für die Dokumentation vorgeben. Mit dem Bogen kann gegebenenfalls eine Verlaufsdokumentation erfolgen und er kann den Informationsaustausch zwischen den Lernorten erleichtern.

Dokumentationsbogen Sprachkompetenz

Name: Kurs:

Datum:

Gesprochene Sprache

- Deutscher Wortschatz (umfangreich – klein)
- Grammatik (korrekt – viele Fehler)
- Verständlichkeit (klare, verständliche Aussprache – schlecht verständlich)
- Sprachmelodie (flüssig - stockend)
- Alltagssprache/Fachsprache (verwendet auch Fachsprache – alltagssprachliche Ausdrucksweise)

Lesen

- Lesefähigkeit (flüssig - langsam, stockend)
- Leseverständnis (gut – gering)

Schreiben

- Satzstruktur (komplex – einfach)
- Verständlichkeit (gut – schwer verständlich)
- Schreibfehler (kaum – viele)

Zusammenfassung

Methoden der Sprachdiagnostik – Informelle Tests

Informelle Tests entsprechen nicht den Gütekriterien wissenschaftlicher Diagnoseinstrumente. Sie heben, vergleichbar einer Klausur, auf eine Leistung ab und bewerten sie. Das bekannteste Beispiel für einen informellen Test ist der C-Test.

In einigen kurzen Texten wird bei jedem zweiten oder dritten Wort die zweite Worthälfte gelöscht und muss von den Auszubildenden ergänzt werden.

Die Tests können fachspezifisch von Lehrenden oder Praxisanleitenden selbst erstellt werden. Die Tests geben Hinweise auf das Leseverständnis und das Schreibvermögen.

Ein C-Test besteht aus fünf verschiedenen Texten. Jeder Text besteht aus etwa 70 Wörtern. Folgende Kriterien sollten bei der Erstellung berücksichtigt werden:

- Die Auszubildenden kennen den Text nicht.
- Er sollte authentisch sein. Kurze Zeitungstexte oder Fallbeschreibungen bieten sich hier an.
- Die fünf Texte sollten unterschiedliche Themen behandeln.
- Es soll kein Fachwissen abgefragt werden, das noch nicht im Unterricht behandelt wurde.
- Der erste Satz im Text enthält keine Lücke. Dann wird jedes zweite (oder dritte) Wort zur Hälfte gelöscht.

C-Test – Beispiel

Text 1 (von 5)
Füllen Sie in den folgenden Texten die Lücken so aus, wie in dem folgenden Beispiel:
Der Unterricht beginnt mor_____. Der Unterricht beginnt *morgen.*

Nach einem Schlaganfall kann das Leben für die betroffene Person und ihre Angehörigen sehr herausfordernd sein. Viele Men____ müssen si__ an e___ neues Le____ mit ei____ Behinderung gewö____ und ler_____, damit umzu_____.

Für Angeh_____ von Men_____ mit ein_____ Schlaganfall ka____ es o____ schwierig se___, den rich_____ Umgang m_____ dem Erkran_____ zu fin_____. Viele füh____ sich hilf_____ und wis_____ nicht, w____ sie d____ Betroffenen a__ besten unter_____ können.

Methoden der Sprachdiagnostik – wissenschaftliche Tests

Diese Sprachtests wurden auf wissenschaftlicher Grundlage erarbeitet und bieten im Idealfall objektive, reliable und valide Ergebnisse. Die Tests können je nach Konzeption Hinweise auf Defizite auf verschiedenen Ebenen der Sprachanwendung geben. Die Tests bzw. Ihre Auswertung sind in der Regel kostenpflichtig.

Ein Beispiel für den Aufbau solcher Tests bietet der interaktiver Sprachstandstest zur Vorbereitung auf die ECL-Prüfung für ausländische Pflegekräfte. Die Abkürzung steht für »European Consortium for the Certificate of Attainment in Modern Languages«. Der Test wurde als Projekt von der Gruppe Interkulturelle medizinische Kommunikation in Europa (IMed-Komm-EU) erarbeitet (https://www.imed-komm.eu/node/765).

In diesem Test werden das Hörverstehen und die mündliche Kommunikation als mündlicher Test, und das Leseverständnis und die schriftliche Kommunikation als schriftlicher Test geprüft.

Beim Hörverstehen wird online ein Hörtext angehört. Dann müssen Fragen zum Text beantwortet werden. Beim Thema mündliche Kommunikation müssen pflegespezifische Gesprächsthemen erläutert werden, z. B. die Beratung eines Patienten, der nach einer Herzerkrankung nach Hause entlassen wird.

Das Leseverständnis wird über einen Lückentest geprüft. In die Lücken müssen Wörter eingefügt werden, die am Ende des Textes vorgegeben sind.

Im schriftlichen Teil muss ein längerer Text verfasst werden, der z. B. den Arbeitsalltag auf einer Station im Altenheim beschreibt.

Ein Zugangstest für den Pflegeberuf und die Pflegeausbildung stellt der Goethe-Test PRO Pflege dar. Mit dem Test sollen fachspezifische Sprachkenntnisse auf einem fortgeschrittenen Sprachniveau nachgewiesen werden. (https://www.goethe.de/de/spr/kup/prf/prf/gpf.html)

3.2.2 Maßnahmen zur Sprachförderung

Praxisanleitende und Lehrende kennen das Problem: Immer wieder haben sie es mit Auszubildenden zu tun, die Fachinhalte nicht verstehen, weil ihnen die dazu notwendigen sprachlichen Mittel fehlen.

Erklärt zum Beispiel eine PraxisanleiterIn, warum es wichtig ist, den Transfer eines Pflegeempfängers auf eine bestimmte Weise durchzuführen, kann die Auszubildende zwar die Technik nachvollziehen, versteht aber vielleicht die Begründung nicht, weil sie bildungs- oder fachsprachliche Defizite hat. Das führt in der Folge dazu, dass das Wissen nicht auf andere Situationen übertragen werden kann.

Wenn es zu Sprachverständnisproblemen im Unterricht kommt, entstehen oft umfangreiche Wissenslücken, weil die Inhalte aufeinander aufbauen. Das muss für die Lehrenden nicht gleich erkennbar sein, besonders dann, wenn sich die Auszubildenden wenig zu Wort melden.

Die Sprache ist eine Grundvoraussetzung für alle pädagogischen Bemühungen und ihre Beherrschung muss zu einem gewissen Grad vorausgesetzt werden. Es wäre aber eine Illusion anzunehmen, dass alle Auszubildenden mit den Facetten der deutschen Sprache zu jedem Zeitpunkt angemessen umgehen können. Weder bei den Muttersprachlern noch bei den Auszubildenden mit Deutsch als Zweitsprache kann davon immer ausgegangen werden. Während die Alltagssprache üblicherweise gut beherrscht wird, machen die Bildungs- und die Fachsprache (▶ Kap. 2.1.1) häufig Probleme.

Für Lehrende und Praxisanleitende in der Pflege rückt dieses Problem zunehmend in den Fokus und wird als pädagogische Aufgabe angesehen. Man kann dies als Paradigmenwechsel bezeichnen, der mit einiger Verzögerung nun auch in der Berufsausbildung ankommt. Dabei lassen die Curricula in Theorie und Praxis nur wenig Freiräume für Fördermaßnahmen. Zum Beispiel finden fachbezogene Sprachkurse in der Regel außerhalb des engen Rahmens des Theoriecurriculums statt.

Neben gezielten Sprachkursen hat sich eine Strategie im schulischen Kontext etabliert die als sprachsensibler Unterricht bezeichnet wird. (Dittmar-Grüzner & Deiters, 2020). Sie beschreibt verschieden personale und materiale Steuerungsinstrumente. Unter personaler Steuerung wird das Handeln der Lehrenden verstanden, unter materialer Steuerung die methodischen Instrumente wie Arbeitsblätter usw. Ziel ist es, die Sprachkompetenz der Auszubildenden im Unterrichtsprozess zu fördern. Einige dieser Strategien und Instrumente lassen sich auch auf die Arbeit der Praxisanleitenden übertragen.

Sprachförderung bezieht sich auf mindestens drei Bereiche: Das Verstehen und Sprechen, das Lesen und das Schreiben. Alle Bereiche können für Auszubildende herausfordernd sein und müssen einzeln in den Blick genommen werden.

Damit Sprachförderung gezielt erfolgen kann, muss im Vorfeld eine Diagnostik der Sprachkompetenz erfolgen und im Ausbildungsverlauf eine Evaluation der Maßnahmen.

Zuletzt muss, bei allen vorhandenen Problemen, auch ein Blick auf die Leistung geworfen werden, die Auszubildende erbringen, wenn sie Deutsch als Zweitsprache lernen. Jeder hat schon die Erfahrung gemacht, wie schwierig es ist, eine Fremdsprache zu lernen und sprechen zu können. Wenn Auszubildende, oft neben dem Fachunterricht, noch eine Sprache erlernen müssen, verdient diese Anstrengung große Anerkennung.

Verstehen und Sprechen

Herkunftssprachen wertschätzen – Language Awareness

Das Konzept der Language Awareness soll die Sprachaufmerksamkeit fördern (vergl. Gürsoy, 2010). Praktisch bedeutet das, dass nicht nur die deutsche Sprache, sondern auch die Erstsprachen der Auszubildenden im Unterricht oder in der Praxisanleitung thematisiert werden. Man bringt dadurch zum Ausdruck, dass diese Erstsprache wertvoll ist und Bezüge zum

Thema hergestellt werden können. Auch vor dem Hintergrund der Multikulturalität der PflegeempfängerInnen ist die unterschiedliche Anwendung der Muttersprache im Vergleich zur deutschen Sprache, phonetische und linguistische Unterschiede oder Übereinstimmungen usw., von Bedeutung.

Im Theorieunterricht

- In einer Klasse mit Auszubildenden mehrerer Nationalitäten wird im Unterricht zum Thema Beratung eine Beratungsstrategie unterrichtet. Es kommt dabei auch darauf an, non-direktiv vorzugehen, also den PflegeempfängerInnen ihr Vorgehen nicht vorzuschreiben. Man könnte diese Gesprächsstrategie auch am Beispiel eines türkischen Patienten besprechen. Aspekte wären zum Beispiel kulturelle Unterschiede (z. B. der Umgang mit Autorität). Im Rollenspiel könnten zwei türkischstämmige Auszubildende türkisch sprechen und anschließend den Gesprächsverlauf übersetzen.
- Begriffe, Sprichwörter usw. in anderen Sprachen ausdrücken lassen: »Wie drückt man das in Ihrer Sprache aus?«

In der Praxisanleitung

- Auszubildende werden häufig als Dolmetscher herangezogen, wenn PflegeempfängerInnen die deutsche Sprache schlecht beherrschen. Diese Aufgabe hat zwei Seiten. Einerseits überfordert sie die Auszubildenden dann, wenn ihnen das medizinische oder pflegerische Grundwissen fehlt. Auch können die PflegeempfängerInnen die Auszubildenden übermäßig vereinnahmen. Andererseits stellt die Dolmetscherfunktion aber auch eine besondere Wertschätzung dar, die anerkannt werden sollte.
- Auch in der Anleitungspraxis können Sprachvergleiche gemacht werden: »Wie sagt ihr dazu, wenn ein Bewohner sich selbst waschen soll?«

Darüber hinaus kann im Rahmen der Diagnostik der Sprachkompetenz oder aber auch als Element des Unterrichts eine Sprachbiografie der Auszubildenden erhoben werden. Interessant ist wie viele Sprachen jemand wie gut sprechen kann, mit wem welche Sprache gesprochen wird usw. (vergl. Günther & Niederhaus, 2014, S. 153).

Personale Steuerung durch die Lehrenden/die Praxisanleitenden

Der Begriff Personale Steuerung bezieht sich auf das Verhalten der pädagogisch Tätigen im Zusammenhang mit einer sprachsensiblen Ausbildung. Es setzt voraus, dass es Auszubildende gibt, die Schwierigkeiten mit der deutschen Sprache haben und erfordert eine hohe Konzentration der Praxisanleitenden oder Lehrenden. Sie müssen sich nämlich einerseits auf den Fachinhalt und die jeweilige Situation und andererseits auf die Sprachförderung konzentrieren. Es ist hilfreich, wenn man diese Multitasking-Fähigkeit übt, um im Laufe der Zeit Routine zu bekommen.

Schon zu Beginn des pädagogischen Kontakts sollte mit den Auszubildenden mit Sprachschwierigkeiten besprochen werden, dass man sprachliche Fehler bei Bedarf korrigieren wird. Es ist wichtig deutlich zu machen, dass es sich dabei um ein pädagogisches, fachbezogenes Anliegen handelt. Es dürfte nachvollziehbar sein, dass sprachliche Korrekturen auch als persönliche Kränkung aufgefasst werden können. Dieser Eindruck muss unbedingt vermieden werden.

Im Theorieunterricht

- Sprachliche Fehler der Auszubildenden werden dadurch korrigiert, dass die Aussagen richtig ausgedrückt werden: »Sie haben gerade gesagt, dass Sie mit dem Bewohner nur dann aufstehen können, wenn der Kreislauf stabil ist.«
- Wenn fachliche Inhalte alltagssprachlich ausgedrückt werden (»Der Mann soll rauf im Bett, nach oben«) wird das Gesagte vom Lehrenden bildungssprachlich bzw. fachsprachlich neuformuliert: »Sie haben gesagt, dass sie einen Transfer zum Kopfende durchführen wollen.«
- Manchmal ist eine Korrektur sinnvoll, allerdings nur dann, wenn es für das Verständnis wichtig ist: »Das Wort, um das es geht heißt Compliance«.
- Die Lernenden sollten regelmäßig ein Feedback bekommen. Das sollte, wenn möglich, nicht im Unterricht geschehen. Manchmal ist es aber auch ohne Gesichtsverlust möglich: »Sie haben inhaltlich recht. Jetzt sollte das allerdings noch fachlich richtig ausgedrückt werden.«

In der Praxisanleitung

- Hier besteht meistens noch eine größere Nähe zu den Auszubildenden, was ein sensibles Vorgehen zusätzlich wichtigmacht. Wenn zu Beginn des Einsatzes abgesprochen wird, dass eine Verbesserung der fachsprachlichen Kompetenz ein Lernziel ist, fällt die Korrektur von Fehlern leichter. Aber auch hier gilt: Korrekturen dann durchführen, wenn es wichtige Sachverhalte sind oder Missverständnisse entstehen können.
- Ein Feedback sollte möglichst ohne weitere Zuhörer stattfinden. Es sollte deutlich gemacht werden, dass es nicht um eine Bewertung oder eine Note geht, sondern um den sprachlichen Lernprozess. Ansonsten gelten die Regeln, die auch für den Theorieunterricht wichtig sind.

Mit schwierigen Inhalten umgehen

Es geht beim Unterricht bzw. bei der Praxisanleitung um bestimmte Inhalte, die für die Ausbildung wichtig sind. Wie sollen Lehrende/Praxisanleitende damit umgehen, dass sich einige Auszubildende die Inhalte aus sprachlichen Gründen nicht erschließen können?

Prinzipiell gibt es zwei Möglichkeiten, mit diesem Problem umzugehen. Einerseits können die inhaltlichen Anforderungen gesenkt werden. Die

Auszubildenden mit Sprachdefiziten erhalten so die Chance, mitzukommen. Für ihre Sprachentwicklung ist ein solches Vorgehen aber auf Dauer kontraproduktiv. Es fehlen Anreize, sich weiterzuentwickeln und die Sprachkompetenz zu verbessern. Die andere Möglichkeit soll hier unterstützt werden: Die Inhalte sollten in ihrer Komplexität erhalten bleiben und Unterrichts- bzw. Anleitungsgegenstand werden. Damit dies gelingt, ist eine gute Vermittlung zwischen dem Inhalt und dem Vorwissen, den Erfahrungen der Auszubildenden mit dem Thema nötig. Darüber hinaus sollten Lehrende und Praxisanleitende kreativ nach inhaltlichen Zugangsmöglichkeiten suchen, z. B. durch visuelle, auditive oder haptische Angebote.

Im Theorieunterricht

- Thema: Stimmbildung. Dargestellt werden soll der Kehlkopf, die Stimmlippen und die Resonanzräume.
  Im Unterricht werden die anatomischen Strukturen visualisiert und erklärt. Dann wird erklärt, wie die Stimme entsteht. Dann werden die unterschiedlichen Tonhöhen der Stimmen der Auszubildenden bestimmt, indem jeder einen Satz sagt. Hier könnte sich die Frage anschließen, wann sich die Stimme in der Jugend verändert hat. Ein Verständnis für die Entstehung von Tönen wird anhand eines Luftballons erläutert, der vor der Klasse aufgeblasen wird. Dann wird die Luft abgelassen, indem man die Öffnung auseinanderzieht und dabei unterschiedliche Töne produziert. Um die Tonhöhe der Stimme zu erläutern kann man auch eine Gitarrensaite mehr oder weniger stark anziehen und dadurch den Ton verändern. Die Resonanzräume kann man mit einem Rohr simulieren. Wichtig ist, dass die Verbindung der Demonstrationsobjekte und der Fachbegriffe immer dargestellt wird. Abschließend wird noch einmal auf das anatomische Bild gezeigt und mit den Demonstrationsobjekten verglichen. Die Auszubildenden werden aufgefordert, den Vorgang der Stimmbildung mit den Fachbegriffen zu erläutern.

In der Praxisanleitung

- Eine Praxisanleiterin möchte einer Auszubildenden die Bridging-Methode aus dem Bobath Konzept vorstellen. Die Methode selbst lässt sich gut darstellen und praktisch üben. Was bei Anleitungen aber oft nicht nachvollzogen werden kann, ist die Begründung für das Vorgehen. Wichtige Stichpunkte sind hier: das Phänomen Halbseitenlähmung, das Prinzip des bilateralen Handelns und das Ziel der Selbständigkeit.
  Um die Zusammenhänge deutlich zu machen, kann ein Bild eines vom Apoplex betroffenen Patienten hilfreich sein, der nicht angemessen therapiert wurde (Wernicke-Mann-Prädilektionstyp). Man kann den Auszubildenden auffordern, die typische Position eines Betroffenen, dessen einer Arm stark angewinkelt und dessen Bein versteift ist, nach Anleitung einzunehmen. »Das ist das Ergebnis einer falschen Pflege.« Das Ziel der weitgehenden Selbständigkeit wurde nicht erreicht.

Bilateral oder beidseitig sind bei Gesunden viele Bewegungen, zum Beispiel das Laufen oder das Aufstehen aus dem Bett, wobei die beiden Körperhälften zusammenspielen. Das lässt sich zum Beispiel beim Aufstehen aus einem Stuhl nachvollziehen. Versucht der Auszubildende jetzt nur mithilfe einer Körperhälfte aufzustehen, wird ihm einerseits bewusst, wie schwer dies sein kann, andererseits spürt er die starke Anspannung in beiden Körperhälften, die bei den Menschen mit Hemiparese zu der problematischen Muskeltonuserhöhung führen kann.

Sprechen anregen

Eine fremde Sprache lernt man vor allem durchs Zuhören und durchs Sprechen. Das bedeutet, dass man sich am besten offensiv in das noch unbekannte Terrain begibt. Allerdings ist das ein anstrengendes Unterfangen und die Angst, sich in der Öffentlichkeit zu blamieren, ist groß.

Lehrende und Praxisanleitende begleiten den Lernprozess des Spracherwerbs und sie können ihn effektiv unterstützen. Einerseits indem sie Bedingungen schaffen, die es den Auszubildenden erlauben, sich angstfrei äußern zu können. Andererseits indem sie das Sprechen anregen und einfordern. Darüber hinaus unterstützen sie den Prozess durch Rückmeldungen, Hilfestellungen usw.

Das Sprechen im Unterricht oder in der Praxisanleitung einzufordern, ist für viele pädagogisch Tätige ungewohnt. Auszubildende dürfen nicht in Situationen gebracht werden, die sie beschämen. Trotzdem ist eine aktive Beteiligung der Auszubildenden mit Sprachproblemen wichtig. Es ist hilfreich, das dem Lernenden gegenüber deutlich zu machen. Im Vorfeld kann zum Beispiel abgeklärt werden, dass von ihm eine aktive Mitarbeit erwartet wird, um die Sprachkompetenz zu verbessern.

Im Theorieunterricht

- Im Unterricht zum Thema Pflegedokumentation nach dem SIS-Modell wird zunächst gefragt, ob schon Erfahrungen mit der Dokumentation in der Langzeitpflege oder der ambulanten Pflege gesammelt wurden. Die Fachlehrerin weiß von einem Auszubildenden mit Sprachproblemen, dass er bereits in der ambulanten Pflege tätig war. »Herr Okombo, wie wurde in der ambulanten Pflege dokumentiert?« Der Auszubildende antwortet umständlich und kaum verständlich. Es wird aber deutlich, dass er das Modell kennt. Die Lehrende klärt mit dem Auszubildenden im Gespräch ab, was er weiß, und kommt im weiteren Unterricht immer wieder auf ihn zurück. Er wird so zum »Zeuge« für das Modell und äußert sich in der Folge selbstbewusster.
    - Lehrende sprechen im Unterricht im Vergleich zu den Lernenden sehr viel. Wann immer es sinnvoll erscheint, sollten schülerzentrierte Unterrichtsmethoden erwogen werden, bei denen, z. B. in Kleingruppen, viel gesprochen wird. Beispiele sind die Murmelgruppenmethode,

Kugellagergespräche, Partnerinterviews (vergl. Dittmar-Grützner, Deiters, S. 48).

In der Praxisanleitung

- Eine Praxisanleiterin arbeitet mit dem Cognitive-Apprenticeship-Modell. Bei der Anleitung in Pflegesituationen, z. B. bei der Durchführung einer BZ-Messung, zeigt sie nicht nur die Handlungsschritte, sondern spricht auch über ihre Überlegungen, Motive usw., um den Auszubildenden auch implizite Wissensbestände zugänglich zu machen. Wenn die Auszubildenden dann die gezeigte Handlung erstmalig durchführen sollen, werden sie ebenfalls aufgefordert über ihre Gedanken zu sprechen. Das fällt Auszubildenden mit Sprachproblemen besonders schwer, wird aber auch von ihnen konsequent eingefordert. Im Anschluss können in einer Reflexionsphase die Erlebnisse noch einmal angesprochen und auch Sprachhilfen angeboten werden.
- Die Auszubildenden sollten früh an der Übergabe beteiligt werden. Die Praxisanleiterin bespricht im Vorfeld mit dem Auszubildenden, was er übergeben will. Fachwörter werden dabei geklärt. Der Auszubildende soll bei der Übergabe Fachsprache verwenden. Nach der Übergabe wird das Gesagte reflektiert.

Fachwörter

In der Pflegeausbildung begegnen den Auszubildenden regelmäßig neue Fachbegriffe. Sie werden im beruflichen und schulischen Kontext verwendet und sind auch für die Abschlussprüfungen wichtig. Das Lernen der Fachwörter ist für MuttersprachlerInnen wie für Auszubildende mit Deutsch als Zweitsprache eine Herausforderung.

Die Arbeit am Fachwortschatz kann für Auszubildende mit einer anderen Erstsprache in einem berufsbezogenen Sprachkurs beginnen. Ein Schwerpunkt liegt dann aber im Fachunterricht und in der praktischen Ausbildung. Das Ziel ist in diesem Zusammenhang, dass die Auszubildenden einen großen Fachwortschatz haben. Sie sollen einerseits Fachwörter verstehen (rezeptiver Wortschatz) und andererseits Fachwörter anwenden können (produktiver Wortschatz). Darüber hinaus sollen sie eine »analytische und konstruktive Wortbildungskompetenz« (Günther & Niederhaus, 2014, S. 158) haben – das bedeutet, sie sollen Wörter, die aus zusammengesetzten oder abgeleiteten Komponenten aus dem Bereich der Fachbegriffe bestehen, verstehen und selbst bilden können.

Neben dem Verstehen und Anwenden von Fachwörtern ist es natürlich wichtig, dass sich die Auszubildenden die Fachwörter merken können. Dazu sind Wortschatzübungen sinnvoll. Eine einmalige Erklärung reicht in der Regel nicht aus.

Die folgenden Übungen lassen sich in Übungen zum Fachwortschatz und Übungen zur Wortbildung unterscheiden (vergl. Günther, 2013, S. 16 ff). Sie lassen sich sowohl im Theorieunterricht an einer Pflegeschule als auch durch Praxisanleitende im Arbeitsfeld anwenden.

Grundsätzlich gilt, dass auf unbekannte Fachwörter im Unterricht und in der Praxisanleitung hingewiesen werden muss. Die Wörter müssen deutlich und mit Artikel genannt und wenn möglich visualisiert, also z. B. aufgeschrieben werden. Auszubildende sollten aktiv mit den Fachwörtern umgehen. Ihre Anwendung sollte regelmäßig eingefordert werden.

1. Wortschatzübung – Buchstabengitter
Sie lassen sich leicht über teils kostenlose Programme aus dem Internet erstellen (z. B. unter https://www.xwords-generator.de/de).

Es geht auch mit Excel (Erklärvideo unter https://www.youtube.com/watch?v=tR8FZy7ultE).

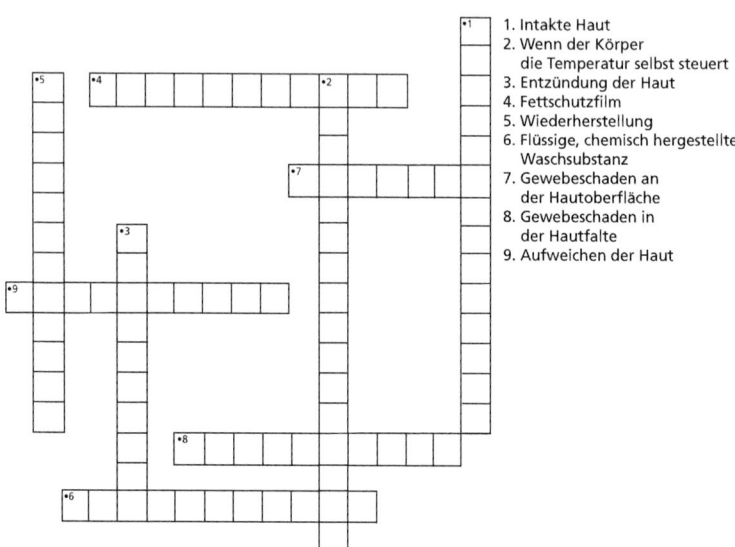

Abb. 2:
Beispiel eines Buchstabengitters
Gesuchte Fachbegriffe
Hautintegrität
Thermoregulation
Dermatitis
Lipidmantel
Regeneration
Waschlotion
Erosion
Intertrigo
Mazeration

1. Intakte Haut
2. Wenn der Körper die Temperatur selbst steuert
3. Entzündung der Haut
4. Fettschutzfilm
5. Wiederherstellung
6. Flüssige, chemisch hergestellte Waschsubstanz
7. Gewebeschaden an der Hautoberfläche
8. Gewebeschaden in der Hautfalte
9. Aufweichen der Haut

2. Synonyme ergänzen
Tragen Sie in die Lücken die Fachwörter ein.

Während in der Allgemeinbevölkerung die trockene Haut (_____) häufig vorkommt, ist für sehr alte (_____) Patienten zusätzlich die Hautschädigung durch Blasenschwäche (_____) zu beobachten. Tritt ein Hautschaden im Bereich einer Hautfalte auf, nennt man ihn _____. Die dauerhafte Hautbelastung durch Urin kann die Gefahr eines Druckgeschwürs (_____) verstärken.

Gesuchte Begriffe: *Xerosis cutis, geriatrische, Inkontinenz, Intertrigo, Dekubitus*

3.2 Sprache fördern

3. Zuordnung von Fachbegriffen- Hautpflege

Pflegemittel	Beschreibung
	Haben einen hohen Fettanteil, ziehen langsam in die Haut ein
	Haben einen höheren Wasseranteil, ziehen schnell in die Haut ein
	Sind fettfrei
	Ein Gemisch aus zwei normalerweise nicht mischbaren Flüssigkeiten mit mehr Fett als Wasser
	Ein Gemisch aus zwei normalerweise nicht mischbaren Flüssigkeiten mit mehr Wasser als Fett

Begriffe: Ö/W-Emulsion, Salbe Creme, Gel, W/Ö Emulsion

4. Arbeitsablauf beschreiben

- Beschreiben Sie den Ablauf der Behandlung eines Intertrigo in einer Hautfalte am Bauch mit Fachwörtern. Gehen Sie auf die Körperpflege, die Reinigung der geröteten Stelle, die Behandlung und weitere Maßnahmen ein.

Lesestrategien verbessern

Das Lesen von Fachtexten ist für Auszubildende mit Migrationshintergrund oft schwierig, denn es setzt einen umfangreichen bildungssprachlichen Wortschatz voraus. Fachtexte sind häufig umfangreich und enthalten viele Fachwörter. Sie werden oft im Unterricht eingesetzt, besonders in selbstgesteuerten Unterrichtseinheiten und begleitet die Auszubildenden bis zu den Abschlussprüfungen.

Beim Begriff der Lesekompetenz geht es nicht nur um das Lesen von Texten, sondern auch um das Verstehen von eingefügten Elementen wie Tabellen, Grafiken, Diagrammen usw.

Viele Auszubildende, auch Muttersprachler, verfügen nicht über Lesestrategien, um schwierige Fachtexte zu erschließen. Darüber hinaus spielen noch weitere Faktoren eine Rolle, wenn in einer Zweitsprache gelesen werden soll.

»Kommen Ihre SchülerInnen und Schüler aus einem anderen Schriftsystem und müssen erst die lateinische Schrift lernen, kann dies das verstehende Lesen beeinflussen. Zudem spielt die Sprachkompetenz im Deutschen eine Rolle. Vor allem aber beeinflusst die Lesekompetenz in der Familiensprache die Lesekompetenz im Deutschen: SchülerInnen und Schüler, die in ihrer Familiensprache gut lesen können, haben es leichter, auch im Deutschen gut zu lesen.« (Günther & Niederhaus, 2014, S. 166)

Um Lesestrategien zielgerichtet einsetzen zu können, sollten sich die LeserInnen darüber im Klaren sein, welches Ziel sie verfolgen: Soll der Text vollständig und einschließlich aller Details verstanden werden, muss er Wort für Wort gelesen werden. Unklare Begriffe müssen nachgeschlagen werden.

Geht es eher um einen Überblick über die wesentlichen Aussagen des Textes, reicht es die zentralen Stellen des Textes zu identifizieren und Schlüsselwörter zu verstehen.

Lesestrategien können danach eingeteilt werden, wann sie im Leseprozess zum Einsatz kommen:

- Strategien, die im Vorfeld angewendet werden, zum Beispiel indem Vorwissen zum Text erarbeitet wird,
- Lesestrategien, die während der Arbeit am Text zum Einsatz kommen,
- Strategien, die nach dem Lesen des Textes angewendet werden, um die Inhalte einzuordnen, zusammenzufassen usw.

Beispieltext

Missverständnisse in der Kommunikation – Selektive Wahrnehmung

Von allen Informationen, mit denen wir konfrontiert werden, wird uns nur ein kleiner Teil bewusst. Wenn wir alle sensorischen Reize, Seheindrücke, Geräusche, Temperaturempfindungen usw. wahrnehmen würden, wäre unser Gehirn augenblicklich überlastet. Der Thalamus im Zwischenhirn sortiert den größten Teil aller ankommenden Informationen aus. Dieser Prozess wird durch Wahrnehmungsfilter gesteuert. Sie sortieren die eingehenden Reize anhand unserer Vorerfahrungen und Interessen. Sie sind auch situationsbezogen wirksam. So wird im pflegerischen Umfeld ein Patient oft unter der Perspektive der Hilfsbedürftigkeit betrachtet, während auf andere Aspekte, zum Beispiel ob die Kleidung farblich zueinander passt, zunächst kein Wert gelegt wird.

Darüber hinaus beeinflussen weitere Mechanismen die Informationsverarbeitung (vergl. Brandl, 2015).

- *Generalisierung*: Um in unübersichtlichen Situationen schnell handeln zu können, greifen wir auf Vorerfahrungen zurück. Es sind Raster, die uns eine schnelle Einordnung der Elemente einer Situation erlauben. Diese Vorannahmen oder »Schubladen« müssen nicht immer richtig sein, sie sind in vielen Fällen aber zutreffend und verfestigen sich so.
- *Ergänzungen*: Wenn unsere Wahrnehmungen in sich kein vollständiges Bild ergeben, neigen wir dazu, die fehlenden Teile zu ergänzen. Das führt auch dazu, dass unsere Erinnerungen nur teilweise mit der

> Realität übereinstimmen und gelegentlich Produkt unserer Fantasie sind
> - *Verzerrungen*: Manchmal weisen wir Informationen eine Bedeutung zu, die ihnen nicht angemessen sind. Zum Beispiel unterstellen wir einem Ereignis eine Dramatik, die es objektiv betrachtet nicht hat.
>
> Die Wahrnehmungsfilter verändern die Realität und geben ihr einen subjektiven Anstrich. Für die Kommunikation bedeutet das, dass es allein durch die unterschiedliche Form der Realitätsdeutung zu Missverständnissen kommen kann. Weil Kommunikation auf einer so unsicheren Grundlage steht, sollte man dieser Grundlage eine besondere Aufmerksamkeit widmen. Das bedeutet:
> Man sollte sich klar machen, dass die Realität subjektiv gedeutet wird. Idealerweise sollte man im Gespräch abklären, ob man von den gleichen Voraussetzungen ausgeht. Viele Konflikte entstehen dadurch, dass die Gesprächspartner Sachverhalte unterschiedlich interpretieren. (Aus: Martin & Mensdorf, 2022, S. 139 f.)

Lesestrategien im Vorfeld

Im Theorieunterricht

- Vor der Bearbeitung des Textes können Lehrende das Vorwissen zum Thema abfragen bzw. in Erinnerung rufen. Hier bieten sich verschiedene Methoden an. Aktivierende Methoden sind z. B. das Brainstorming in Eigenarbeit oder ein Mindmap zum Thema.
- Die möglicherweise unverständlichen Fachbegriffe werden geklärt, indem sie selbständig recherchiert werden.
- Erwartungen benennen. Die Lernenden sollen ihre Erwartungen zum Thema formulieren. Z. B. Welche Fragen haben Sie, wenn Sie sich mit dem Thema »Selektive Wahrnehmung« beschäftigen? Was wollen Sie nach dem Lesen des Textes wissen oder können?

In der Praxisanleitung
Wenn im Zusammenhang mit gezielten Anleitungen in der Praxis Theoriewissen vermittelt oder aufgefrischt werden soll, bieten sich manchmal Fachtexte an. Auch in diesem Fall sind gelegentlich Leitfragen sinnvoll, die die Bearbeitung des Textes vorbereiten.

- Was war zum Thema bereits Gegenstand im Theorieunterricht?
- Gibt es Fachbegriffe, die Sie nicht verstehen? Klären Sie die Begriffe im Vorfeld.

Sowohl im Theorieunterricht als auch in der Praxisanleitung sind die unterstützenden Maßnahmen, Fragen zum Text usw. immer nur für einen

Teil der Auszubildenden sinnvoll und notwendig. Lehrende und Praxisanleitende sollten ihre pädagogischen Strategien individuell ausrichten.

Lesestrategien während der Arbeit am Text

a. Längere Fachtexte enthalten oft viele Informationen. Für das Verständnis dieser Texte ist es wichtig, den Gang der Argumentation nachverfolgen zu können. Für ungeübte Leser kann es hilfreich sein, den Text in Abschnitte zu unterteilen, die jeweils einen wichtigen Gedanken beinhalten. Diese Abschnitte können dann mit Überschriften versehen werden.
Die Strukturierungsaufgabe könnte lauten:

Im Text finden Sie unterschiedliche Sinnabschnitte. Markieren Sie die Abschnitte. Schreiben Sie dann jeweils zentrale Begriffe für jeden Abschnitt untereinander

Beispieltext
Missverständnisse der Kommunikation – Selektive Wahrnehmung
- Informationen werden selektiert
- Wahrnehmungsfilter: Thalamus
- Kriterien: Vorerfahrungen, Interessen, Situation
- Weitere Mechanismen:
  Generalisierung: Erfahrungsraster (Schubladen)
  Ergänzungen: Fehlende Informationen werden fantasievoll ergänzt
  Verzerrungen: Bedeutungszuweisung (oft unangemessen)
- Durch Wahrnehmungsfilter Missverständnisse in der Kommunikation wahrscheinlich
- Im Gespräch Voraussetzungen der Wahrnehmung klären

b. Bei längeren Texten, die durch Absätze klar strukturiert sind, können die Auszubildenden aufgefordert werden, Überschriften für die Absätze zu formulieren und so den wesentlichen Inhalt jedes Absatzes herauszustellen.

Beispieltext
Der Text »Missverständnisse der Kommunikation- Selektive Wahrnehmung« besteht aus drei Abschnitten. Formulieren Sie Überschriften für jeden Absatz:
- Informationen werden gefiltert
- Mechanismen der Informationsverarbeitung
- Konsequenzen für die Kommunikation

c. Fragen zum Text stellen.

Beispieltext
Ordnen Sie die Bezeichnungen »Generalisierung«, »Verzerrungen« und »Ergänzungen« der Beschreibung zu

	Wenn unsere Wahrnehmungen in sich kein vollständiges Bild ergeben, neigen wir dazu, die fehlenden Teile zu ergänzen.
	Um in unübersichtlichen Situationen schnell handeln zu können, greifen wir auf Vorerfahrungen zurück. Es sind Raster, die uns eine schnelle Einordnung der Elemente einer Situation erlauben.
	Manchmal weisen wir Informationen eine Bedeutung zu, die ihnen nicht angemessen sind. Zum Beispiel unterstellen wir einem Ereignis eine Dramatik, die es objektiv betrachtet nicht hat.

Strategien nach dem Lesen des Textes

Nach dem Lesen eines Textes geht es darum, die Inhalte gedanklich weiterzubearbeiten. Dabei können Strategien helfen, die zur Reflexion der Inhalte, zur Vertiefung oder zur praktischen Anwendung beitragen.

a. Zum Text Stellung beziehen

Beispieltext
»Ich bin der Ansicht, dass man sich einfach klar ausdrücken sollte und das auch vom Gesprächspartner erwarten kann. Den ganzen psychologischen Firlefanz kann man sich sparen.«

Nehmen Sie nach der Lektüre des Textes *Missverständnisse in der Kommunikation – Selektive Wahrnehmung* Stellung zur oben genannten Aussage. Was ist Ihre Meinung dazu?

b. Text auf die berufliche Praxis beziehen

Beispieltext
Eine Auszubildende mit afrikanischen Wurzeln berichtet: »Ich wollte heute Morgen Frau Maier bei der Körperpflege unterstützen. Als ich das Zimmer betrat, erschien sie mir sehr verschlossen und abweisend. Als ich sie ans Waschbecken begleitet hatte, sagte sie mir, sie wolle nicht von mir gepflegt werden. Schwester Elsa sollte kommen. Ich dachte, sie hätte etwas gegen dunkelhäutige Menschen und verließ ganz geknickt das Zimmer. Ich halte diesen Rassismus der Leute hier nicht mehr aus.«

Nehmen Sie nach der Lektüre des Textes *Missverständnisse in der Kommunikation – Selektive Wahrnehmung* Stellung zum Fall. Versuchen Sie möglichst viele Möglichkeiten zu finden, wie man die Situation deuten könnte. Welche halten Sie für wahrscheinlich? Warum denken Sie das?

In der Praxisanleitung
Erfahrungen, die in der beruflichen Praxis gemacht werden, können in der Pflegeschule, aber auch im Praxisfeld selbst reflektiert werden. Praxisanleitenden können in diesen Fällen auch Fachtexte benutzen, um die Reflexion fachlich zu strukturieren und die aktuellen Erfahrungen auf einer neutraleren Ebene zu diskutieren.

Im oben geschilderten Fall wäre eine Reflexion der Erfahrungen der Auszubildenden anhand des Textes *Missverständnisse in der Kommunikation – Selektive Wahrnehmung* durch die Praxisanleitenden möglich, damit verschiedene Perspektiven mit Blick auf die Situation eingenommen werden können.

Schreibkompetenz verbessern

Das Verfassen von Texten gehört von Beginn der Ausbildung an zu den Aufgaben der Auszubildenden. Einerseits wird Schreibkompetenz im Unterricht und teilweise auch in der praktischen Ausbildung gefordert, andererseits müssen Pflegende selbstverständlich in der Lage sein, ihre Arbeit zu dokumentieren.

Schreiben ist eine der größten Herausforderungen, die Auszubildende mit Deutsch als Zweitsprache meistern müssen. Oft haben sie mit fehlenden Fachbegriffen zu kämpfen und kennen typische Sprachstrukturen nicht. Grammatik- und Rechtschreibfehler sind häufig zu beobachten.

Im Fachunterricht muss regelmäßig geschrieben werden, zur Dokumentation der Inhalte des Unterrichts, zur Vorbereitung auf eine Präsentation oder ein Referat, zur Protokollierung der Ergebnisse einer Gruppenarbeit, zur Ergebnissicherung eine Arbeitsaufgabe in Eigenarbeit, Facharbeiten usw. Auch in der praktischen Ausbildung sollten wichtige Inhalte von Anleitungen, Vorbereitungen auf Leittexte oder andere selbstgesteuerte Arbeiten, Einsatzberichte usw. schriftlich dokumentiert werden. Die Schritte des Pflegeprozesses, als Teile der pflegerischen Vorbehaltsaufgaben, müssen schriftlich fixiert werden.

Schließlich werden im schriftlichen Examen Lese- und Schreibfähigkeiten benötigt.

Wer Schwierigkeiten beim Schreiben hat, bekommt in der Pflegeausbildung Probleme. Und auch hier ist viel Engagement und eine Menge an zusätzlicher Arbeit notwendig, um die Hürde zu nehmen. Wer gut schreiben will, muss viel lesen und viel üben. Die Aufgabe der PädagogInnen und Praxisanleitenden ist es, Situationen zu schaffen, die zum Schreiben motivieren. Es muss ein Sachbezug vorhanden sein, der die Auszubildenden interessiert. Fachlehrende und Praxisanleitende sind keine DeutschlehrerInnen. Ihr pädagogischer Gegenstand ist die Pflege und sie können die Auszubildenden idealerweise mit diesem Thema motivieren.

Um Schreiben im Fachunterricht zu üben, bieten sich verschiedene Anlässe an – Protokolle (z. B. einer Diskussion im Unterricht), Praxisberichte, Referate bzw. die dazu notwendigen Handouts usw.

Schreiben üben bedeutet dabei, auf die Rechtschreibung und die Grammatik, auf die richtige Verwendung von Begriffen, insbesondere von Fachbegriffen und auf die Struktur eines Textes zu achten. Es ist hilfreich die folgenden Phasen im Schreibprozess zu unterscheiden (vergl. Günther & Niederhaus, 2014, S. 114):

- Die Planungsphase
  - Bevor mit der Textformulierung begonnen wird, sollte den Auszubildenden klar sein, um welche Textsorte es sich handelt (Referat, Bericht, Protokoll, Beschreibung). Die verschiedenen Textsorten weisen verschiedene Charakteristika auf, die beherrscht werden müssen.
  - Gegebenenfalls eine Überschrift finden.
  - Einleitung: Was soll thematisch behandelt werden und warum?
  - Hauptteil: Recherche zur Beschreibung des Themas, Klärung der Ursachen für einen Sachverhalt, Klärung des Ist-Zustands, eventuell Veränderungsvorschläge.
  - Schluss: Meinungsbildung zur zusammenfassenden Abrundung des Themas.
  - Überlegung: Was weiß ich über das Thema? Wie beschaffe ich Informationen?
  - Wer ist der Leser meines Textes?
- Die Formulierungsphase
  In dieser Phase benötigen Auszubildende mit Sprachschwierigkeiten Unterstützung z. B. durch Formulierungshilfen, Wortlisten, Beispieltexte oder Rechtschreibhilfen wie Lexika.
- Die Überarbeitungsphase
  Wenn der Text geschrieben ist, sollen ihn die Auszubildenden kritisch hinterfragen: Stimmt die Struktur? Stimmt die Grammatik? Gibt es Wortwiederholungen? Tauchen typische Rechtschreibfehler auf? Lehrende oder Praxisanleitende können hier zum Beispiel durch vorgegebene Fragen Unterstützung bieten.

Hilfestellungen durch die Lehrenden:

- Für die Planungsphase
  Hier kann eine Planungstabelle vorgegeben werden (▶ Tab. 3.1)

Tab. 3.1: Planungstabelle

Textabschnitte	Fragen, die beantwortet werden sollen	Antworten
Einleitung	Wer sind die handelnden Personen? Was war die Ausgangssituation? Wann hat sich das Ereignis abgespielt? Wo hat sich das Ereignis abgespielt? Warum kam es zu dem Ereignis?	

3 Der Umgang mit Heterogenität in der Pflegeausbildung

Tab. 3.1: Planungstabelle – Fortsetzung

Textabschnitte	Fragen, die beantwortet werden sollen	Antworten
Hauptteil	Wie hat sich das Ereignis chronologisch abgespielt?	
Schluss	Was waren die Folgen des Ereignisses?	

- Für die Formulierungsphase
  Hier können Wortlisten hilfreich sein. Einerseits Fachbegriffe, die für den Einsatzbereich, in dem sich das Ereignis abgespielt hat, typisch sind oder die, wenn der Fall in groben Zügen bekannt ist, hilfreich sein können, z. B. Hygieneregeln, pädiatrisch, Patientenkontakt, Anordnungsverantwortung etc.
  Eine Wortliste, die für Berichte hilfreich sein kann, betrifft die Satzverknüpfungen. Z. B. zeitliche Verknüpfungen: Dann, später, daraufhin, nun, danach usw. Verknüpfungen, die einen Grund angeben: Weil, da, obwohl usw.
- Für die Überarbeitungsphase
  In Berichten treten bestimmte Fehler häufig auf, z. B. der Wechsel in der Zeitform. Die Aufgabe besteht darin, die Verben zu kontrollieren.
  Berichte sollen einen Sachverhalt schildern aber nicht bewerten. Der Text soll darauf überprüft werden ob subjektive Wertungen vorgenommen wurden.
  Die Rechtschreibung und die Grammatik sollten überprüft werden. Das übernimmt häufig die Rechtschreibfunktion der Schreibprogramme.
  Fachbegriffe müssen korrekt verwendet werden.

Die Berichte müssen von den Lehrenden oder Praxisanleitenden überprüft und mit den Auszubildenden durchgesprochen werden. Hier sollen inhaltliche, aber auch formale Fehler thematisiert werden.

In einigen Pflegeschulen wird von den Auszubildenden ein regelmäßiger Bericht über die Arbeit in der Praxis eingefordert. Arbeitsberichte können die Schreibkompetenz von Auszubildenden verbessern, wenn sie mit Lehrenden oder Praxisanleitenden inhaltlich und auch sprachlich reflektiert werden.

Fallbeispiel

Eine Praxisanleiterin berichtet über einen Einsatz:

»Helena Bellia war eine aufgeweckte und gesprächige Auszubildende, die mit den Angehörigen der Kinder, die auf der chirurgischen pädiatrischen Station lagen, gut in Kontakt kam. Auch fachlich gab es wenig zu kritisieren, denn sie arbeitete meist sorgfältig und technisch korrekt. Einmal wendete sich allerdings die Mutter eines 8-jährigen Mädchens an mich und gab an, dass Helena die Hygieneregeln nicht einhalten würde.

Sie trug keine Maske, die beim Patientenkontakt vorgeschrieben war. Ich sprach die Auszubildende darauf an und war überrascht über die heftige Reaktion. Helena wurde richtig wütend: Die Kinder müssten ein Gesicht sehen, in das sie schauen können. Sie habe sich das gut überlegt mit der Maske und sich bewusst dagegen entschieden. Ich verwies auf die Hygieneregeln der Station und die Gründe für diese Regeln, aber die Auszubildende ließ nicht mit sich reden. Schließlich musste ich eine klare Anordnung aussprechen. In der Folge verschloss sich Helena mir gegenüber und sprach nur noch das Nötigste. Unser Verhältnis war bis zum Ende des Einsatzes belastet, was mir sehr zu schaffen machte.«

Die Auszubildende Helena Bellia ist in Georgien geboren und lebt seit einem Jahr in Deutschland. Sie spricht Deutsch auf einem mittleren Niveau. Was ihr sprachlich zugutekommt, ist ihr kommunikatives Wesen. Probleme hat sie allerdings mit dem Schreiben. Sie schreibt in einfachsten Satzstrukturen, macht viele grammatikalische Fehler und hat auch Schwierigkeiten in der Rechtschreibung.

Der Klassenlehrer ihres Ausbildungskurses fordert sie deswegen regelmäßig dazu auf, Praxisberichte zu schreiben und spricht sie mit ihr durch.

Nachdem er von der zuständigen Praxisanleiterin von dem oben beschriebenen Vorfall erfahren hat, bitte er die Auszubildende, die Situation in Form eines Berichts zu dokumentieren.

Frau Bellia hat eine Formvorgaben für den Bericht erhalten (Vergl. Günther, 2013, S. 62):

- Sprache: Der Bericht ist in einer sachlichen, nicht wertenden Sprache verfasst. Die Zeitform ist das Präteritum. Die Ich-Form wird benutzt, wenn es sich um ein eigenes Erlebnis handelt.
- Ziel: Der Bericht schildert den Ablauf eines Ereignisses.
- Überschrift: Für einen Bericht wird eine Überschrift formuliert.
- Einleitung: In der Einleitung werden die Rahmenbedingungen des Ereignisses geschildert. Dabei werden die Fragen wer, was, wann, wo und warum beantwortet.
- Hauptteil: Hier wird der Verlauf des Geschehens chronologisch geschildert. Der Hauptteil beantwortet die Frage »Wie?«.
- Schluss: Das Ergebnis des Ereignisses wird geschildert.

Aufgaben lösen

Aufgaben sollen Lernprozesse initiieren oder Leistungen erfassen und sind in der Pflegeausbildung in der Schule und in der Praxis im Einsatz. In der Pflegeschule ist am Ende der Ausbildung die Fähigkeit, Aufgaben zu lösen im praktischen Examen gefordert. In der praktischen Ausbildung sind z. B. Leittexte oder andere Lernaufgaben als Aufgaben konzipiert.

Besonders für Nicht-Muttersprachler können in allen Phasen der Aufgabenbearbeitung Probleme entstehen: Beim Lesen und Verstehen des eventuell eingesetzten Fallbeispiels oder der Aufgabenstellung, besonders mit Blick auf die Operatoren, und beim Strukturieren und Formulieren der Antwort. Besonders im schriftlichen Teil des Examens müssen komplexe Aufgaben bearbeitet werden, für die nur eine begrenzte Zeit zur Verfügung steht. Damit dies gelingt, müssen die Arbeitsschritte gut beherrscht werden.

Es lassen sich drei Aufgabentypen unterscheiden: Geschlossene Aufgaben, halbgeschlossene Aufgaben und offene Aufgaben.

Bei *geschlossenen Aufgaben* werden sowohl die Fragen als auch eine Auswahl an Antworten vorgegeben. Beispiele sind Multiple-Choice-Aufgaben, Lückentexte und Entscheidungsfragen, bei denen zwischen »richtig« oder »falsch« gewählt werden kann. Bei diesem Aufgabentyp wird Fachwissen abgefragt.

Halbgeschlossene Aufgaben zielen ebenfalls überwiegend auf Fachwissen ab. Die Aufgabenformulierungen sind so konkret, dass die Antworten, die frei formuliert werden müssen, deutlich begrenzt sind.

Beispiel: »Wann dürfen Sie an einem Arm keinen Blutdruck mit Manschette messen?«

Offene Aufgaben werden eingesetzt, um Kompetenzen zu fördern oder abzuprüfen, die über das reine Fachwissen hinausgehen. Bei offenen Aufgaben gibt es nicht nur eine richtige Lösung. Es geht vielmehr um die Fähigkeit, einen Sachverhalt oder einen Text zu interpretieren, zu analysieren, Stellung zu beziehen oder eine kreative Lösung für ein Problem zu finden.

Beispiel: Erörtern Sie, welche Vor- und Nachteile die Einrichtung einer Pflegekammer für den Pflegeberuf haben kann und nehmen Sie Stellung.

Die schriftlichen Examensprüfungen sind meistens eine Kombination aus halboffenen und offenen Aufgaben. Besonders Auszubildende mit Sprachproblemen (aber nicht nur sie) sollten schrittweise mit Lösungsstrategien vertraut gemacht werden.

Halboffene Aufgaben lösen

Bei halboffenen Fragestellungen geht es neben dem geforderten Fachwissen zunächst darum, die Operatoren zu verstehen. Unter Operatoren versteht man die Arbeitsanweisungen an die Lernenden: »Nennen Sie…«, »Erklären Sie…«, »Zählen Sie…. auf« usw. Man kann die Auszubildenden darauf hinweisen, dass sie die Operatoren in der Fragestellung farblich markieren sollen. Es muss klar sein, was ein Operator genau bedeutet. Eine Liste, die die Operatoren aufführt und erklärt, kann hilfreich sein (▶ Tab. 3.2).

Im nächsten Schritt sollten die Schlüsselwörter bestimmt und mit einer anderen Farbe markiert werden.

Beispiel: Erklären Sie den Begriff der *vaskulären Demenz* und nennen Sie die *Symptome* und den *Verlauf*.

Auszubildenden sollte in der Übungsphase nahegelegt werden, sehr gründlich vorzugehen und alle Arbeitsschritte zu überprüfen.

Operatoren	Bedeutung
Nennen, notieren, angeben	Informationen sammeln, ohne sie zu kommentieren
Identifizieren	Sachverhalte in einem Text oder Fallbeispiel erfassen
Ableiten	Schlussfolgerungen aus Informationen ziehen
Begründen	Einen folgerichtigen Zusammenhang zwischen Ursache und Wirkung herstellen
Beschreiben, darlegen	Einen Sachverhalt in eigenen Worten richtig wiedergeben
Beurteilen	Den Stellenwert von Informationen in einen Zusammenhang bringen, um zu einem begründeten Urteil zu kommen
Erarbeiten	Aus einem Text oder einem Fallbeispiel Sachverhalte herausfinden, die nicht explizit genannt werden und einen Zusammenhang zwischen ihnen herstellen
Erklären	Einen Sachverhalt in einen Begründungszusammenhang stellen
Erläutern	Einen Sachverhalt verdeutlichen, indem zusätzliche Informationen oder Beispiele angeführt werden
Diskutieren	Eine Pro- und Kontra-Argumentation durchführen

Tab. 3.2: Beispiele für Operatoren

Offene Aufgaben lösen

Herr Maier, 84 Jahre, weiß seit zwei Wochen von einer unheilbaren Tumorerkrankung der Lunge. Neben dem Primärherd haben sich bereits Metastasen in verschiedenen Organen gebildet. Herr Maier ist noch in der Lage zu gehen, allerdings werden die Strecken zunehmend kürzer. Er versorgt sich weitgehend selbst. Herr Maier hat zwei erwachsene Söhne. Seine Ehefrau ist vor einem Jahr gestorben. Er ist ein lebenslustiger Mann mit vielen Kontakten. Er trinkt täglich eine Flasche Bier und raucht eine Schachtel Zigaretten.

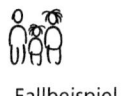

Fallbeispiel

Aufgabe: Erläutern Sie die Möglichkeiten und Grenzen der Gesundheitsberatung bei Herrn Maier.

Zunächst unterscheidet sich das Vorgehen nicht von der Bearbeitung halboffener Aufgaben. Die Aufgabenstellung und ggf. der vorgegebene Fall müssen aufmerksam gelesen werden. Anschließend müssen die Operatoren (»Erläutern Sie…«) und die Schlüsselörter markiert werden.

Bei offenen Aufgaben kann es sinnvoll sein, eine Überblicksskizze anzufertigen. Dabei werden Stichpunkte genannt, die für die Aufgabenlösung wichtig sind.

Im nächsten Schritt wird aus den Stichwörtern – wenn gefordert – ein Text formuliert. Wenn den Auszubildenden diese Formulierungsaufgabe Schwierigkeiten bereitet, können Textbausteine eingeübt werden. Diese können im Vorfeld gemeinsam erarbeitet und als Lernhilfe ausgegeben werden.

Schließlich findet die Kontrolle statt: Wurde die Aufgabenstellung richtig bearbeitet? Sind die Anforderungen, die durch die Operatoren vorgegeben wurden, erfüllt?

Scaffolding- Sprachunterstützung im Fachunterricht

Das Scaffolding-Konzept will Lernende dabei unterstützen, ihre sprachlichen und fachlichen Fähigkeiten zu erweitern. Dabei wird den Auszubildenden ein Gerüst (engl. Scaffold) gebaut, das wieder entfernt werden kann, wenn das Ziel erreicht ist. Gibbons (2021) hat das Konzept für die Zweitsprachendidaktik im Fachunterricht weiterentwickelt.

Dabei wird Wert auf den Ausbau bildungssprachlicher Fähigkeiten der Lernenden gelegt. Diese Fähigkeiten sollen anhand der Inhalte des Fachunterrichts gefördert werden.

Günther & Niederhaus (2014) unterscheidet das Makroscaffolding, die Bedarfs- und Lernstandsanalyse, vom Mikroscaffolding, der konkreten Unterrichtsgestaltung.

Makroscaffolding

Beim Makroscaffolding erfolgt zunächst eine Analyse der sprachlichen Anforderungen, die ein geplanter Unterricht an die Auszubildenden stellt. Dazu kann ein Planungsrahmen benutzt werden (vergl. Quehl & Trapp, 2013)

Planungsrahmen

Tab. 3.3: Planungsrahmen

Thema des Unterrichts	Das Bobath-Konzept zur Versorgung von Menschen nach einem Schlaganfall
Verbindung von fachpraktischem Handeln und fachsprachlicher Beschreibung	
Notwendiges Vokabular, notwendige Sprachmittel	Muskeltonus, Haltungskontrolle, Bewegungsfunktionen, Anbahnung, bilateral, kompensatorisch, Fehleinsatz, angepasst, Normalisierung, Lernangebot, Selbsthilfetraining, unterstützende Fläche, Schlüsselpunkte, Qualität, Stimulus, Schwerkraft, Stabilität, Körperwahrnehmung, Handling, therapeutisches Team, effektiv, Rehabilitationsergebnis

3.2 Sprache fördern

		Tab. 3.3: Planungsrahmen – Fortsetzung
Lehrbuchtext als Vergleich	Ziele des Bobath-Konzepts (I care, 2020, S. 1230): • Aktivierung des Patienten zur Normalisierung des Muskeltonus • Verbesserung der Haltungskontrolle • Verbesserung der Körperwahrnehmung • Anbahnung von normalen Bewegungsabläufen für Alltagshandlungen • Muskeltonus kann beeinflusst werden durch Temperatur, Geschwindigkeit, psychische Faktoren, Größe der Unterstützungsfläche, Lage im Raum (Schwerkraft), Stabilität vor Mobilität.	

Danach erfolgt die Lernstandsanalyse: Welche sprachlichen Fähigkeiten haben die Auszubildenden bereits?

Abschließend erfolgt die konkrete Unterrichtsplanung. Dabei soll der Unterrichtsablauf möglichst so erfolgen, dass zu Beginn ein alltagssprachlicher Zugang gewählt wird und Fachbegriffe oder Fachtexte erst in einem späteren Stadium des Unterrichts zum Einsatz kommen. Das bedeutet, dass ein erstes Verständnis für die fachlichen und sprachlichen Grundlagen bereits vorhanden ist, wenn die Fachbezeichnungen eingeführt werden.

Ein Beispiel für eine Unterrichtsplanung nach dem Scaffolding-Konzept (vergl. Günther & Niederhaus, 2014, S. 156).

Der Unterricht erfolgt in 4 Phasen.

- 1. Phase:
  Die Auszubildenden setzen sich mit dem Thema erstmalig auseinander. Im Vordergrund steht ein »handelnder« Umgang mit dem Inhalt. Das bedeutet je nach Thema, dass Handlungsabläufe ausprobiert werden, Materialien angesehen und in die Hand genommen werden, oder über Erfahrungen gesprochen wird, die Auszubildende bezüglich des Themas bereits gemacht haben. Die Inhalte werden in dieser Phase besprochen, ohne, dass bereits Bildungs- oder Fachsprache eingefordert wird.
  Bsp.: Das Unterrichtsthema lautet »Professionelle Kommunikation mit PflegeempfängerInnen in schwierigen Gesprächssituationen«. Es wird eine Ausgangssituation vorgestellt. Eine Patientin sagt nach der Diagnose eines Hirntumors mit ausgeprägten Bewegungseinschränkungen zu einer Auszubildenden »Ach wissen Sie, es hat doch sowieso alles keinen Zweck mehr. Ich wäre am liebsten tot«.
  Die Auszubildenden werden aufgefordert, die Situation in Gruppen zu besprechen. Haben Sie so eine Situation schon einmal erlebt? Wie haben

Sie reagiert? Wie glauben Sie sollte man in einer solchen Situation reagieren?
- 2. Phase:
Die Ergebnisse der ersten Phase, Erfahrungen, erste Vermutungen, Ideen, die zumindest teilweise alltagssprachlich formuliert wurden, werden bildungs- und fachsprachlich bearbeitet. Dazu werden die Begriffe zwischen Auszubildenden und Lehrenden geklärt. Ziel dieser Phase könnte eine Präsentation der erarbeiteten Ideen zum Thema sein, allerdings in bildungs- und fachsprachlich angemessener Form.
Bsp.: Die Auszubildenden haben überwiegend Erfahrungen mit PflegeempfängerInnen gesammelt, die sich wie im Beispiel äußern. Die Reaktion der Auszubildenden bestand in diesen Situationen meistens darin, zu beschwichtigen. Im Gruppengespräch mit dem Lehrenden wird versucht, die Ergebnisse auf einen gemeinsamen Nenner zu bringen, so dass sie als Gruppenergebnis vorgestellt werden können. Dazu bieten sich Begriffe an, die in diesem Zusammenhang bildungssprachlich eingesetzt werden, z. B. Austausch, verbale, nonverbale, paraverbale Informationsübermittlung, zwischenmenschlich, Sender, Empfänger, Trost spenden, unterstützen, identifizieren, Signale, Nachrichtenübertragung, Beratung, Zuschreibung, Verständigung, Kommunikationsziel usw.
- 3. Phase:
Hier werden fachliche Impulse durch die Lehrenden gegeben, z. B. durch einen Lehrervortrag und einen fachbezogenen Text. Die Auszubildenden stellen den Fachtext im Anschluss mündlich vor.
Bsp.: Das Kommunikationsmodell von Carl Rogers wird vorgestellt. Alle unklaren Begriffe werden gemeinsam erarbeitet. Ein Film zeigt die Kommunikationsstrategie des Aktiven Zuhörens am Beispiel. Auch dort werden Begriffe verwendet, die einige Auszubildende nicht verstehen und die im Vorfeld besprochen werden. In Rollenspielen werden typische Situationen geübt. Sprachliche Fehler werden gegebenenfalls angesprochen.
Im Anschluss bearbeiten die Auszubildenden verschiedene Texte in Gruppen, die unterschiedliche Aspekte des Kommunikationsmodells beschreiben. Die Gruppen stellen die Ergebnisse vor. Die Gruppen sollen ihre Vorträge vorher absprechen und in angemessenem Deutsch formulieren. Der Lehrende kann das Ergebnis im Vorfeld gegenlesen.
- 4. Phase:
Die Auszubildenden verfassen einen Text und nehmen Stellung zum Thema. Bei der Auswertung des Textes wird deutlich, inwieweit der Auszubildende sprachlich und/oder fachlich mit dem Thema zurechtkommt. Weitere Lernschritte können hier ansetzen.
Bsp.: Alle Auszubildenden sollen schriftlich Stellung zum Vorgang des aktiven Zuhörens nehmen, indem sie sich auf den oben aufgeführten Fall oder ein eigenes Erlebnis beziehen.
Die Texte müssen durch den Lehrenden unter den Aspekten Fachlichkeit und Sprachfertigkeit beurteilt werden. Eine Rückmeldung erfolgt mit Überlegungen zum weiteren Vorgehen.

3.2.3 Zusammenfassung

Sprache ist ein zentrales Element der Pflegeausbildung. Wenn sprachliche Defizite bei Auszubildenden vorliegen, sollte zunächst eine Sprachdiagnostik erfolgen. Unterschieden werden informelle Methoden von wissenschaftlich fundierten Tests.

Sprachförderung bezieht sich auf das Verstehen und Sprechen, auf das Lesen und Schreiben von Texten, und auf das Lösen von Aufgaben, z. B. in Prüfungen.

Beim Verstehen und Sprechen können Lehrende und Praxisanleitende unterschiedliche Methoden anwenden. *Language Awareness* bedeutet, die Herkunftssprache der Auszubildenden wertzuschätzen, indem sie z. B. im Unterricht thematisiert wird. *Personale Steuerung* beschreibt den Umgang der pädagogisch Tätigen mit Sprachschwierigkeiten, z. B. mit falsch verwendeten Wörtern, während des Unterrichts oder der Praxisanleitung. *Sprachsensibel handeln* umfasst in diesem Zusammenhang auch Strategien, wie mit sprachlich schwierigen Inhalten umgegangen werden sollte und wie die Auszubildenden zum Sprechen angeregt werden können.

Besonders problematisch ist häufig der Umgang mit der Fachsprache. Dazu gibt es als Ergänzung eine Reihe von Übungen, die in der Schule und der Praxis eingesetzt werden können.

Defizite beim Lesen und Schreiben können mithilfe von Lese- und Schreibstrategien angegangen werden.

Mit Blick auf die Prüfungen am Ende der Ausbildung werden wird das Thema *Aufgaben lösen* relevant. Hier müssen Inhalte verstanden, Operatoren richtig gedeutet und Formulierungen eingeübt werden.

Das Konzept des Scaffolding ist eine Form der Unterrichtsplanung, bei der Sprachprobleme im Mittelpunkt stehen.

3.3 Unterschiedliche Kulturen im Unterricht und in der Praxisanleitung zum Thema machen

Unterschiedliche Kulturen können im Pflegeunterricht wie auch in der Praxisanleitung unter verschiedenen Perspektiven zum Thema werden. Einerseits mit Blick auf die PflegeempfängerInnen, andererseits mit Blick auf die Pflegenden bzw. die Auszubildenden oder die MitarbeiterInnen anderer Berufsgruppen.

Während es unumstritten ist, dass eine kultursensible Pflege ein wichtiges Element der Professionalität des Berufs darstellt, ist eine »kultursensible Ausbildung« in ihrer Bedeutung für die Berufspädagogik noch nicht überall anerkannt. Das liegt vielleicht auch daran, dass die Kulturunterschiede, die

die Auszubildenden mitbringen, selten zu offensichtlichen Problemen führen.

Allerdings weisen Studien darauf hin, dass kulturbedingte Unterschiede dazu beitragen, dass Pflegende mit Migrationshintergrund Gefühle der Überforderung, des Fremdseins und der Anspannung erleben (Maase, 2021) und es ist zu vermuten, dass Ausbildungsabbrüche auch dadurch begründet sind. Es lohnt sich also für Praxisanleitende und Lehrende, dieses Thema in den Blick zu nehmen und sich Unterrichts- oder Anleitungsarrangements zu überlegen, die ein interkulturelles Verständnis fördern.

Im Bereich Kultur kompetent zu sein bedeutet, Auszubildende einerseits als einzigartige Menschen wahrzunehmen und andererseits Wissen über die Kultur zu haben, aus der sie stammen. Das trägt dazu bei, unzulässige Verallgemeinerungen zu vermeiden, die sich nur am Herkunftsland orientieren.

»Kultursensible Ausbildungskompetenz« erfordert von den pädagogisch Tätigen eine Reihe von Fähigkeiten:

- Wissen über die verschiedenen Aspekte des Begriffs Kultur (▶ Kap. 2.2).
- Offenheit gegenüber Menschen, die einem zunächst fremd erscheinen. Wertschätzung dieser kulturellen Vielfalt.
- Kommunikative Fähigkeiten. Hier ist es besonders wichtig, die kulturspezifische Art der Kommunikation (z. B. direkte oder indirekte Kommunikation) zu kennen und sensibel damit umzugehen.
- Empathie, Flexibilität, Geduld und die Fähigkeit, Konflikte konstruktiv auszutragen
- Kreativität
- Die Fähigkeit zur Selbstreflexion. Dazu gehört auch die Reflexion der eigenen kulturellen Prägung.

Interkulturelle Kompetenz im Umgang mit Pflegeempfängern oder mit Auszubildenden setzt immer auch Erfahrung voraus. Das heißt, man sollte sich als Lehrende oder PraxisanleiterIn so oft es geht aktiv mit den Angehörigen anderer Kulturen auseinandersetzen und offen und ohne Scheuklappen den vielleicht ungewohnten Verhaltensweisen begegnen. Man hat dadurch die Chance, auch den eigenen Erfahrungsraum zu erweitern und so die eigene Persönlichkeit weiterzuentwickeln.

3.3.1 Die eigene Kultur und die der anderen

Das Verhalten, das ein Mensch zeigt, wird oft durch Werte, Einstellungen und Regeln bestimmt, die wie bei einem Eisberg »unter der Wasseroberfläche« liegen und kulturell bedingt sind. Die kulturelle Prägung wirkt bei jedem Menschen und ist ihm oft nicht bewusst. Bei den folgenden Übungen geht es nicht darum, kulturbedingte Verhaltensweisen zu bewerten, sondern sich klar darüber zu werden, dass man selbst auch durch eine Kultur beeinflusst wird. Sie können z. B. im Rahmen der Unterrichtseinheit zur kultursensiblen Pflege durchgeführt werden.

Übung 1

Beantworten Sie folgende Fragen:

- Fragen Sie Bekannte danach, welche Partei sie wählen?
- Fragen Sie Bekannte, wieviel Geld sie verdienen?
- Sprechen Sie mit Bekannten über intime Dinge?
- Wenn Sie bei einem Bekannten zu Besuch sind: Betreten Sie ohne zu fragen sein Schlafzimmer?
- Wenn Sie bei einem Bekannten zu Besuch sind, nehmen Sie sich ungefragt etwas aus dem Kühlschrank?
- Wenn Sie jemanden besuchen wollen, kommen Sie einfach vorbei oder planen Sie den Besuch im Vorfeld?
- Wenn Sie mit Freunden im Restaurant essen gehen, beginnen sie, sobald ihr Essen auf dem Tisch steht, oder warten Sie, bis auch die anderen Essen serviert sind?

Übung 2

Nehmen Sie Stellung
Individualismus/Kollektivismus

- Wichtige Entscheidungen treffe ich immer selbst.
- Meine Familie hat wenig/keinen Einfluss auf meine Entscheidungen.
- Wichtige Entscheidungen werden immer auch von der Familie besprochen.
- Ich fühle mich meiner Familie verpflichtet. Meine Familie trägt einen Teil der Verantwortung und schützt mich.

Macht

- Es gibt eine klare Hierarchie, an die man sich halten muss. Höher gestellte Personen haben das Recht, Entscheidungen zu fällen, die auch mich betreffen.
- Entscheidungen werden nach gleichberechtigter Diskussion gefällt.

Zeit

- Pünktlichkeit ist wichtig. Zeitpläne müssen eingehalten werden.
- Zeitpläne müssen nur dann eingehalten werden, wenn die Angelegenheit sehr wichtig ist.
- Ich toleriere Unpünktlichkeit.

Raum

- Ein gewisser Abstand von ca. 50 cm sollte bei Gesprächen eingehalten werden. Wenn mir jemand zu nahekommt, empfinde ich das als unangenehm.
- Bei Gesprächen kann man sich nahekommen.

Übung 3

Bitte diskutieren Sie den folgenden Erfahrungsbericht eines jungen Mannes aus dem Senegal:

> »Ich habe anfangs sehr große Schwierigkeiten gehabt, die Deutschen zu verstehen und habe auch Vieles falsch gemacht. Das Schlimmste war für mich, dass man so schwer in Kontakt kommt. Die Deutschen brauchen lange, bis sie mit einem warm werden. Das merkt man bereits, wenn man noch gar nicht den Mund aufgemacht hat. Der Abstand zu ihnen ist groß und wenn man ihnen näherkommt, gehen sie einen Schritt zurück. Ich habe meinem Kollegen die Hand auf die Schulter gelegt und gleich gemerkt, dass er das schrecklich findet. Sonst sind sie aber sehr nett und korrekt aber eben auch distanziert. Auch mit der Zeit ist das so eine Sache. Man muss die ausgemachte Zeit unbedingt einhalten, sonst ist man gleich unten durch.«

- Wie schätzen Sie den jungen Mann ein?
- Wie denken Sie selbst über die angesprochenen Themen?
- Denken Sie, dass die angesprochenen Verhaltensweisen etwas mit der jeweiligen Kultur zu tun haben?

3.3.2 Interkulturelle Kommunikation

Im Bereich der Kommunikation kommen kulturbedingte Missverständnisse häufig vor. Sie betreffen unterschiedliche Aspekte der Kommunikation.

- In verschiedenen Kulturen bedeuten Symbole und Zeichen, die z. B. über Gesten vermittelt werden, Unterschiedliches.
- Auch der Tonfall der gesprochenen Sprache und die Sprachmelodie können in unterschiedlichen Kulturen verschiedene Bedeutungen haben.
- Es gibt inhaltliche Unterschiede in Bezug auf die Bedeutung einzelner Wörter.
- Der Sprachstil, also die Frage, ob man immer direkt das aussprechen soll, was man denkt (direkter Sprachstil) oder ob man sich zurückhält und eher

eine gute Beziehung in den Vordergrund stellt (indirekte Kommunikation) unterscheidet sich von Kultur zu Kultur.

Symbole, Zeichen, Gestik usw.

Nicht-sprachliche Kommunikation umfasst eine Reihe von Verhaltensweisen: Gestik und Mimik, Augenkontakt, Händedruck, Schweigen, Lächeln, Gähnen, Strecken usw. Viele dieser Verhaltensweisen haben kulturbedingte Bedeutungen, die in anderen Kulturen anders verstanden werden.

Übung

- Beobachten Sie sich selbst: Welche nonverbalen Verhaltensweisen sind für Sie typisch? Besprechen Sie in einer Kleingruppe, was die anderen Gruppenmitglieder an Ihnen beobachten.
- Tauschen Sie sich in Gruppen, deren Mitglieder aus verschiedenen Kulturen kommen, über verschiedene Aspekte der nonverbalen Kommunikation aus, z. B. Gesten.
- Geben Sie sich in der Gruppe jeweils die Hand: Wie interpretieren Sie den Händedruck Ihres Gegenübers? Erstellen Sie eine Liste der Bedeutungen. Vergleichen Sie sie.

Tonfall

Harry Stenzl ist Praxisanleiter. Heute beginnt eine neue Auszubildende den Einsatz auf Station. Larissa Rubanow ist Russin. Nach etwa 30 Minuten wendet sich Frau Rubanow an ihren Praxisanleiter: »Können wir bitte heute das Erstgespräch machen?« Herr Stenzl sieht irritiert auf. Für ihn klang die Bitte wie ein Befehl. Er antwortet deswegen kühl »Wenn wir nachher Zeit haben, mal sehen«. Er denkt, dass man der Auszubildenden erst mal deutlich machen muss, wer hier das Sagen hat.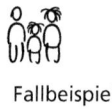
Fallbeispiel

Wie könnte das Problem entstanden sein (vergl. Roth & Ettling, 2014, S. 46)?

Bei einer höflichen Bitte geht in der deutschen Sprache die Stimme leicht nach oben. Wenn jemand allerdings eine Forderung aufstellt, geht die Stimme etwas nach unten.

Im Fallbeispiel könnte Frau Rubanow ihre Bitte mit dem Tonfall einer Aufforderung ausgesprochen haben. Das könnte daran liegen, dass in der russischen Sprache eine Bitte mit gleichmäßigem oder absinkendem Tonfall ausgesprochen wird. Dann würde es sich um ein Missverständnis handeln, das aufgrund der unterschiedlichen Tonmelodie der beiden Sprachen entstanden ist.

Übung

- Aufgabe an die Auszubildenden: Sprechen Sie den Satz »Können wir bitte heute das Erstgespräch machen?« Mit unterschiedlicher Sprachmelodie: Absteigend, aufsteigend, gleichbleibend. Vergleichen Sie Ihren Eindruck.

Direkte und indirekte Kommunikation

Die deutschsprachigen Länder gelten als Vertreter einer direkten Kommunikation. Man nennt die Dinge beim Namen, redet nicht um den heißen Brei herum und orientiert sich an den Fakten. Allerdings wird dieser Kommunikationsstil keinesfalls immer und von jedem praktiziert. Es handelt sich eher um einen kulturellen Trend. Man kann ihn dadurch erklären, dass in diesen Ländern eine Individualkultur gepflegt wird, in der weniger die Gruppe als die eigene Durchsetzungsfähigkeit, Unabhängigkeit und Selbstverwirklichung im Mittelpunkt steht. Ganz im Gegensatz dazu wird in Ländern mit Kollektivkulturen, in denen die Gruppe, die Familie usw. sehr wichtig ist, ein indirekter Kommunikationsstil gepflegt. Kritik wird in diesem Zusammenhang eher als peinlich denn als konstruktiv wahrgenommen. Das Ziel der Kommunikation ist eine soziale Harmonie, die Sprache oft metaphorisch und nicht verbale Aspekte sind wichtiger als das gesprochene Wort.

Für PflegelehrerInnen oder PraxisanleiterInnen ist in diesem Zusammenhang ein Thema besonders wichtig: Der Umgang mit Kritik.

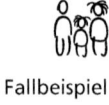
Fallbeispiel

Sabrina Mutz hat eine Einsatzbeurteilung geschrieben und muss heute mit der Auszubildenden Shenmi Liu, die ursprünglich aus China stammt, das Endgespräch führen. Es war ein Einsatz mit Höhen und Tiefen: Frau Liu hat eine gute Auffassungsgabe für theoretische Inhalte, war aber bei vielen Pflegetätigkeiten, die im zweiten Ausbildungsjahr eigentlich beherrscht werden müssten, sehr unsicher. Auch wiederholte Anleitungen änderten daran wenig. Sie war gegenüber den Patienten sehr höflich, aber auch ausgesprochen zurückhaltend.

Die Praxisanleiterin hat sich dazu entschlossen, im Gespräch mit den Stärken zu beginnen, bei den Schwächen aber klar und deutlich aufzutreten. »Schließlich soll sie etwas verändern und dazu muss man es auch klar aussprechen«, denkt Sie.

Das Gespräch verläuft dann wenig erfolgreich. Frau Liu wirkte zwar anfangs sehr aufmerksam, wird aber im Verlauf des Gesprächs immer stiller. Am Ende bedankt sie sich und verlässt eilig den Besprechungsraum. Frau Mutz ist sich nicht sicher, ob sie überhaupt verstanden hat, was sie von ihr erwartet. Bis zum Ende der Schicht weicht Frau Liu ihrer Praxisanleiterin aus.

Wenn der Eindruck stimmt, dass das Gespräch nicht erfolgreich war, könnte es daran liegen, dass der direkte Kommunikationsstil der Praxisanleiterin von der Auszubildenden als verletzend und unangemessen wahrgenommen wurde.

Beim direkten Kommunikationsstil geht es aus Sicht der Praxisanleiterin um die Sache. Die Auszubildende fasst die Kritik aber als Angriff auf ihre Person auf. Es handelt sich hier um kulturelle Prägungen. In China ist es unüblich, Menschen direkt zu kritisieren in Deutschland nicht. Für die Praxisanleiterin kann es als pädagogische Tugend erscheinen, sich klar und nachvollziehbar auszudrücken. Schließlich soll die Auszubildende aus den Problemen etwas lernen. In China ist das Gebot, den Gesprächspartner nicht zu kränken, ausgesprochen wichtig.

Eine Unterrichtsübung könnte sein, eine Diskussion zu den Vor- und Nachteilen der verschiedenen Gesprächsstile zu führen und die eigenen Vorlieben zu klären.

Im Anschluss kann in Rollenspielen geübt werden, wie man mit Menschen umgeht, die einen anderen Stil bevorzugen als man selbst.

3.3.3 Zusammenfassung

Auszubildende aus verschiedenen Kulturen arbeiten meistens problemlos zusammen. Kommt es doch einmal zu Schwierigkeiten, liegt es oft daran, dass man die eigenen kulturellen Prägungen als allgemeingültig betrachtet. Oft ist man sich dieser Prägungen nicht bewusst. Deswegen ist es in der Ausbildung wichtig, die kulturbedingten Vorannahmen, Haltungen und Moralvorstellungen zum Thema zu machen.

Manchmal entstehen Probleme auch aufgrund von Missverständnissen, die mit der Kommunikation in Zusammenhang stehen. Sowohl die nonverbale Kommunikation, also Gestik, Mimik, Sprachmelodie usw. als auch die Inhalte der Kommunikation weisen kulturelle Prägungen auf. Eine wichtige sprachliche Unterscheidung zwischen verschiedenen Kulturen besteht in der Verwendung entweder eines direkten oder eines indirekten Gesprächsstils.

3.4 Verschiedene soziale Schichten in der Pflegeausbildung fördern

Pflegeschulen und Ausbildungseinrichtungen lassen sich, wie andere Schulen und Praxislernorte auch, von der Idee leiten, dass das Bildungsergebnis von der individuellen Leistungsfähigkeit und Leistungsmotivation der Auszubildenden abhängt. Die Fixierung auf individuelle Fähigkeiten oder die individuelle Leistungsbereitschaft lässt aber einen wichtigen Punkt außer Acht, nämlich, »dass Bildungsprozesse erheblich von der sozialen Herkunft beeinflusst sind. Positionen von Familien im Gefüge der sozialen Ungleichheiten, insbesondere ihr sozioökonomischer Status und die Bildungsabschlüsse der Eltern, haben weitreichende Auswirkungen auf die Bildungsprozesse von Kindern und Jugendlichen« (Scherr, 2023, S. 97).

Für die Akteure in der Pflegeausbildung wird an dieser Stelle der Gerechtigkeitsbegriff relevant: Wenn die Ausgangsbedingungen für die Auszubildenden so unterschiedlich sind, dass nicht von Chancengleichheit gesprochen werden kann, müssen Lehrende und PraxisanleiterInnen darauf reagieren. Ziel muss es sein, dass auch die Angehörigen weniger privilegierter sozialer Schichten im Unterricht oder in der Praxis die Bildungsziele mit einem guten Ergebnis erreichen können.

Soziale Ungleichheit wirkt sich auf unterschiedliche Weise auf den Bildungserfolg aus (▶ Kap. 2.3). Ein wichtiger Erklärungsansatz ist das Habituskonzept von Pierre Bourdieu (▶ Kap. 2.3.2).

Der Begriff des Habitus beschreibt Verhaltensweisen, Einstellungen, Vorlieben, Überzeugungen usw. eines Menschen, die sich durch die Zugehörigkeit zu einer sozialen Schicht herausgebildet haben. Diese milieutypischen Einstellungen beeinflussen auch die Haltung gegenüber der Bildung und ihrer Institutionen.

Ausbildungsangebote der Pflegeschulen oder Praxisanleitenden passen mehr oder weniger gut zu den Bildungszugängen der Auszubildenden unterschiedlicher sozialer Schichten. Es scheint, als ob sich beide Seiten bewegen müssten: Die Lehrenden und Praxisanleitenden, die sich auf die Auszubildenden aus einer bestimmten sozialen Schicht einstellen müssen. Und andererseits die Auszubildenden, deren Bildungszugänge breiter werden müssen, um den Anforderungen, die von der Profession gestellt werden, genügen zu können.

Dabei stellt sich allerdings die Frage, inwieweit die sozialen Muster überhaupt geändert werden können.

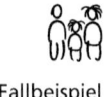
Fallbeispiel

Angelique wurde in einer Wohnsiedlung am Rand von Köln geboren, die überwiegend aus Sozialwohnungen besteht. Ihre Mutter war alleinerziehend. Angelique ging mit einem Hauptschulabschluss von der Schule ab und jobbte etwa ein Jahr in verschiedenen Supermärkten. Dann begann sie die Krankenpflegehilfeausbildung, die sie mit mittelmäßigen Noten abschloss.

Sie hat jetzt auf Drängen der Pflegedienstleitung des Pflegeheims, in dem sie anschließend arbeitete, die dreijährige Pflegeausbildung begonnen, tut sich aber schwer. Besonders die abstrakten Unterrichtsthemen wie Pflegewissenschaft, psychologisches Wissen usw. bereiten ihre Schwierigkeiten. Sie erkennt auch keinen Sinn darin, Dinge zu lernen, die in der Praxis selten oder nie vorkommen. Ihre Noten sind entsprechend schlecht. In der Praxis wird sie geschätzt, besonders weil sie fleißig ist und die Anforderungen, die der Stationsablauf stellt, erfüllt. Bei Praxisbegleitungen fällt auf, dass sie schnell und technisch gut arbeiten kann, der Bezug zu den Bewohnern aber nicht besonders eng ist.

Für Angelique sind Bildungsbemühungen wie die Pflegeausbildung kein Vergnügen. Sie hat bereits in der Grund- und Hauptschule gelernt, dass Schule mit Enttäuschungen und auch Demütigungen verbunden ist. Die KlassenkameradInnen aber auch ihre Mutter und ihre Verwandten haben sie darin sogar bestärkt. Ihre Bildungserfahrungen waren ebenfalls überwiegend negativ und es gab kein Vorbild, an dem sie sich orientieren konnte. Sie hatte als Schülerin wenig Hilfe und musste sich allein durchschlagen. Die KPH-Ausbildung hat sie gemacht, weil sie sich ein sicheres Einkommen und vor allem eine feste Anstellung wünschte. Das hat ihr ihre Mutter auch immer wieder nahegelegt.

Die dreijährige Ausbildung erscheint ihr jetzt als riesige Hürde. Sie hat im Unterricht wenig Selbstvertrauen und gelegentlich auch Ängste vor Bloßstellung, was sie durch ein betont zurückhaltendes Verhalten zum Ausdruck bringt. Anders sieht es in der Praxis aus. Sie hat erfahren, dass sie mit ihrer Erfahrung und ihrem Geschick Anerkennung bekommt und darum bemüht sie sich aktiv.

Die Lehrenden in der Schule halten Angelique für wenig intelligent und glauben nicht, dass sie das Examen schaffen kann. Die Praxis schätzt sie demgegenüber sehr und gibt ihr regelmäßig sehr gute Noten.

Bei einer Besprechung zwischen der Klassenlehrerin und der zuständigen Praxisanleiterin wird die Situation besprochen.

Hat die Auszubildende eine Chance? Ihre Haltung zur Bildung ist eher negativ und mit Gefühlen der Überforderung verbunden.

Inwieweit lässt sich der milieutypische Habitus während einer Ausbildung verändern? Balzer (2019, S. 292) beschreibt zwei gegensätzliche Positionen:

- Der Habitus wurde im Sozialisationsprozess erlernt und lässt sich deswegen kaum und nur in engen Grenzen transformieren.
- Es gibt die Möglichkeit der Veränderung. Besonders wichtig sind die Erfahrungen, die eine Auszubildende beim Eintritt in das »Feld« der Pflegeausbildung macht. Sie wird mit Situationen konfrontiert, die sich mit gewohnten Routinen nicht mehr bruchlos bewältigen lassen. Diese »Irritationen« können Lernprozesse anstoßen. Gerade das Praxisfeld bietet Möglichkeiten, zunächst starre Haltungen aufzuweichen. Voraussetzung ist allerdings, dass Auszubildende und pädagogisch Tätige solche Situationen wahrnehmen und reflektieren.

3.4.1 Die Lehrenden und Praxisanleitenden: Den eigenen Habitus reflektieren

Soziale Strukturen sind relativ starr: Wer im sozialen Gefüge unten steht, steigt nur selten und unter großen Kraftanstrengungen auf, wer aus einer privilegierten Schicht stammt, bleibt mit großer Wahrscheinlichkeit auch dort. Die soziale Ungleichheit ist systembedingt und wird unter anderem durch das Bildungssystem verfestigt. Zwar steht der Zugang zu allen Schularten allen BürgerInnen gleichermaßen offen, allerdings haben Schüler-

Innen und Auszubildende aus den unteren und mittleren Schichten mit schlechteren Bedingungen zu kämpfen als die Kinder und Jugendlichen der oberen Schichten. Ein Grund für diese Ungleichheit ist bei den pädagogisch Tätigen zu finden.

Besonders Lehrende mit einem Hochschulstudium entstammen häufig aus einem Akademikerhaushalt. Ihr Lern- und Bildungsverständnis entspricht dem des oberen bürgerlichen Milieus. Der Bildungszugang ist »abstrakt-kognitiv« (Balzer, 2019, S. 65). Ein direkter Verwendungsbezug muss bei der Beschäftigung mit Wissensinhalten nicht immer gegeben sein, das Lernen erfolgt auch zweckfrei. Die Lerninhalte können abstrakt sein. Auch Lehrende, die aus einem der mittleren Milieus stammen, sind an Pflegeschulen häufig anzutreffen. Ihr Bildungszugang ist einerseits oft milieuspezifisch eher pragmatisch, andererseits aber an dem Bildungsideal der Hochschulen orientiert. Es scheint, dass Lehrende von einer gewissen »Leistungs- und Anstrengungsbereitschaft, von Eigenverantwortung und Selbstdisziplin« ausgehen. Auffällig ist, dass über diese Habitusmuster aufgestiegene Lehrer, ein besonderes Augenmerk auf diese Haltungen legen.« (Balzer, S. 313). Auch Praxisanleitende können oft dieser Gruppe zugerechnet werden.

Die Auszubildenden in der Pflege stammen in der Mehrheit aus dem mittleren Milieu. Ihr Bildungszugang ist oft pragmatisch und zweckgebunden. Bildung muss einen bestimmten Zweck erfüllen, nämlich der Aufrechterhaltung des Status und der Erfüllung der milieutypischen Tugenden.

Diese Konstellation birgt ein Konfliktpotential. Die Gruppe der Lehrenden und Praxisanleitenden unterscheiden sich oft von den Auszubildenden hinsichtlich des Bildungszugangs, des Bildungs- und Lernverständnisses und der Haltungen und Einstellungen im Ausbildungsprozess.

Die Unterschiede zeigen sich zum Beispiel darin, dass Unterrichtsmethoden nicht auf die Lernenden zugeschnitten sind, dass Auszubildende mit Ablehnung oder offensichtlichem Desinteresse auf Lernangebote reagieren und dass andererseits die pädagogisch Tätigen die Auszubildenden als lustlos, undiszipliniert und desinteressiert einschätzen.

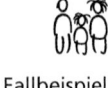
Fallbeispiel

Lisa Maier ist Pflegepädagogin mit Leib und Seele. Sie unterrichtet unter anderem Geschichte der Pflege. Sie hat sich intensiv mit diesem Thema auseinandergesetzt und ihre Masterarbeit zum Thema »Die Pflege im Dritten Reich« verfasst. Im Unterricht hat sie schon öfter bemerkt, dass der Funke ihrer Begeisterung selten auf die Auszubildenden überspringt. Nur zwei der insgesamt 24 Auszubildenden beteiligen sich regelmäßig am Unterrichtsgespräch. Auch eine Exkursion in eines der ehemaligen Tötungsanstalten mit einem Vortrag über Euthanasie durch den Leiter der Gedenkstätte lassen die Auszubildenden ohne große Beteiligung über sich ergehen.

Frau Müller ist sehr enttäuscht und meldet das sowohl der Klasse als auch der Klassenlehrerin zurück: »Dieses Thema ist ausgesprochen wichtig. Pflegende müssen sich mit der Geschichte und besonders mit dieser dunklen Zeit auseinandergesetzt haben, sonst sind sie in diesem Beruf fehl am Platz.«

3.4 Verschiedene soziale Schichten in der Pflegeausbildung fördern

Karla Grebe hat für die Praxisanleitung in ihrem Arbeitsbereich einen umfangreichen Ordner erstellt. In ihm befinden sich unter anderem die ausführliche Ausarbeitung der wichtigsten Krankheitsbilder der Station. Ihr war es immer wichtig, sich gut auszukennen, um zum Beispiel mit den ÄrztInnen auf Augenhöhe diskutieren zu können. Umso enttäuschter ist sie, weil die Auszubildenden sich kaum mit diesen Inhalten befassen. Die Auszubildenden melden ihr zurück, dass das für sie »nicht so im Mittelpunkt steht«. Frau Grebe hält das für ein Symptom der Zeit: »Die Auszubildenden sind heutzutage einfach nicht mehr bereit, sich auch mal anzustrengen.«

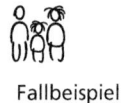
Fallbeispiel

Natürlich sind sowohl Auszubildende als auch Lehrende und Praxisanleitende unterschiedlich. Wenn Lehrende mit ihren gewohnten Bildungsdispositionen einen Unterricht mit ausgeprägt abstrakten und wenig praktisch anwendbaren Inhalten halten, spricht das möglicherweise viele Auszubildende, die sich praxisverwertbare Inhalte wünschen, weniger an. Andererseits können Auszubildende mit abstrakt-kognitivem Bildungszugang darauf positiv reagieren. Es wäre sinnvoll, die eigenen Bildungs- und Lernzugänge genau zu kennen und für die Zugangsweisen der Auszubildenden sensibel zu sein. Daraus könnte dann ein Unterricht entstehen, der Rücksicht auf verschiedene Bildungszugänge nimmt.

In Anlehnung an Balzer (2019, S. 316) könnten folgende Fragen eine kritische Auseinandersetzung mit dem eigenen und den fremden Bildungszugängen fördern:

- Wie lerne ich selbst? Welche Themen (starker Praxisbezug, starker Theoriebezug…) bevorzuge ich?
- Wie ist meine Praxisanleitung oder mein Unterricht überwiegend ausgerichtet?
- Wie nehme ich Auszubildende wahr? Wie begründe ich diese Wahrnehmung?
- Welche Kommunikations- und Interaktionsformen sind für meine Station, meinen Bereich oder meine Schule vorherrschend?
- Wie werden diese bewertet, welche wird anerkannt, welche nicht?

3.4.2 Der Habitus der Auszubildenden

Offensichtlich haben die meisten Auszubildenden in der Pflege Lust zu lernen und eine positive Einstellung zur Pflegeschule. Zumindest wird dieser Befund durch die Studie von Balzer (2019) nahegelegt. Dies widerspricht allerdings dem Eindruck vieler Lehrenden, die die Auszubildenden zum Teil als demotiviert und lustlos einschätzen.

Mit Blick auf die Ausbildung in der Pflegepraxis nennt Balzer eine zentrale Ausprägung des Habitus der Auszubildenden Chamäleonkompetenz. Darunter ist folgendes zu verstehen: Im sozialen Milieu, aus dem die Auszubildenden stammen, entwickelt sich ein spezifischer Habitus, der geprägt ist durch bestimmte Einstellungen, Haltungen, Verhaltensweisen, Vorlieben usw. Die Mehrzahl der Auszubildenden in der Pflege kommt aus dem sogenannten »respektablen mittleren Milieu«. Kennzeichnend für dieses Milieu ist ein praktischer Bildungszugang, ein Streben nach Aufrechterhaltung des sozialen Status' und der in dieser Gruppe vertretenen Tugenden wie Fleiß, Solidarität und Askese.

Die Chamäleonkompetenz beschreibt die Fähigkeit, sich den widersprüchlichen Anforderungen der Pflegeausbildung anzupassen, die oft durch ökonomische Zwänge und Personalmangel gekennzeichnet sind. »Die Prinzipien und Werte der alltäglichen Praxis hinsichtlich einer respektablen Lebensführung zeigen sich in erster Linie durch die handlungsleitenden Prinzipien der Chamäleonkompetenz, die sich durch den Wunsch nach Überleben, Anerkennung, Gerechtigkeit, Partizipation, humaner Pflege und Lernen wollen auszeichnet.« (Balzer, 2019, S. 318)

Die Auszubildenden haben Strategien entwickelt, die einerseits Hierarchien kaum in Frage stellen, andererseits auf Anerkennung und Statuserhalt ausgerichtet sind. Zu beobachten ist dann eine Anpassung an die Situation in der Praxis, ohne die verinnerlichten Einstellungen grundsätzlich aufgeben zu müssen. Die Chamäleonkompetenz zeigt sich in der Anpassung an die restriktiven Gegebenheiten aber auch als punktueller Widerstand und erfolgt als intuitiver Entscheidungsprozess.

3.4.3 Lernen in der Pflegepraxis

Was die Auszubildenden als grundlegende Einstellungen, Haltungen, Vorlieben usw. als soziale Erfahrungen mitbringen und als Habitus bezeichnet wird, ist eine stabile Prägung. Sie wurde in der Kindheit und in der Jugend gelernt und bildet den Orientierungsrahmen für die Lernenden. Mit diesem Rahmen begegnet die Auszubildende der Pflegepraxis und versucht sich darin zurechtzufinden. Das gelingt manchmal gut, manchmal aber auch nicht. Manche Auszubildenden versuchen ihren Orientierungsrahmen in der Praxis ohne Abstriche beizubehalten. Die vorgefundene Praxis soll sich dann anpassen, was selten gelingen dürfte. Die andere Möglichkeit ist eine schrittweise Veränderung und Anpassung des eigenen Habitus in der neuen Situation. Eine solche Offenheit ist die Voraussetzung für das Lernen in der Pflege.

Natürlich ist es auch möglich, dass die mitgebrachten Grundeinstellungen so heftig mit der Praxis zusammenstoßen, dass es zu einer ernsten Krise kommt. Eine Krise lässt sich oft nicht einfach und konstruktiv lösen und führt gelegentlich zu Rückzug oder Kündigung.

Praxisanleitende spielen eine große Rolle in diesen Prozessen der Identitätsentwicklung. Die Neulinge im Pflegeberuf machen eine Transformation ihres bisherigen Orientierungsrahmens durch und dies geht oft nicht ohne Widerstände und Probleme.

3.4 Verschiedene soziale Schichten in der Pflegeausbildung fördern

Katrin Krause ist 19 Jahre alt und im ersten Praxiseinsatz. Ihre Anleiterin, Varvara Tsipouropolos, hat sie als engagierte und fleißige Auszubildende kennengelernt und kommt sehr gut mit ihr aus. Allerdings gibt es Auseinandersetzungen mit anderen Teammitgliedern. Der Vorwurf lautet, die Auszubildende picke sich die Rosinen heraus und führe nur Tätigkeiten durch, die sie selbst für wichtig halte. Dazu gehörten beispielsweise lange Gespräche mit PflegeempfängerInnen aber nicht die notwendige Routinetätigkeiten. Darauf angesprochen reagiert Katrin Krause sehr dünnhäutig. Die Gesprächsführung ist aus ihrer Sicht sehr wichtig und »nicht verhandelbar«. Auf die Frage, wer denn die anderen Tätigkeiten erledigen soll, zuckt sie mit der Schulter. 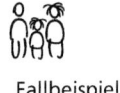 Fallbeispiel

Frau Tsipouropolos versteht die Argumente beider Seiten. Sie weiß, dass Frau Krause aus einem vermögenden Elternhaus kommt. Ihr ist die kompromisslose Haltung, wenn es um humanistische Anliegen geht, bereits in anderen Zusammenhängen aufgefallen. Sie ist zum Beispiel in der Ökologiebewegung aktiv. Frau Krause ist es auch gewohnt, dass sie sich bei wichtigen Dingen durchsetzt. Einige Teammitglieder halten das Verhalten für snobistisch. Die Praxisanleiterin schätz die Konsequenz im Auftreten der Auszubildenden, weiß aber, dass auch ein Praxisbezug unabdingbar ist, um auf Station zu bestehen. Sie spricht die Problematik direkt an. Die Auszubildende ist zunächst nicht überzeugt, lässt sich aber auf eine Diskussion ein. Am Ende gibt es keine Lösung. Beide, die Praxisanleiterin und die Auszubildende versprechen aber, über die Argumente der anderen nochmal nachzudenken.

Karin Krause spricht Frau Tsipouropolos nach einigen Tagen noch einmal auf die Problematik an. Sie habe sich einige Argumente durch den Kopf gehen lassen und werde manches beherzigen. Ausschlaggebend sei gewesen, dass die Praxisanleiterin konsequent und durchdacht argumentiert hätte und als Person echt und kongruent auftrete. Das habe sie überzeugt.

Lernen, das sei hier noch einmal betont, ist auch als Identitätsentwicklung zu verstehen. Deswegen müssen Profis, erfahrene und pädagogisch ausgebildete PraxisanleiterInnen diesen Prozess begleiten. Wichtig ist dabei

- Geduld: Entwicklungsprozesse benötigen Zeit.
- Toleranz: Haltungen von Menschen anderer sozialer Milieus oder auch anderer Altersstufen entsprechen nicht immer den eigenen.
- Beharrlichkeit: Die eigenen Positionen sind zwar nicht allgemeingültig, aber wichtig genug, um sie zu vertreten.
- Authentizität: Als PraxisanleiterIn wird man als Person gefordert.
- Entwicklungsoptimismus: Es lohnt sich, mit den Auszubildenden in einen pädagogischen Prozess einzutreten.
- Aus Sicht der PraxisanleiterInnen geht es darum, dass die Auszubildenden die Ausbildung erfolgreich abschließen können und wichtige professionstypische Haltungen und Fertigkeiten erwerben. Die Ziele der Auszubildenden können andere sein. Ein Konsens soll angestrebt werden.

3.4.4 Lernangebote differenzieren

Für LehrerInnen an einer Schule für Pflege ist es ein alltägliches Phänomen: Zu manchen Themen, die im Unterricht angeboten werden, finden die Auszubildenden keinen Zugang. Es sind oft die abstrakten Themen, bei denen der Praxisbezug nicht klar ist, die abgelehnt werden. Themen, bei denen ein direkter Anwendungszusammenhang erkennbar sind, werden demgegenüber geschätzt.

Mithilfe der Habitustheorie lässt sich dieser Sachverhalt erklären: Die Auszubildenden in der Pflege stammen mehrheitlich aus dem mittleren Milieu. Ihr Bildungszugang ist pragmatisch. Interessant sind Inhalte, die in der Pflegepraxis direkt angewendet werden können. Abstrakte Themen, wie zum Beispiel Pflegewissenschaft oder Pflegetheorien zählen nicht dazu. Allerdings lässt sich oft beobachten, dass einzelne Auszubildende, die es gewohnt sind, sich mit abstrakten Themen auseinanderzusetzen, anders reagieren. Sie entstammen oft dem bildungsbürgerlichen Milieu und haben einen anderen Bildungszugang.

Für Lehrende entsteht hier ein Problem: Wie kann man allen Auszubildenden ein Unterrichtsangebot machen, ohne eine der Gruppen zu übergehen?

Selbstreflexion der Lehrenden

Die eigenen Vorlieben, das eigene Lern- und Bildungsverständnis sollte reflektiert werden. Eine LehrerIn, der sich überwiegend aus eigener Initiative im Selbststudium Wissen aneignet, dabei gerne Fachbücher liest und sich auch für Themen interessiert, die nur am Rande mit den gewählten Inhalten zusammenhängen, wird vielleicht ein ähnliches Interesse bei den Auszubildenden unterstellen. Sie setzt dann vielleicht selbstgesteuerte Arbeitsaufträge, bei denen viel gelesen werden muss, als bevorzugtes didaktisches Mittel im Unterricht ein.

Einen praktischen Zugang zu den Unterrichtsthemen wählen

Diese Empfehlung ist pädagogisches Allgemeingut. Selbst die Rahmenlehrpläne des Pflegeberufegesetzes haben einen Schwerpunkt auf fallbezogenes Lernen gelegt.

Im Unterricht stellen sich allerdings mindestens folgende Fragen: Wie finde ich einen Praxisbezug bei abstrakten Themen? Wie hole ich die Praxis ins Klassenzimmer?

- Die Arbeit mit schriftlichen Fallbeispielen bietet sich an, verschleißt sich allerding bei einem zu häufigen Gebrauch. Fallbeispiele sollten authentisch sein und nicht durch Lehrende konstruiert. Ansonsten gelingt es kaum, die Auszubildenden in ihrer Erfahrungswelt abzuholen.
- Ein Praxisbezug kann auch dadurch hergestellt werden, dass Menschen, die auf Pflege angewiesen sind, in den Unterricht eingeladen werden. Sie

können zum Beispiel die Versorgungssituation im Zusammenhang mit einer Behinderung oder einer Erkrankung schildern.
- Möglichst authentische Videos sind eine weitere Möglichkeit, die Praxis ins Unterrichtsgeschehen zu holen. Neben käuflich erworbenen Videos besteht die Möglichkeit, selbst kurze Filme zu drehen. Bei Videos im realen Pflegesetting, in denen PflegeempfängerInnen eine Rolle spielen, müssen allerdings eine Reihe von rechtlichen Faktoren berücksichtigt werden.
- Der Dritte Lernort (Skillslab) soll eine Verbindung zwischen den Lernorten Schule und Pflegepraxis herstellen. Das Konzept des Dritten Lernorts zielt in erster Linie darauf ab, pflegerische Handlungen in Situationen zu üben, die praxisnah sind, aber ohne, dass Pflegeempfänger einbezogen werden müssen. Die Vorteile liegen auf der Hand: Pflegetechniken können beliebig oft trainiert werden. Fehler, die dabei zwangsläufig auftreten, schädigen nicht die PflegeempfängerInnen. Die Situation kann relativ realistisch gestaltet und in der Komplexität variiert werden. Zum Einsatz kommen Pflegepuppen oder SchauspielerInnen, die die Rolle der PflegeempfängerInnen übernehmen. Die ersten Skillslabs waren konzeptionell stark auf Pflegetechniken bezogen. Hier liegt eine große Stärke der Dritten Lernorte. Inwieweit sie auch dabei helfen können, abstrakte Pflegethemen praxisnäher zu vermitteln, ist eine interessante Frage.
- Arbeitsaufträge, die im praktischen Arbeitsfeld durchgeführt und in der Schule reflektiert werden, ermöglichen ebenfalls einen Zugang zur beruflichen Praxis im Theorieunterricht. Manche Themen, die als theorielastig oder abstrakt gelten, werden auf diese Weise für die Auszubildenden greifbarer. Zum Beispiel kann für das Thema Pflegewissenschaft mit Umfragen, Beobachtungsaufträgen usw., die im Arbeitsfeld stattfinden, Interesse an den Inhalten geweckt werden. Wichtig ist dabei aber, dass die beteiligten Auszubildenden und auch die MitarbeiterInnen im Arbeitsbereich einen greifbaren Nutzen in der Aktivität erkennen.

Das Unterrichtsthema Beratung in der Pflege ist eigentlich kein praxisfernes Thema. Trotzdem ist es oft nicht leicht, die Auszubildenden für die Inhalte zu gewinnen. Das liegt vor allem daran, dass diese Pflegetätigkeit in der Praxis nicht oft vorkommt bzw. als »Beratung zwischen Tür und Angel« oft nicht als solche erkannt wird. Rollenspiele mit Beratungssituationen lockern zwar das Unterrichtsgeschehen auf, werden von Auszubildenden aber nicht ernst genommen.

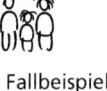
Fallbeispiel

Um einen deutlicheren Praxisbezug herzustellen sind Vorarbeiten sinnvoll: Vor Beginn der Unterrichteinheit werden die Auszubildenden, z. B. mittels eines Praxisauftrags im Praxiseinsatz in der Klinik, dazu aufgefordert, mit Patienten und Angehörigen zu sprechen, die kurz vor der Entlassung stehen. Die Auszubildenden sollen in Erfahrung bringen, ob noch Beratungsbedarf besteht, was die Pflegesituation zuhause betrifft. Es geht dabei zum Beispiel um die Mobilität, die Ernährung, die Ausscheidung usw. Wenn Bedarf vorhanden ist, sollen die Patienten dazu angeregt werden, mit dem examinierten Personal in Kontakt zu treten.

Dieses Vorgehen wird mit den Pflegenden auf Station im Vorfeld besprochen. Die Auszubildenden sollen schriftlich erfassen, wie hoch der Bedarf ist.

Die Ergebnisse der Recherche werden den KollegInnen in der Praxis mitgeteilt. Außerdem werden die Ergebnisse im folgenden Unterricht in der Schule besprochen. In der Regel zeigt sich ein relativ großer Beratungsbedarf. Mit dieser Erkenntnis erscheint den Auszubildenden das Thema praxisnah und relevant.

Unterschiedliche Lernwege im Unterricht gehen

Das formale Ausbildungsziel ist für alle Auszubildenden gleich: Das schriftliche, mündliche und praktische Examen erfolgreich zu bewältigen. Das trifft auch auf alle Zwischenschritte auf dem Weg dorthin zu: Bei Klausuren, praktischen und mündlichen Bewertungen und Prüfungen wird der gleiche Maßstab angelegt. Diese Art der Bewertung ist nicht immer gerecht. Zu unterschiedlich sind die Lern- und Bildungsvoraussetzungen. Um zumindest Chancengleichheit mit Blick auf die sozial bedingten unterschiedlichen Einstellungen, Vorlieben und Strategien in Bezug auf das Lernen zu schaffen, sollten den Auszubildenden unterschiedliche Lernwege eröffnet werden, um das gleiche Ziel zu erreichen.

Das kann folgendes bedeuten: Einerseits eine Binnendifferenzierung (▶ Kap. 3.4.3) im Unterricht. Die Auszubildenden lernen im Klassenverbund in unterschiedlichen Lernsettings und mit unterschiedlichen Unterrichtsmethoden. Andererseits eine schrittweise Heranführung an ungewohnte oder von den Auszubildenden kritisch gesehene Lernwege.

- *Binnendifferenzierung*
  Binnendifferenzierung bedeutet, den Auszubildenden einer Klasse im Unterricht unterschiedliche Lernwege anzubieten.

  Einige Beispiele:
  – Lernende, die gerne schreiben und Inhalte selbständig recherchieren können, können eine schriftliche Facharbeit zu einem Unterrichtsthema erarbeiten.
  – Manche Lernende favorisieren das Lernen in Gruppen, die überwiegend selbständig arbeiten und auch Inhalte weitgehend selbständig recherchieren, aber eben im Team. Die Lehrenden sind Ansprechpartner und Moderatoren.
  – Manche Lernende können dann am meisten lernen, wenn ihnen der Unterrichtsstoffe gut strukturiert präsentiert wird. Die Lehrenden lenken den Unterrichtsprozess weitgehend.
  – Gelegentlich lernen Auszubildende besonders gut mit EDV-gestützten Lernprogrammen.
  – Darüber hinaus sind noch viele Unterrichtsmethoden denkbar. Die Herausforderung für Lehrende besteht darin, den Unterricht so zu

3.4 Verschiedene soziale Schichten in der Pflegeausbildung fördern

gestalten, dass nicht nur eine Methode dauerhaft das Geschehen dominiert, sondern dass verschiedene Methoden, eventuell auch parallel eingesetzt werden.

Unterrichte in Seminarform bieten oft die Möglichkeit, viele verschiedene Unterrichtsmethoden einzusetzen. Im *Seminar zur Pflege von Menschen nach einem Schlaganfall nach dem Bobath-Konzept* kommen zum Beispiel folgende Methoden zum Einsatz:

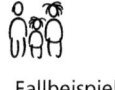
Fallbeispiel

- Vortrag mittels Powerpoint: Das Krankheitsbild
- Gruppenarbeit, in der typische Symptome (Apraxie, Bewegungseinschränkungen Neglect usw.) erarbeitet werden
- Praktische Übungen zu Lagerungstechniken und Mobilisationsstrategien
- Präsentation und Übungen zur Lockerung von Spastizität, zu Schluckstörungen und zu Sprachproblemen

Binnendifferenzierung könnte folgendermaßen aussehen:
Eine Woche vor Seminarbeginn werden drei Referatsthemen benannt, die bestimmte Themen im Seminar behandeln: Das Pusher-Syndrom, die Schulter-Arm-Problematik, die Apraxie. Drei Auszubildende übernehmen die Ausarbeitung. Die notwendige Ausarbeitungszeit (4 Unterrichtsstunden) bekommen sie im Seminar. In diesen vier Stunden werden für andere Auszubildende Gruppenarbeiten zum Thema Neglect, Bewegungsstörungen und neuropsychologische Störungen angeboten.

	1. Seminartag
1.Doppelstunde	Vortrag mit PP/Unterrichtsgespräch Krankheitsbild
2.DS	Vortrag/Unterrichtsgespräch zum Bobath-Konzept
3.DS/4.DS	Erarbeitung von Referaten/Gruppenarbeit
	2. Seminartag
1.DS	Auswertung der erarbeiteten Ergebnisse
2.-4.DS	Praktische Übungen in Gruppen

Tab. 3.4: Beispielhafter Seminarplan

Grau unterlegt: Binnendifferenzierung

- *Heranführung an ungewohnte Lernstrategien*
  Wenn Unterrichtsmethoden nicht mit dem Habitus bzw. den gewohnten Lernstrategien übereinstimmen, kann es sinnvoll sein, die Auszubildenden schrittweise an die ungewohnten Lernsettings heranzuführen. Eine Veränderung der tief verwurzelten Einstellungen ist kein leichtes Unterfangen. Es muss mit Widerständen gerechnet werden und die Lehrenden brauchen Geduld. Darüber hinaus ist Beharrlichkeit gefordert, weil

Veränderungen in der Regel kontinuierliches Üben und regelmäßige Impulse durch die Lehrenden voraussetzen.

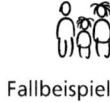
Fallbeispiel

Vera Bracun ist Praxisanleiterin auf einer internistischen Station in einer Universitätsklinik. Wenn Auszubildende auf der Station sind, versucht sie, ihnen einen möglichst vielfältigen Eindruck des Arbeitsgebietes zu geben. Dazu zeigt sie nicht nur viele praktische Pflegetätigkeiten, sondern fordert die Auszubildenden auch dazu auf, sich selbst mit Hintergründen, zum Beispiel den geläufigen Krankheitsbildern zu beschäftigen. Sie bearbeitet außerdem mit allen Auszubildenden mindestens zwei Leittexte. Bei dieser Anleiteform bekommen die Auszubildenden einen strukturierten Arbeitsauftrag. Sie sollen sich eine komplexe Pflegehandlung anhand von Leitfragen selbst erarbeiten, die Durchführung dann genau planen, die Handlung durchführen und im Anschluss anhand eines Kontrollbogens bewerten. Zuletzt sollen sie eine Stellungnahme zu ihrer Leistung und eventuell aufgetretenen Schwierigkeiten abgeben. Frau Bracun begleitet den Prozess, die Ausarbeitung erfolgt aber durch die Auszubildenden.

Die Auszubildenden gehen häufig mit Skepsis an die Aufgabe heran. Gelegentlich hat Frau Bracun schon gehört, sie solle ihnen doch einfach zeigen, wie etwas geht und nicht solche »Spielchen« mit ihnen treiben. Aber sie bleibt konsequent. Sie erklärt, warum ihr die Leittexte wichtig sind. Wer Schwierigkeiten in der Selbsterarbeitungsphase hat, wird von ihr enger begleitet. »Sowas muss man als Pflegekraft einfach können, sich Inhalte erschließen, auch Hilfe einfordern, aber schließlich selbst aktiv werden«, sagt sie.

3.4.5 Zusammenfassung

Soziale Unterschiede wirken sich auf das Lernen in der Schule und in der Praxisanleitung aus. Die Haltung zu Lerninhalten und Lehrmethoden wird nämlich durch die soziale Herkunft geprägt. Oft unterscheiden sich die Lehrenden und Praxisanleitenden auf der einen Seite von den Auszubildenden. Während z. B. die Lehrenden oft aus einem akademischen Milieu stammen, kommt die Mehrheit der Auszubildenden aus einer mittleren sozialen Schicht. Machen sich die Lehrenden und PraxisanleiterInnen diese Unterschiede nicht klar, kann es sein, dass das Lernangebot bei den Auszubildenden nicht auf Gegenliebe stößt. Der erste Schritt ist deswegen die Selbstreflexion der pädagogisch Tätigen.

Für viele Auszubildende ist ein starker Praxisbezug zentral. Besonders Lehrende an Pflegeschulen stehen hier oft vor Herausforderungen.

Wichtig ist eine Differenzierung zwischen den Auszubildenden vorzunehmen. Es werden unterschiedliche Lernangebote gemacht, die den Zugangswegen der Auszubildenden zu Bildung und Lernen entsprechen. Gleichzeitig können aber auch Alternativen aufgezeigt werden, die die Lernstrategien der Auszubildenden bereichern.

3.5 Verschiedene Generationen in der Pflegeausbildung fördern

Dass sich die Lerninhalte für Auszubildende im Laufe der Jahre verändern, ist eine triviale Feststellung. Neue wissenschaftliche Erkenntnisse, aber auch ein verändertes Berufsverständnis, Veränderungen im Gesundheitswesen und viele weitere Faktoren tragen dazu bei. Darüber hinaus verändert sich aber auch die Art, wie Auszubildende lernen. Während die Generation der Babyboomer, die bis etwa 1965 geboren wurden, überwiegend aus Mitschrieben im Unterricht und aus Lehrbüchern lernten, waren es in der folgenden Generation zusätzlich hunderte von Unterrichtskopien, die die Ausbildungsordner füllten. Die jüngeren Generationen speichern Inhalte zunehmend digital ab, z. B. als Dateien in den schulischen Kommunikationsplattformen oder als Handyfotos von PowerPoint-Folien.

Schließlich ändert sich aber auch die Haltung zu den Wissensbeständen der Epoche und ihre Verwertung. Für die Generation der Babyboomer und auch für die nachfolgende Generation X schien die Menge des vorhandenen Wissens noch überschaubar. Im Pflegeberuf gab es nur wenige Fachbücher und es erschien möglich, sich umfassend zu informieren. In der Pflegepraxis gab es noch Vorbilder aus den Schwesternschaften, die berufliche »Allrounder« waren. Ihr Berufsweg begann zum Beispiel in der Küche eines Krankenhauses und führte sie später in die Kinderklinik, dann in den OP und schließlich in die ambulante Pflege.

Für diese Generationen war es ein anzustrebendes Ziel, sich umfassend zu informieren, sich anhand dieses Wissens entscheiden zu können, was richtig und was falsch ist und entsprechend zu handeln.

Diese Sicherheit ist heute weitgehend verloren gegangen. Die Angehörigen der jüngeren Generationen sind mit nicht mehr zu überschauenden Wissensbeständen konfrontiert. Ein umfassendes Wissen, wie es während der Aufklärung angestrebt wurde, ist vollends unmöglich geworden. Die Fähigkeit zu entscheiden, was aus dem Meer an Wissen wichtig ist und ausgewählt werden sollte, ist vermutlich die entscheidende Kompetenz. Sie betrifft nicht nur die Berufsausbildung, sondern jeden Bereich des Lebens. Junge Menschen benötigen mehr als früher die Fähigkeit, schnell und passgenau Wissen auswählen zu können. Und damit das möglich ist, müssen sinnvolle Kriterien für die Auswahl verinnerlicht sein.

Es spricht viel dafür, dass das entscheidende Kriterium »Was nützt es mir?« oder salopper »Bringt es mir was?« (Engelhardt & Engelhardt, S. 94) lautet. Bietet ein Ausbildungsbetrieb oder eine Pflegeschule eine Perspektive, die diese Fragen positiv beantwortet, ist der erste Schritt getan. Die nächsten Schritte finden dann in der Pflegepraxis und im Unterrichtsprozess in der Pflegeschule statt. An beiden Lernorten bleibt das Entscheidungskriterium aktuell: Profitiere ich von dem, was da geschieht? Lohnt es sich, mich einzubringen oder nicht? Gelingt es den Lernorten, den Auszubildenden davon zu überzeugen, dass es ihm tatsächlich »etwas bringt«, kann er mit einem engagierten Lernenden rechnen, gelingt es ihm nicht, sind unerwartete Ausbildungsabbrüche mögliche Konsequenzen.

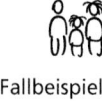
Fallbeispiel

Amelie Flake ist im ersten Praxiseinsatz in ihrem Vertragshaus, einer Langzeitpflegeeinrichtung, auf einer Station eingesetzt. Dort hat vor kurzem ein Leitungswechsel stattgefunden und die neue Stationsleitung ist noch damit beschäftigt, sich einzuarbeiten. Die Praxisanleiterin hat im Zuge des Wechsels der Leitung gekündigt und ihre Nachfolgerin macht derzeit die Weiterbildung zur Praxisanleitung und wird die kommenden drei Wochen nicht da sein.

Die Auszubildende wird zwar auf Station freundlich empfangen aber kaum angeleitet. Dafür überträgt man ihr viele Aufgaben in der grundpflegerischen Versorgung, vor allem muss sie viele Bewohner waschen.

Nach zwei Wochen informiert Frau Flake ihre Klassenlehrerin, dass sie sich entschieden habe, zu kündigen. Die Lehrerin versteht nicht, warum Frau Flake gehen möchte. Im Theorieunterricht war sie bisher sehr gut. »Ich habe mir einfach mehr von dem Beruf versprochen«, sagt sie. Die Klassenlehrerin versucht Frau Flake umzustimmen, aber die junge Frau beendet die Ausbildung, ohne sich auf längere Diskussionen einzulassen.

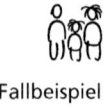
Fallbeispiel

Klaus Fahrenhorst ist Lehrer und unterrichtet seit 20 Jahren – erst in der Gesundheits- und Krankenpflege und jetzt in der generalistischen Ausbildung. Er ist Pädagoge mit Leib und Seele und hat immer gerne unterrichtet. Eines seiner Lieblingsthemen ist die Ernährung als Gegenstand der Gesundheitsförderung. Er kennt sich in diesem Themengebiet sehr gut aus und hat eine kritische Haltung gegenüber den üblichen Ernährungsempfehlungen. Er diskutiert gerne mit den Auszubildenden und freut sich auch über Widerspruch.

Im heutigen Unterricht zu diesem Thema beobachtet Herr Fahrenhorst, dass einige Auszubildende offensichtlich nicht bei der Sache sind. Sie beschäftigen sich kontinuierlich mit ihren Handys. Als er sie darauf anspricht, antwortet einer, mit den Unterrichtsthemen könne man in der Arbeit nichts anfangen und er versuche lieber einen Termin bei der städtischen Ausweisstelle zu bekommen.

3.5.1 Prüfungsrelevanz im Fokus

»Nicht für die Schule, sondern für das Leben lernen wir« ist eine in der Pädagogik gerne verwendete Lebensweisheit, die darauf hinweisen soll, dass schulisches (und betriebliches) Lernen kein Selbstzweck ist, sondern auf das Leben vorbereiten soll. Lernen wird so in einen größeren Zusammenhang gebracht.

Dem widerspricht die Tendenz, Lerninhalte nach ihrer Nützlichkeit und unmittelbaren Anwendbarkeit zu bewerten. Es geht dann weniger darum, Zusammenhänge zu verstehen oder sich in einem umfassenden Sinn zu

3.5 Verschiedene Generationen in der Pflegeausbildung fördern

bilden, sondern den vielseitigen Anforderungen der Pflegeausbildung zu entsprechen.

Zu den aktuellen Anforderungen gehören in einer Berufsausbildung zuallererst die Leistungsnachweise und Prüfungen, die man bewältigen muss. Viele schulische und praktische Inhalte, die nicht abgefragt und benotet werden, gehören nicht dazu. Zwar erkennen die Auszubildenden, dass diese Themen für den Beruf durchaus bedeutsam sein können. Sie können aber auch später noch gelernt werden, wenn das Examen erfolgreich absolviert wurde. Für die Angehörigen der Generationen Y und Z sind die Entscheidungsmöglichkeiten so vielfältig und die zukünftigen Entwicklungen so wenig überschaubar, dass sie es sich angewöhnt haben »auf Sicht« zu fahren. Ihre Entscheidungen sind oft nicht lange geplant, sondern nehmen die nächsten Herausforderungen in den Blick: Erst einmal die Klassenarbeit oder die praktische Zwischenprüfung bestehe, dann sieht man weiter.

Für Praxisanleitende oder Lehrende kann das frustrierend sein, besonders, wenn man eine andere Vorstellung von Bildung und Lernen hat. Oft wird dann den jungen Auszubildenden mangelndes Engagement oder fehlendes Interesse unterstellt. Dabei ist es nicht zielführend, den Generationen Y und Z das Lernverständnis der Babyboomer überstülpen zu wollen.

Man kann nämlich die Frage nach der Prüfungsrelevanz auch als Zielorientierung deuten. Die jungen Generationen wissen, wohin sie wollen und bringen sich mit Blick auf dieses Ziel auch voll ein.

Für Lehrende und Praxisanleitende kann es sinnvoll sein, die Prüfungsrelevanz der unterrichteten oder angeleiteten Themen herauszustellen. Das wird bei aller Begeisterung für einen Inhalt manchmal vergessen. Und die Liste der in den Prüfungen geforderten Themen ist tatsächlich viel länger, als man manchmal denkt. So wird im schriftlichen und im mündlichen Examen eine große Bandbreite an Themen eingefordert.

	Tag 1	Tag 2	Tag 3
Themen-stichworte	- Qualität - Gesetzl. Vorgaben - Assessment - Prophylaxen - Familiensystem - Rehabilitation - Kultur - Kommunikation - Beziehungsgestaltung	- Schulung und Beratung - Gesundheitsförderung und Prävention - Pflegewissenschaft - Krankheitsbewältigung - Gewalt/Macht/Hierarchie	- chron. Erkrankungen inklusive KHL - Ärztl. Anordnungen - Schmerzmanagement - Wundmanagement - Hygiene - Sterben und Tod - Familiensystem - Prof. Pflege + Pflegesysteme - Notfallsituationen - Interprofessionelle Pflege - Ethik
CEs aus dem schulinternen Curriculum	CE1.2, CE1.3 CE 2.A.1, CE2A.2 CE3.2 +DL CE5.1 CE6.1, CE6.2 CE7.1, CE7.2, CE7.3 CE8.7 CE9.1, CE9.2, CE9.3, CE9.4 CE10.1, CE10.2 CE11.1, CE11.2, CE11.3	CE1.2 CE3.1 CE4.1, CE4.2, CE4.4, CE4.5 CE5.5 CE7.4 CE8.1, CE8.2, CE8.5 CE9.5, CE9.6 CE10.4 CE12.2, CE12.4	CE2B.1, CE2B.3 CE4.3 CE5.2., CE5.3, CE5.4, CE5.5, CE5.6, CE5.7 CE6.1, CE6.2, CE6.3, CE6.4 CE7.1, CE7.3, CE7.5 CE8.1, CE8.2, CE8.3, CE8.4, CE8.6, CE8.7 CE9.6 CE10.1, CE10.5, CE10.6 CE11.1, CE11.2, CE11.3, CE11.4, CE11.5 CE12.3

Abb. 3: Schriftliches Examen: Überblick der Inhalte und Curricularen Einheiten einer Pflegeschule (Evangelisches Bildungszentrum für Gesundheitsberufe, Stuttgart)

Fallbeispiel

Lydia Grosse, die zentrale Praxisanleiterin an einer Universitätsklinik, bietet immer wieder Lehrveranstaltungen im Skillslab der Klinik an. Dabei versucht sie einen theoretischen Input mit einer gezielten praktischen Anleitung zu verbinden. Die Teilnehmer sollen im Anschluss üben und erhalten zum Abschluss ein Zertifikat. In dieser Woche plant die Anleiterin das Thema venöse Blutabnahme. Die Auszubildenden des zweiten und dritten Ausbildungsjahrs sollen die Tätigkeit an Übungsarmen und eventuell auch aneinander üben.

Zu Beginn hält die Praxisanleiterin einen kurzen Vortrag über die anatomischen Hintergründe, mögliche Komplikationen und die praktische Handlung. Die 8 Auszubildenden wirken anfangs zurückhaltend. Während der Übungsphase beobachtet Frau Grosse, dass sich drei Auszubildende kaum beteiligen. Sie spricht sie darauf an. Eine der Auszubildenden sagt: »Ich bin im dritten Jahr, das bringt mir nichts für die Prüfung.« Die beiden anderen nicken bestätigend. »Das dürfen wir in der Prüfung sowieso nicht machen.« Frau Grosse wendet ein, dass die Tätigkeit aber in der Praxis ab und zu vorkommt und es doch interessant wäre, sich solche speziellen Fertigkeiten anzueignen. »Ich habe mich damals in Eigeninitiative darum bemüht, weil es mich einfach interessiert hat.«

Die drei Auszubildenden lassen sich nicht zur Mitarbeit motivieren und verlassen die Veranstaltung früher.

Als sich die Praxisanleiterin auf den Einsatzstationen erkundigt, wie die Leistung der drei Auszubildenden dort eingeschätzt wird, bekommt sie nur positive Rückmeldungen.

3.5.2 Praxisrelevanz

Eigentlich ist es eine Selbstverständlichkeit: Wer eine Berufsausbildung macht, strebt berufliche Handlungskompetenz an. Die Auszubildenden möchten die Herausforderungen im Beruf bewältigen können. Es sind vor allem die Techniken und Fertigkeiten, die sie bei den examinierten Kollegen sehen, die sie motivieren. In der Pflegeschule und in der Praxisanleitung kann man hier mit ungeteilter Aufmerksamkeit rechnen.

Das ist erst mal keine Besonderheit der Generationen Y und Z. Allerdings verstärkt ihre Vorliebe für den kürzesten Weg zum Ziel und für die unmittelbare Verwertbarkeit von Lerninhalten diese Tendenz.

Wenn das aber so ist und die Verwertbarkeit von Inhalten im Vordergrund steht, was passiert mit den Inhalten, deren Verwendungszusammenhang nicht gleich ins Auge springt? Was ist mit den abstrakten Themen? Und was ist mit dem pädagogischen Anspruch, zur Bildung der Auszubildenden beizutragen?

Die meisten Unterrichtsinhalte sind relevant für die spätere Berufstätigkeit der Auszubildenden. Es ist aber für die Lernenden nicht immer leicht, das zu erkennen. Manche Themen tragen zu einem umfassenden Verständnis von Pflegehandlungen bei, manche zur persönlichen Entwicklung, manche Inhalte ermöglichen eine Handlungskompetenz auch in komplexeren Situationen. Zum Beispiel spielen in schwierigen Gesprächssituationen mit Pflegeempfängern verschiedene Techniken, Fähigkeiten und persönliche Einstellungen eine Rolle. Die einzelnen Elemente sind für einen Beobachter aber nicht immer zu erkennen. Die Techniken, hier zum Beispiel das Aktive Zuhören nach Ruth Cohn, die persönlichen Fähigkeiten, Geduld, Empathie, Akzeptanz und Echtheit und die persönlichen Einstellungen, der Wunsch den PflegeempfängerInnen zu helfen, ohne die professionelle Distanz aus den Augen zu verlieren, sind Unterrichts- und Anleitungsgegenstände. Sie werden in der Regel in verschiedenen Unterrichtseinheiten oder in verschiedenen Anleitungen angesprochen und wirken in den jeweiligen pädagogischen Settings vielleicht abstrakt und wenig greifbar. Für Praxisanleitende und Lehrende besteht die Herausforderung darin, den Praxisbezug deutlich zu machen.

In der Praxisanleitung erscheint das weniger problematisch als im Theorieunterricht. Anleitungen finden überwiegend in realen Pflegesituationen statt. Hier hat die Frage nach der Praxisrelevanz häufig eine andere Dimension: Entsprechen die Anleitungsinhalte dem, was wirklich in der Praxis geschieht, oder stellt die Anleitung ein Ideal dar, das in der Realität nicht vorkommt?

Carolin Herbst arbeitet als Praxisanleiterin auf einer chirurgischen Station eines mittelgroßen Krankenhauses. Sie möchte einen Auszubildenden, Klaus Rieter, der sich im dritten Ausbildungsjahr befindet, auf die praktische Prüfung vorbereiten. Sie hat geplant, ihn bei der Körperpflege und dem Verbandwechsel bei einem Patienten zu beobachten. Anschließend möchte sie ihm Rückmeldung geben, was er gut kann und was noch zu verbessern ist. Nach der Pflegedurchführung sagt Frau Herbst: »Jetzt noch ein paar Verbesserungsvorschläge. Du musst unbedingt auf die Regeln zur Händedesinfektion achten: Einwirkzeit, 30 Sekunden. Desinfizieren vor Patientenkontakt, vor aseptischen Tätigkeiten, nach Kontakt mit möglicherweise infektiösem Material, nach Patientenkontakt und nach Kontakt mit der Patientenumgebung. Da warst du nicht konsequent. Ich weiß, das sieht man im Alltag nicht so oft, aber für's Examen ist es wichtig.«

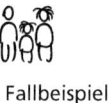
Fallbeispiel

»Also ehrlich,« antwortet Herr Rieter, »ich seh's ja ein für's Examen. Aber vorher fand ich deine Anleitungen besser. Ich hab gelernt, wie ihr es in der Praxis macht. Das war total hilfreich. Jetzt klingst du schon so, wie mein Klassenlehrer.«

Für die Auszubildenden der Generationen Y und Z bedeuten praxisrelevante Lerninhalte die Möglichkeit, möglichst schnell selbständig in der Praxis arbeiten zu können. Dieser Wunsch nach Selbständigkeit und die damit verbundene Anerkennung motiviert sie.

Für Lehrende an einer Pflegeschule ist es schwieriger, den Wunsch nach Praxisrelevanz zu erfüllen. Es gibt verschiedene Methoden, die dabei helfen, die »Praxis ins Klassenzimmer« zu holen (▶ Kap. 3.4.4).

Grundsätzlich ist es wichtig, den Wunsch nach Praxisrelevanz als legitim anzuerkennen, ohne aber auf die Themen zu verzichten, bei denen nicht ohne weiteres die Bedeutung für die Praxis erkennbar ist. Es ist bei diesen Unterrichten vielmehr wichtig, immer wieder Praxisbezüge herzustellen und Beispiele aus der Praxis anzuführen.

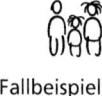

Fallbeispiel

»Das Transtheoretische Modell der Verhaltensänderung von Di Clemente und Prohaska beschreibt, welche Stufen ein Mensch üblicherweise durchläuft, wenn er versucht, sich eine ungünstige Verhaltensweise, zum Beispiel das Rauchen, abzugewöhnen. Das Modell ist in der Pflegepraxis weitgehend unbekannt, auch weil Gesundheitsberatung unüblich ist. Ich habe das Modell anfangs mithilfe eines PowerPoint-Vortrags unterrichtet, garniert mit einem Youtube-Film und einem kurzen Unterrichtsgespräch. Das Interesse der Auszubildenden an diesem Thema war gering.

Mittlerweile gehe ich anders vor. Ich setze an realen Situationen in der Praxis an. Die Auszubildenden sollen Gesundheitsprobleme, die aus Sicht des medizinischen und pflegerischen Personals durch Verhaltensänderung angegangen werden sollen, beobachten und dokumentieren. Oft handelt es sich um Suchtverhalten, um das Rauchen oder um Gewichtsprobleme.

Diese Berichte über das konkrete Verhalten der Patienten dienen dann als Hintergrund für das TTM. In der Klinik sieht man zwar in der Regel nur die ersten Schritte entsprechend der 6 Stufen, die insgesamt durchlaufen werden, aber dadurch wird das Modell trotzdem greifbarer. Dass sich dadurch Beratungsstrategien entwickeln lassen, die die Stufen berücksichtigen, ist ein weiteres Thema. Zum Unterricht gehört abschließend auch eine kritische Diskussion über die Tauglichkeit des Modells. Ich bin insgesamt wesentlich zufriedener mit dem Unterricht. Die Auszubildenden sehen, dass man mit dem Thema auch in der Praxis etwas anfangen kann.«

3.5.3 Vielseitigkeit und Abwechslung

Eine Galaxy unendlich vieler Möglichkeiten: So erscheint die Welt den Angehörigen der Generationen Y und Z. Diese Vorstellung entstammt der digitalen Welt und ist in der realen Welt natürlich eine Illusion. Dass es im Internet eine fast unbegrenzte Wahlmöglichkeit zwischen Videoangeboten, Podcasts, digitalen Radioprogrammen, Webseiten zu allen denkbaren Themen, social Media-Angeboten usw. gibt, entspricht kaum der Lebenswirklichkeit im Alltag, im Beruf oder der Ausbildung. Trotzdem geht diese Idee der unendlichen Wahlfreiheit nicht spurlos an den jungen Menschen vorbei. Zumal sich in manchen wichtigen »analogen« Bereichen tatsächlich ein breiteres Spektrum an Möglichkeiten aufgetan hat. Die meisten Berufssparten suchen nach Auszubildenden, in vielen Berufen kann zwischen vielen Anstellungsangeboten ausgewählt werden.

Das ist der Grund, warum junge Auszubildende von ihrem Ausbildungsbetrieb viel erwarten: Ein breites Angebot an Lernmöglichkeiten, Abwechslung und Vielseitigkeit. Diese Erwartungen sind nicht überzogen, sondern für eine dreijährige Berufsausbildung völlig angemessen. Allerdings ist das ist für viele Praxisanleitende oder Lehrende gewöhnungsbedürftig, weil es früher in der Ausbildung weniger üblich war, solche Forderungen aufzustellen. Aber es lohnt sich, sich mit diesem Trend auseinanderzusetzen, denn auch die Praxisanleitung und der Theorieunterricht können davon profitieren.

Für PflegepädagogInnen gilt die Forderung nach einem Methodenwechsel im Unterricht und einer möglichst abwechslungsreichen Aufarbeitung der Inhalte als Selbstverständlichkeit. In der Realität ist es allerdings oft eine Herausforderung, diesem Anspruch zu genügen. Das hängt einerseits mit umfangreichen curricularen Vorgaben zusammen, die einen präsentierenden Unterricht nahelegen. Andererseits spielen hier auch generationstypische Prägungen der Lehrenden eine Rolle. Oft sind es Vorlieben für Unterrichtsmethoden, die sich die Pädagogen während ihrer eigenen Schul- und Ausbildungszeit angeeignet haben und die nicht selten eine zeittypische Form hatten. Die dadurch entstandenen subjektiven Theorien, wie am besten gelernt wird, sind oft schwer zu verändern und prägen das eigene pädagogische Vorgehen.

Dass Wissensaneignung und Lernen heute anders abläuft als früher, ist eine wichtige Einsicht. Die Lehrenden und Praxisanleitenden der Babyboomer-Generation und der Generation X haben aufbauend gelernt: Erst die Grundlagen, z. B. die Anatomie und Physiologie, dann weiterführende grundlegende Inhalte, z. B. was spielt sich im Herzen und in den großen Arterien ab, das für die unterschiedlichen Druckverhältnisse während der Systole und der Diastole verantwortlich ist? Was ist die Windkesselfunktion der Aorta? Dann Theoretisches zu der Pflegetätigkeit, die gelernt werden soll, z. B. wie entstehen die Klopfgeräusche während der auskultatorischen Blutdruckmessung? Und schließlich der Ablauf der Tätigkeit in Einzelschritten, gefolgt von einer praktischen Übung.

Die Angehörigen der Generationen Y und Z sind es gewohnt, anders zu lernen. Es besteht ein Problem, ein Youtube-Tutorial zeigt, wie vorgegangen werden muss, man sieht sich das Video an und macht die Handlung nach. Das funktioniert auch ohne großes Hintergrundwissen. Die Vorteile liegen auf der Hand: Man ist schnell handlungsfähig und kann sich ein umfangreiches praktisches Wissen aneignen. Allerdings bleibt dieses Wissen oberflächlich.

Für Lehrende und Praxisanleitende bieten sich verschiedene Möglichkeiten:

- Die von den jungen Auszubildenden gewohnte Art der Wissensaneignung aufgreifen und sie so zum Lernen motivieren.
- Im Anschluss das Wissen vertiefen.
- Eine abwechslungsreiche Lernumgebung schaffen, die eine schnelle und vielsetige Anwendung des Gelernten ermöglicht.

Die gewohnte Art der Wissensaneignung nutzen.

Wenn Lernen für die jungen Auszubildenden mit einem Praxisproblem beginnt und sich mit einer möglichst anschaulichen Handlungsanweisung fortsetzt, liegt es nahe, diesen eingespurten Weg zu nutzen.

Eine Darstellung des zu lösenden Praxisproblems, den Verwendungszusammenhang des Unterrichtsthemas, sollte eine Unterrichtseinheit oder auch eine einzelne Unterrichtsstunde einleiten. Dass dabei möglichst auch die persönlichen Erfahrungen der Auszubildenden zur Sprache kommen, ist selbstverständlich.

Oft kann auch die praktische Tätigkeit, um die es geht (die Blutdruckmessung, das schwierige Gespräch mit dem Pflegeempfänger) am Anfang der Unterrichtseinheit stehen. Man beginnt dann mit der technischen Seite der Pflegehandlung und übt sie nach einer kurzen theoretischen Einführung. Bei der Durchführung sind typische Schwierigkeiten zu erwarten, z. B. hören die Auszubildenden die Korotkow-Töne bei der Blutdruckmessung nicht richtig oder können die gemessenen Werte nicht richtig einordnen. Diese Schwierigkeiten werden jetzt angegangen: Es wird bei Bedarf weiter geübt und der Lehrende bietet Informationen zu den offenen Fragen an. Schließlich wird das Thema systematisch bearbeitet, um den Gesamtzusammenhang deutlich zu machen.

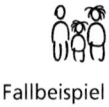
Fallbeispiel

Die Pflegepädagogin beginnt die Unterrichtseinheit »Schwierige Gespräche mit PflegeempfängerInnen führen« mit einem kurzen Überblick und einer Einführung ins Thema. Im Anschluss werden Rollenspiele durchgeführt: Die Auszubildenden führen Gespräche in Zweiergruppen.

Die »PflegeempfängerInnen« bekommen die folgende Rollenanweisung: »Ich fühle mich einsam. Mein bester Freund ist vor ein paar Tagen mit 76 Jahren gestorben. Meine Angehörigen besuchen mich selten und ich kann meine Wohnung nur mit Mühe verlassen.« Die PflegeempfängerIn wirkt verschlossen und traurig. Auf Nachfragen antwortet sie nur einsilbig. Sie lässt sich nicht durch die üblichen Floskeln (»Das wird schon wieder«) beruhigen.

Die Auszubildende, die die andere Rolle übernimmt, soll mit der »PflegeempfängerIn« ins Gespräch kommen und wenn möglich die Ursache für die bedrückte Stimmung in Erfahrung bringen.

Bei dem Rollenspiel entstehen in der Regel Schwierigkeiten, weil die Auszubildenden dazu tendieren, die »PflegeempfängerInnen« beruhigen zu wollen. Diese Schwierigkeiten sind der Ausgangspunkt für die nun folgende Unterrichtssequenzen, z. B. das Kommunikationsmodell von Carl Rogers.

In der praktischen Ausbildung stellt sich die Situation anders dar. Die Auszubildenden haben ein Interesse, schnell praktisch handeln zu können. Für die Praxisanleitenden steht oft die Frage im Fokus, ab wann praktische Handlungen angeleitet werden können: Muss zuerst der theoretische

Hintergrund in der Schule vermittelt werden, bevor eine Anleitung in der Praxis stattfinden kann?

Die Frage wird in der Praxis ganz unterschiedlich beantwortet. Viele Praxisanleitende verweisen auf haftungsrechtliche Aspekte und favorisieren das Vorgehen, dass Praxisanleitung zu einem Thema erst im Anschluss an den Schulunterricht erfolgt.

Aus Sicht der Auszubildenden der Generationen Y und Z bietet sich aber ein anderes Vorgehen an. Die Praxisanleitenden sollen ihnen möglichst früh die eigenständige Durchführung von Pflegemaßnahmen ermöglichen, auch wenn diese noch nicht Unterrichtsgegenstand waren. Für die Auszubildenden wird ein Lernort dadurch aufgewertet, dass man sie dort möglichst früh, selbständig Pflegehandlungen durchführen lässt. Das stärkt das Selbstvertrauen und die Motivation. Und auch die Schule kann davon profitieren. Wer eine Tätigkeit bereits einmal durchgeführt hat, interessiert sich in der Regel auch mehr für die Zusammenhänge. Die Tätigkeit gewinnt dann auch im Unterricht an Praxisrelevanz.

Exkurs Haftungsrecht

Wenn PraxisanleiterInnen davon ausgehen können, dass die Auszubildenden die Tätigkeit beherrschen und sie sie auffordern, die Tätigkeit selbständig durchzuführen, greift die Haftung für »Verrichtungsgehilfen«. Im Bürgerlichen Gesetzbuch ist im § 831 folgendes geregelt: Grundsätzlich haftet der Vorgesetzte, der einem Mitarbeiter einen Auftrag gegeben hat. Er haftet dann nicht, wenn er sich bei der Auswahl, der Leitung und der Überwachung richtig verhalten hat (ALÜ-Entlastung).

Die *Auswahl*: Die MitarbeiterIn (in unserem Fall die Auszubildende) muss über die formelle und materielle Qualifikation verfügen, um eine Tätigkeit ausführen zu können. Die formelle Qualifikation ist ein Ausbildungsnachweis bzw. die Tatsache, dass eine Pflegehandlung im Unterricht behandelt wurde, ein Fortbildungszertifikat, ein Spritzenschein oder ein vergleichbarer Nachweis.

Die materielle Qualifikation gilt als noch wichtiger als die formelle. Die MitarbeiterIn muss nachweisbar in der Lage sein, die Tätigkeit durchzuführen. Das lässt sich zum Beispiel in Erfahrung bringen, wenn sie bei der Durchführung der Tätigkeit beobachtet wird.

Für die Praxisanleitung bedeutet das, dass Auszubildende eine Pflegetätigkeit bereits in der Schule unterrichtet bekommen haben müssen, um die formelle Qualifikation nachweisen zu können. Ist das nicht der Fall, muss die PraxisanleiterIn diese Schulungsaufgabe in angemessenem Umfang übernehmen. Die materielle Qualifikation erlangen Auszubildende durch die Praxisanleitung, die auch Übungsphasen beinhaltet. Falls Auszubildende eine Tätigkeit bereits in einem anderen Einsatzgebiet gelernt haben, ist es die Aufgabe der PraxisanleiterIn, sich über die Fähigkeiten der Auszubildenden ein Bild zu machen.

Die *Leitung*: Die PraxisanleiterIn steuert die Ausbildungssituation. Sie bespricht mit den Auszubildenden, nach welchen Regeln sie selbständig tätig werden können und welche Qualitätsmaßstäbe dabei gelten sollen. Ein Ort für diese Leitungstätigkeit stellen die Regelgespräche dar, sie finden also im Erst- und Zwischengespräch statt und können darüber hinaus anlassbezogen immer wieder stattfinden.

Die *Überwachung*: PraxisanleiterInnen sollen die Pflegequalität der Auszubildenden überwachen und bei Bedarf eingreifen.

Wenn Auswahl, Leitung und Überwachung angemessen stattgefunden haben, die Auszubildenden aber trotzdem einen Fehler machen, bei dem ein Pflegeempfänger oder eine Pflegeempfängerin zu Schaden kommt, ist die PraxisanleiterIn entlastet und die Auszubildenden haften.

3.5.4 Handlungsspielraum oder Kompetenzüberschreitung

Im Grunde ist es eine gute Nachricht: Viele junge Auszubildende streben so bald wie möglich eine aktive und selbstbestimmte Rolle im Beruf an. Sie sind es von Kindesbeinen an gewöhnt, dass man sie mitbestimmen lässt und ihnen viele Freiheiten gewährt. Als die Babyboomer und die Angehörigen der Generation X Kinder waren, war das noch nicht üblich. Der Wunsch nach Selbstbestimmung äußert sich bei den jungen Generationen in der Erwartung, dass sie ihre Arbeit selbst einteilen können und dass sie Pflegetätigkeiten möglichst früh selbständig durchführen können. Das betrifft auch komplexere Tätigkeiten mit Risikopotenzial. Zusammengefasst kann man sagen, dass die Angehörigen der Generationen Y und Z ungern Befehlsempfänger sind und schnellstmöglich einen großen Handlungsspielraum erwarten.

Praxisanleitende sind an dieser Stelle gefordert, den Auszubildenden Handlungsoptionen zu bieten, ihnen die Möglichkeit zu geben, Verantwortung für Tätigkeitsfelder zu übernehmen, in denen sie selbstbestimmt arbeiten können. Auf der anderen Seite müssen die Anleitenden aber auch klare Grenzen ziehen, die nicht überschritten werden dürfen.

Praxisanleitende, die die Auszubildenden »an der kurzen Leine« führen wollen, werden an der jungen Generation scheitern. Ein Zuviel an Führung und Kontrolle wird zu Widerstand oder Demotivation führen. Andererseits ist auch ein Laissez Faire-Stil riskant. Wenn Praxisanleitende nicht wissen, was sich die Auszubildenden zutrauen und wie sie handeln, kann es zu Kompetenzüberschreitungen kommen. Die Y- und Z-ler sind nämlich häufig der Ansicht, dass Pflegetätigkeiten auch ohne viel Hintergrundwissen durchgeführt werden können (▶ Kap. 3.3.3).

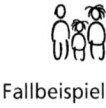
Fallbeispiel

Die Praxisanleiterin einer internistischen Station hat einer Auszubildenden im zweiten Lehrjahr die Pflege einer Patientengruppe in zwei Patientenzimmern übertragen. Sie hat mit der Auszubildenden abgesprochen, dass sie zu Schichtbeginn eine Besprechung über die anstehenden Pflegeaufgaben durchführen. Bei der Visite geht die Praxisanleiterin mit, hält sich aber im Hintergrund. Die Anordnungen werden im Anschluss

3.5 Verschiedene Generationen in der Pflegeausbildung fördern

besprochen. Am Ende der Schicht, vor der Übergabe, soll es einen weiteren Austausch geben.

Die Auszubildende arbeitet mit großem Engagement und auch die Patienten sind sehr zufrieden.

Bei einer Visite wird durch den Arzt angeordnet, dass bei einem Patienten mit Prostatahyperplasie ein Einmalkatheter gelegt werden soll. Die Praxisanleiterin wird direkt nach der Visite zu einem Notfall gerufen. Eine halbe Stunde später teilt ihr die Auszubildende mit, sie habe den Katheter mittlerweile gelegt. Auf die Frage, warum sie nicht gewartet habe, stellt die Auszubildende fest, man könne ihr da ruhig vertrauen, sie habe alles im Griff. Schließlich wäre das Thema schon in der Schule behandelt worden und es sei ja auch kein Hexenwerk.

Auch für Lehrende an Pflegeschulen ist das Thema Handlungsspielräume der Auszubildenden wichtig. Auch hier gehören die Möglichkeit, mitzuentscheiden beziehungsweise die Aversion gegen eine Rolle als passive BefehlsempfängerIn zu den Bewertungskriterien für die Ausbildung. Das Engagement in der Praxis aber auch in der Schule hängt damit zusammen. Andererseits bringen die Auszubildenden wenig positive Erfahrungen im Bezug mit Mitbestimmung aus den allgemeinbildenden Schulen mit. Die Sinus-Jugendstudie 2020 macht mit Blick auf Jugendliche im Alter zwischen 14 und 17 Jahren folgende Aussage:

»Insgesamt lässt sich festhalten, dass die Möglichkeiten für Mitbestimmung in der Schule aus Sicht der meisten befragten Jugendlichen nicht vorhanden sind. Gleichzeitig fordern sie nur selten Mitbestimmung ein.« (Calmbach et al, 2020, S. 276).

Inwieweit können Lehrende die Auszubildenden am Schulleben und am Unterrichtsprozess beteiligen und wo sind Entscheidungsspielräume vorhanden?

Eine funktionsfähige Schülervertretung mit echter Mitsprachemöglichkeit ist eine selbstverständliche Voraussetzung. Eine Beteiligung an pädagogischen Entscheidungen ist allerdings wesentlich komplizierter. Trotzdem lohnt sich ein Blick auf diesen Bereich, denn hier bietet sich eine Möglichkeit, die Motivation der Auszubildenden zu steigern.

Die übergreifenden Themen sind durch den Rahmenlehrplan und die Landeslehrpläne vorgegeben. Innerhalb der Themenblöcke besteht allerdings die Möglichkeit der Schwerpunktsetzung. Das wird auch durch ein handlungsleitendes Kriterium des Rahmenlehrplans, das exemplarische Lernen, zum Ausdruck gebracht

Das exemplarische Lernen verzichtet auf Vollständigkeit bei den Unterrichtsinhalten und versucht vielmehr über prägnante Beispiele eine vertiefte Auseinandersetzung mit Themen zu erreichen. Gleichzeitig ist hier eine Transferkompetenz notwendig, um das Gelernte auf andere Situationen übertragen zu können.

Definition

So bietet sich die Möglichkeit, unter verschiedenen Inhalten, die exemplarisch einen Sachverhalt darstellen können, auszuwählen. Das ermöglicht zum Beispiel folgendes Vorgehen:

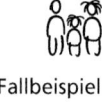

Fallbeispiel

Zu Beginn eines Theorieblocks in der Schule berichten einige Auszubildende über schlechte Erfahrungen während ihrer Praxiseinsätze in der Langzeitpflege. Es betrifft im Wesentlichen den Umgang der Pflegenden mit dementen Bewohnern. Ursache der Schwierigkeiten waren einerseits der Personalmangel, andererseits aber auch fachliche Defizite. »Manche der KollegInnen haben einfach keine Ahnung, wie man mit den Leuten umgehen muss«, sagt ein Auszubildender und einige anderen stimmen ihm zu. Das Thema beschäftigt die Auszubildenden sehr und der Lehrer, der das Unterrichtsthema aufgreifen möchte, plant seine Unterrichtseinheit um. Er stellt einen der Erfahrungsberichte aus der Praxis an den Anfang. Die Demenz ist eigentlich zu einem späteren Zeitpunkt in einer anderen curricularen Einheit geplant. Stattdessen ist für diese Einheit das Krankheitsbild des Morbus Parkinson vorgesehen. In Absprache mit der Kollegin, die die Demenz unterrichtet, wird das Thema vorgezogen und dient gleichzeitig als Ausgangspunkt für die weiteren Inhalte, die sich mit chronischen Erkrankungen und den daraus resultierenden Pflegemaßnahmen, Rehabilitationsschritten und Finanzierungsmöglichkeiten befasst.

Krankheitsbilder sind nur ein Beispiel für die Möglichkeit, Schwerpunkte zu setzen, die den augenblicklichen Interessen der Auszubildenden entgegenkommen. Am Beispiel der Krankheiten lässt sich aber gut auch die Problematik darstellen, mit der man konfrontiert wird. Hier ist nämlich die Wahlmöglichkeit dadurch deutlich begrenzt, dass wichtige und häufig vorkommende Krankheitsbilder während der Ausbildung behandelt werden müssen. Realistisch wäre es, die Wahlmöglichkeit auf eine gewissen Zahl an Krankheitsbilder bzw. auf andere Themen zu begrenzen und einen Ausgleich unter den curricularen Einheiten zu schaffen, sodass keine Inhalte verloren gehen.

Eine Wahl in der Unterrichtsmethodik des Unterrichts ist im begrenzten Rahmen ebenfalls möglich. Der Sinn umfangreicher Projekte mit großen Anteilen selbstgesteuerter Arbeitsphasen muss zum Beispiel unbedingt diskutiert werden. Natürlich ist es schwierig zu bestimmen, an welcher Stelle der positive Effekt der Beteiligung der Auszubildenden mit sinnvollen inhaltlichen und methodischen Entscheidungen in Widerspruch gerät. Trotzdem kann es ein Gewinn sein, die Beteiligung der Auszubildenden auf diesem Weg zu fördern, weil sie sich dadurch im Idealfall mehr mit den Unterrichten identifizieren können.

3.5.5 Erwartungen an Praxisanleitende und Lehrende

Die Studie Jugend in Deutschland (Schnetzer et al, 2023) untersucht unter anderem die Einstellung junger Menschen zu Führungskräften im Beruf:

> »Die Einstellung zur Arbeit und die Atmosphäre im Team hängen maßgeblich von der Persönlichkeit und dem Führungsstil der Chefin oder des Chefs ab. Unter den 14- bis 29-jährigen Erwerbstätigen sind 45 % alles in allem zufrieden mit ihrer Führungskraft und 39 % geben an, dass sie sich auf ihre Führungskraft verlassen können. Bei den Fragen nach klaren Vorstellungen von den Zielen (32 %), dem Geben von hilfreichem Feedback (31 %) oder dem Motivieren, um einen guten Job zu machen (30 %) fallen die Werte jedoch schon deutlich schlechter aus. Die geringste Zustimmung in dieser Liste bekam persönliche Weiterentwicklung: Nur 26 % geben an, dass sie durch die Führungskraft in ihrer persönlichen und beruflichen Entwicklung gefördert werden, obwohl diese Entwicklung in der Jugendphase von zentraler Bedeutung ist.« (S. 40)

Übertragen auf die Situation in der Berufsausbildung kann man schlussfolgern, dass diese Ansprüche auch an Praxisanleitende und Lehrende gestellt werden.

Die Generationen Z möchten Lehrende und Praxisanleitende, die eine Beziehung zu ihnen aufbauen können.

> »Generation Z wünscht sich und erwartet eine Anerkennung ihrer Person. Die neue Achtsamkeit, die sie sich selbst gegenüber anstrebt, möchte sie auch von anderen erfahren. Wahrgenommen werden als Person mit eigener Lebensgeschichte und ganz speziellen Lebensumständen. Dahinter steckt eine große Sehnsucht, in echte Beziehungen zu treten.« (Engelhardt, S. 48)

Lehrende und Praxisanleitende der Babyboomer- und der X-Generation gehen oft von anderen Prämissen aus: In der Ausbildung geht es um Inhalte und Fertigkeiten, die die pädagogisch Tätigen anbieten. Die Auszubildenden sollten sie sich aneignen. Eine engere Beziehung ist dazu nicht notwendig

Mit Blick auf das Verhältnis zwischen Auszubildenden und ihren LehrerInnen bzw. Ihren PraxisanleiterInnen ist noch ein weiterer Punkt wichtig: Die Einstellung zu Hierarchien hat sich verändert. Während die älteren Generationen Hierarchien im Berufsfeld aber auch im pädagogischen Bereich als gegeben angesehen haben, erodiert dieses Verständnis bei den jungen Generationen. Nur weil jemand LehrerIn oder PraxisanleiterIn ist, steht sie nicht über den Auszubildenden. Sie muss sich die Anerkennung vielmehr erst verdienen.

Die »pädagogische Beziehung« ist ein in der Pädagogik geläufiger Begriff. Es gibt eine Reihe von Studien aus dem Bereich der allgemeinbildenden Schulen, die belegen, dass ein gutes Lehrer-Schüler-Verhältnis sowohl einen großen Effekte auf den Lernerfolg der SchülerInnen und Schüler als auch auf die Motivation der Lehrkräfte hat (vergl. F. Anders, 2019). Für die Ausbildung dürfte die pädagogische Beziehung ebenfalls eine wichtige Bedeutung haben. Besonders die jungen Auszubildenden der Generation Z, die eine enge Betreuung und Begleitung durch die Eltern bis in die Jugendzeit gewöhnt sind, erwarten in der Ausbildung einen gleichwertigen Ersatz. Gibt es dort niemand, der diese Art der Umsorgung übernimmt, reagieren die Angehörigen der Generation Z mit Unverständnis und Verunsicherung. R. Schäfer (2020, S. 152) stellt mit Blick auf die jungen Auszubildenden die These auf, »dass es für sie idealerweise von den Helikopter-Eltern zum Helikopter-Arbeitgeber weitergeht.«

Wie kann eine Beziehung zwischen AnleiterIn bzw. LehrerIn und Auszubildenden aussehen?

Ein derartiges Verhältnis »sollte ein professionelles sein: geprägt von einem Gefälle (zwischen einem jüngeren und einem älteren Menschen, dem noch Unreifen und dem bereits Gereiften, dem Unwissenden und dem Wissenden) und von einer Aufgabe (nämlich dem bildungs- und Erziehungsauftrag der Schule: Das Kind soll vermittels Unterricht, ergo durch den Lehrer genügend Anstöße zu personaler und fachlicher Selbstfindung erhalten)« (Felten, S. 49).

Eine (pädagogische) Beziehung beginnt damit, dass man sich für den anderen interessiert. Da ist zunächst der Name. Es soll auch in der Praxis noch Stationen geben, auf denen die Auszubildenden als »Schüler« oder »Mädchen« angesprochen werden, aber das dürfte die absolute Ausnahme sein. In der Schule ist das etwas anderes. Viele Lehrende haben Schwierigkeiten, sich die Namen der Auszubildenden zu merken, auch weil es teilweise sehr viele Namen sind. Im Unterricht wird dann oft mit einer Handbewegung auf die Auszubildenden gezeigt, weil der Name nicht präsent ist. Für die Lernenden entsteht dann der Eindruck, dass die LehrerIn die Auszubildenden nicht kennt und sie nur im Unterrichtsprozess eine Rolle spielen. Die Bedeutung des Namens sollte nicht unterschätzt werden und deswegen sind Lehrende gefordert, sich die Namen der Auszubildenden vor Unterrichtsbeginn noch einmal einzuprägen.

Die Auszubildenden der Generation Z wünschen sich eine Unterstützung bei der persönlichen und beruflichen Weiterentwicklung. Eine Voraussetzung für die Hilfe bei der persönlichen Entwicklung ist aber, dass man die Auszubildenden bis zu einem gewissen Grad kennt, dass man weiß, was sie motiviert, was sie in der Entwicklung hemmt, wo ihre Stärken und eventuell ihre Schwächen sind. Dazu ist es hilfreich, etwas von ihrer Vorgeschichte zu kennen, Informationen über die Familie, Hobbys, schulische Vorerfahrungen usw. zu haben. Praxisanleitende und Lehrende sollen dazu ins Gespräch mit den Auszubildenden kommen und auch gezielt nach solchen Informationen fragen. Das gelingt am besten, wenn man selbst bereit ist, über sich zu erzählen.

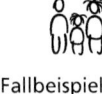
Fallbeispiel

Marwan Mansur ist 21 und Auszubildender im 3. Ausbildungsjahr. In einem Theorieblock fällt dem Klassenlehrer auf, dass Herr Mansur regelmäßig zu spät kommt und sich an den Terminen der Klassenarbeiten krankmeldet. Dazu kommen zwei weitere Freitage und ein Montag, an denen er nicht erscheint. Außerdem lassen seine Leistungen deutlich nach. Er beteiligt sich nicht mehr am Unterrichtsgeschehen und ist auch in den Pausen weitgehend allein. Die Sozialarbeiterin der Schule spricht den Klassenlehrer am Ende des Blocks an: »Du weißt schon, was mit

Marwan los ist, oder?« Als der Lehrer das verneint, erzählt sie: »Er kommt ja aus Palästina. Dort herrscht ja seit einigen Tagen wieder Krieg und er ist sehr besorgt, was mit seiner Familie geschehen ist. Er hat kein Lebenszeichen mehr von ihnen bekommen. Jetzt kann er kaum mehr schlafen und sich auch nicht mehr konzentrieren vor Angst, dass ihnen etwas zugestoßen sein könnte.«

Eine Beziehung aufbauen bedeutet auch, Lernschwierigkeiten und andere Probleme der Auszubildenden zur Kenntnis zu nehmen und aktiv anzugehen. Die grundlegende Haltung sollte sein: *Du bist mir nicht egal. Ich will dir helfen, die Schwierigkeiten zu bewältigen.* Dieser zutiefst pädagogische Anspruch setzt auch eine persönliche Beziehung voraus, allerdings als Teil des professionellen Handelns. Hier spielt die Frage nach Sympathie oder Antipathie nicht die entscheidende Rolle. Vielmehr ist es die Überzeugung, dass es eine berufliche Aufgabe ist, die Auszubildenden auf ihrem Weg zur persönlichen und beruflichen Entfaltung zu unterstützen und sie auch in Krisenzeiten nicht ihrem Schicksal zu überlassen.

Als LehrerIn oder PraxisanleiterIn sollte man sich klar machen, dass das eigene Verhalten in diesem Zusammenhang einen sehr großen Einfluss auf das Bildungsergebnis hat. Je sicherer man sich dabei fühlt, je mehr man von der Wirksamkeit seines pädagogischen Handelns überzeugt ist, desto effektiver wirkt man auf die Auszubildenden ein. Das kann dadurch verstärkt werden, dass man sich selbst beobachtet: Bin ich davon überzeugt, dass mein Handeln als LehrerIn oder als PraxisanleiterIn etwas bewirkt? Glaube ich daran, dass mein Handeln bei den Auszubildenden etwas zum Positiven verändert? Wie reagiere ich üblicherweise auf Störungen im Anleitungs- oder Unterrichtsgeschehen und welche Vorannahmen über die Auszubildenden leiten mich dabei?

Sich selbst kennen lernen ist der Schlüssel zu einer effektiven und authentischen Beziehungsgestaltung zu den Auszubildenden.

»Ich war als Lehrer eigentlich immer der Meinung, dass es meine Hauptaufgabe ist, Fachinhalte zu vermitteln und ich glaube, das kann ich auch sehr gut. In den letzten Jahren kommt es mir aber immer häufiger so vor, dass die Erziehungsaufgaben zunehmen. Manchmal denke ich, die jungen Azubis sind oft sehr unselbständig und unsicher. Dann kommt es mir wieder so vor, als ob sie ein grenzenloses Selbstbewusstsein haben und nicht kritikfähig sind.

Ich lerne in diesem Zusammenhang täglich dazu. Mittlerweile reagiere ich auch nicht mehr so empfindlich: Das, was die Azubis verändern sollten, um im Pflegeberuf anzukommen, das versuche ich ihnen zu zeigen, bzw. ich nehme sie oft an der Hand und führe sie. Und manchmal lerne ich auch selber dazu, wenn eine Auszubildende großspurig einen Vorschlag macht, der wirklich gut ist.«

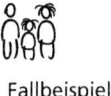

Fallbeispiel

3.5.6 Sich wohl fühlen – Nestwärme

Der *azubi.report 2022* stellt die Frage an die Auszubildenden, was sie an ihrem Arbeitgeber mögen. Die mit 67 % am häufigsten genannte Antwort lautet: »Dass die Stimmung auf der Arbeit gut ist.« An dritter Stelle liegt mit 47 % die Antwort, »Dass es jemand gibt, der mich während der Ausbildung betreut und für mich da ist.« (azubi.report, 2022, S. 28)

Auszubildende müssen während der Ausbildung regelmäßig die Einsatzorte wechseln und sich in neue Teams einfügen. Vielleicht fällt das den Angehörigen der Generationen Y und Z sogar leichter als ihren Vorgängern, weil viele von ihnen immer wieder mit neuen Gruppen konfrontiert wurden: Im Kinderhort oder in der Kindertagesstätte, später in der Gemeinschaftsschule mit unterschiedlichen Leistungszügen, vielleicht in sich anschließenden Praktika. Was sie überall gelernt haben: Das Wichtigste ist, dass man in Gruppen gut aufgenommen wird. Im Gegensatz zu den Auszubildenden früherer Jahrgänge sind sie aber nicht gezwungen, ein schlechtes Gruppenklima zu ertragen. »Da muss man eben durch«, galt früher. Heute, wo die Möglichkeiten unbegrenzt scheinen, ist Durchhaltevermögen nicht mehr die wichtigste Tugend. Wenn es in einem Team schwierig wird, wenn man mit Teammitgliedern aneckt und sich nicht durchsetzen kann, wird schnell nach einem Wechsel der Einsatzstelle gefragt. Verweigert sich die Schule dieser Bitte, kann es auch zur Kündigung des Ausbildungsverhältnisses kommen.

Wenn ein Team Interesse an einer Auszubildenden hat, sollte der Faktor Nestwärme berücksichtigt werden. Wer sich nicht wohlfühlt, wird später kein Teammitglied werden.

Eine besonders wichtige Rolle spielen hier die Praxisanleitenden. Sie stellen oft die Brücke zum Team dar, angefangen mit der Einführung am ersten Tag. Oft müssen sie das Kennenlernen initiieren, die Auszubildenden vorstellen und sie in den ersten gemeinsam verbrachten Pausen aktiv in das Gruppengespräch einbinden. Wenn Schwierigkeiten auftreten, weil sich die Auszubildenden zum Beispiel mit einzelnen Teammitgliedern nicht verstehen, sind es die Praxisanleitenden, die vermitteln sollten.

Auch in der Schulklasse wollen sich die jungen Auszubildenden wohlfühlen. Gelingt es ihnen nicht, Kontakte zu knüpfen und Teil der Klassengemeinschaft zu werden, beenden sie oft noch während der Probezeit die Ausbildung. Für die Lehrenden ist es allerdings kein leichtes Unterfangen, in diesen Prozess einzugreifen. Im Gegensatz zu den Praxisanleitenden sind sie kein Mitglied des Teams und können Impulse nur von außen setzen. Besonders zu Beginn der Ausbildung können gemeinsame Klassenevents dazu beitragen, dass sich Strukturen bilden, die niemanden ausgrenzen.

Darüber hinaus können Lehrende die Außenseiter auch gezielt in das Unterrichtsgeschehen einbeziehen und dadurch für die anderen sichtbar machen.

Stephanie Bühl ist Lehrerin an einer Pflegeschule, deren Auszubildende aus Altenpflegeeinrichtungen kommen. »Ich versuche diejenigen, die ich für Außenseiter halte, verstärkt in den Unterricht mit einzubeziehen. Wenn ich feststelle, dass sie eine besondere Expertise haben, zum Beispiel weil sie bereits Kinder haben, aus einem Kulturkreis stammen, der sich von unserem unterscheidet oder weil sie ein interessantes Hobby haben, spreche ich sie im Unterricht immer wieder darauf an. Sie sollen für kurze Zeit im Mittelpunkt stehen, Selbstbewusstsein tanken und sich vielleicht auch für andere interessant machen. Eine Auszubildende, die in den Pausen immer alleine war und viel gelesen hat, habe ich im Unterricht auf die Bücher angesprochen, die ich bei ihr gesehen habe. Einmal konnten wir anhand eines Buchs von Stephen King eine spannende Diskussion über gesellschaftliche Tabus führen, an der sie sich nach kurzer Zeit auch selbst viel beteiligt hat. Ich glaube, das hat auch in der Klasse etwas bewirkt.«

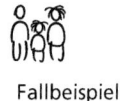
Fallbeispiel

3.5.7 Konflikte

Eine professionelle pädagogische Beziehung hat auch eine fordernde Komponente. Schon bei der Generation Y, besonders aber bei der Generation Z wurde die Beziehung der Eltern zu den Kindern immer weniger erzieherisch und immer stärker partnerschaftlich gestaltet. Das hatte in vielen Fällen zur Folge, dass den Kindern und Jugendlichen die Widerstände fehlten, an denen sie reifen konnten. So entstandene Defizite können in der allgemeinbildenden Schule und später auch in der Berufsausbildung sichtbar werden. Sie äußern sich zum Beispiel in Selbstüberschätzung, fehlender Selbstdisziplin, fehlendem Durchhaltevermögen und fehlender Kritikfähigkeit. Solche Verhaltensweisen sind wohlgemerkt keine akzeptablen Spezifika einer Generation, sondern Defizite, die sich zwar aus zeittypischen Konstellationen erklären lassen, aber verändert werden müssen. Die anstehenden Reifungsprozesse müssen die Auszubildenden in Begleitung von Praxisanleitenden und Lehrenden durchlaufen, damit sie im Pflegeberuf bestehen können.

Damit dieser Weg gemeinsam gegangen werden kann, muss eine belastbare Beziehung bestehen, in der sich beide Seiten respektvoll begegnen, sich gegenseitig in ihrer Rolle anerkennen und schätzen. Auf Seiten der Auszubildenden heißt das: Es ist mir wichtig, was du über mich denkst, weil du eine wichtige Bezugsperson für mich bist. Auf Seiten der Praxisanleitenden oder der Lehrenden: Du bist mir als Mensch wichtig. Ich bin überzeugt davon, dass du eine kompetente Pflegekraft wirst, wenn du an dir arbeitest.

Das Verhältnis ist dabei nicht gleichrangig, sondern es besteht eine Hierarchie. Probleme werden trotzdem soweit möglich verständigungsorientiert besprochen. Das heißt, dass im Konfliktfall erst alle Fakten, Beweggründe usw. beider Seiten auf den Tisch kommen müssen, bevor versucht wird, eine rationale Entscheidung zu fällen. Als PraxisanleiterIn oder LehrerIn hat man aber immer auch ein Kriterium im Blick, das letztlich den

Ausschlag geben kann: Welche Auswirkungen hat die aktuelle Entscheidung für die Zukunft der Auszubildenden im Pflegeberuf?

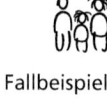
Fallbeispiel

Spätschicht auf einer unfallchirurgischen Station in der Klinik und noch zwei Stunden zu arbeiten. Peter Hein, ein junger Auszubildender im zweiten Lehrjahr fragt die Stationsleitung, ob er früher gehen kann. Schließlich wären sie ja mit fast allem durch und den Rest könnten die anderen Kollegen auch ohne ihn gut bewältigen. Die Stationsleitung lehnt den Wunsch des Auszubildenden ab. Der Dienst gehe nun mal bis 21.00 Uhr und daran müssten sich alle halten. Beim nächsten Spätdienst tritt eine ähnliche Situation ein. Peter Hein ist der Ansicht, die Arbeit wäre weitgehend getan. Allerdings gibt er jetzt an, sich schlecht zu fühlen und verlässt die Station. Als das eine Woche später noch einmal geschieht, droht die Stationsleitung mit Konsequenzen bis hin zur Abmahnung. Christine Novac, die freigestellte Praxisanleiterin wird eingeschaltet und bittet Herrn Hein zum Gespräch.

»Es ist doch irre«, sagt Herr Hein, »wir sitzen ab 19.00 Uhr nur noch rum und vertrödeln die Zeit. Das ist schließlich Lebenszeit und ich will die sinnvoll nutzen. Wenn es den anderen nicht so geht, bitte! Ich weiß was Besseres mit mir anzufangen.«

Frau Novac versucht sich in den jungen Mann hineinzuversetzen. Sie weiß, dass er sonst ein fleißiger und engagierter Auszubildender ist, der es allerdings mit Pünktlichkeit nicht so genau nimmt. »Es gibt ein paar Gründe, die aus Sicht der Leitung wichtig sind«, sagt sie. »Stellen Sie sich vor, es kommen noch Zugänge oder es entsteht eine unvorhersehbare Situation, für die auch Sie noch benötigt werden?« »Ich kann doch da auch nicht viel tun«, antwortet Herr Hein. »Sie unterschätzen sich. Sie sind wichtig. Das signalisiert auch die Stationsleitung, wenn sie Sie nicht gehen lassen will.« Nach einer kurzen Pause fährt Frau Novac fort: »Im Stationsteam verlassen sich alle aufeinander. Und wenn sie sich krankmelden, obwohl sie es nicht sind, wird man Sie für illoyal halten. Sie kommen dann nicht mehr so leicht ins Team.« Herr Hein berichtet jetzt davon, dass er im Volleyballverein ist und sein Stammplatz in der Mannschaft in Gefahr gerät, wenn er zu häufig nicht am Training teilnimmt. Das leuchtet Frau Novac ein. Sie besprechen, dass ein Gespräch zwischen dem Auszubildenden, der Stationsleitung und der Praxisanleiterin organisiert werden soll. »Ich werde versuchen, zur Klarheit beizutragen«, sagt Frau Novac.«Wenn sich aber keine gute Lösung anbietet, werden Sie sich an die geplanten Zeiten halten müssen. Ich bin schließlich auch Teil des Teams«.

3.5.8 Zusammenfassung

Die jungen Auszubildenden der Generationen Y und Z sind in der Regel in einer anderen Umwelt aufgewachsen als ihre LehrerInnen oder PraxisanleiterInnen. Deswegen gibt es Unterschiede im Verhalten und in den Einstellungen. Pädagogisch Tätige sollten konstruktiv mit den Unterschieden umgehen und nicht versuchen, ihre Sichtweise durchzusetzen.

Junge Auszubildende haben oft andere Vorstellungen vom Lernen als die Mitglieder der Generation der Babyboomer oder der Generation X. Für die Generationen Y und Z sind Praxis- und Prüfungsrelevanz wichtige Kriterien. Lernanregungen gehen häufig von Praxisproblemen aus, und die Lerninhalte haben mit der Problemlösung zu tun. Daneben spielen Vielseitigkeit und Abwechslung beim Lernen eine entscheidende Rolle.

Viele junge Auszubildende wollen möglichst früh Verantwortung übernehmen und fordern Handlungsspielräume ein. Dieser Wunsch kann im Unterricht oder der Praxisanleitung genutzt werden.

Darüber hinaus wünschen sie sich oft »Nestwärme« im Arbeitsbereich oder in der Schule. Von den pädagogisch Tätigen erwarten sie Aufmerksamkeit und Zuwendung. Dadurch und weniger durch die hierarchisch höhere Position, gelingt es oft, die Auszubildenden zu erreichen.

Entstehen Konflikte, sind oft generationstypische unterschiedliche Haltungen verantwortlich. Hier hilft ein wechselseitiges Verständnis für den anderen. Manchmal müssen aber von den LehrerInnen und PraxisanleiterInnen rote Linien gezogen werden, die nicht überschritten werden dürfen.

3.6 Mit unterschiedlichen Voraussetzungen umgehen: Kognitive Leistungsfähigkeit

Zu den wichtigsten Faktoren der Heterogenität in der Pflegeausbildung zählen unterschiedliche kognitive, emotionale und praktische Leistungsvoraussetzungen der Auszubildenden. Es handelt sich um grundlegende Anlagen, die in die Ausbildung eingebracht werden und oft schwer veränderbar sind.

In der Pädagogik spielt der Begriff der *Intelligenz* eine besonders wichtige Rolle. Er beschreibt die Begabung im kognitiven Bereich und ist eine wichtige Voraussetzung des Lernens. Für die Pflegeausbildung ist darüber hinaus die *emotionale Intelligenz* bzw. die emotionale Kompetenz (▸ Kap. 3.7) sehr wichtig. Die Anlagen bringen die Auszubildenden in ebenso unterschiedlichem Maß in die Grundausbildung ein, wie das bei der (kognitiven) Intelligenz der Fall ist. Ähnliches gilt auch für die *praktische Intelligenz,* bzw. für die praktische Kompetenz (▸ Kap. 3.8).

Während man annimmt, dass die (kognitive) Intelligenz im Erwachsenenalter kaum mehr verändert werden kann (vergl. Stern & Neubauer, 2013, S. 78), ist das für die emotionale und praktische Intelligenz noch nicht endgültig geklärt.

Für Pflegepädagogen und Praxisanleitende ergeben sich eine Reihe von Handlungsmöglichkeiten:

- Die Unterschiede in den kognitiven, emotionalen und praktischen Leistungsbereichen müssen diagnostiziert werden, um angemessen handeln zu können.
- Den Auszubildenden sollten bei heterogenen Leistungsvoraussetzungen unterschiedliche Lernangebote gemacht werden.
- Die Fachinhalte müssen dazu genutzt werden, die Anlagen der Auszubildenden zur Entfaltung kommen zu lassen. Was als kognitive, emotionale oder praktische Intelligenz in die Ausbildung eingebracht wird, kann gefördert, vertieft, ausgebaut oder ergänzt werden.

3.6.1 Diagnostik der Leistungsunterschiede

Die unterschiedlichen Dimensionen von Leistungsunterschieden in der Pflegeausbildung fordern vielfältige Formen der Diagnostik. Das fachlich-inhaltliche Lernen setzt zum Beispiel neben kognitiven Fähigkeiten auch methodische, soziale und motivationale Elemente voraus. Entsprechend schwierig ist es, die Leistungsfähigkeit eines Auszubildenden trennscharf mit nur einem Kriterium, zum Beispiel dem der Intelligenz zu bestimmen. Die Diagnostik des Leistungsvermögens dient der pädagogischen Förderung und nicht der Selektion. Das setzt voraus, dass keine diagnostischen Instrumente zur Anwendung kommen, die einer Stigmatisierung der Auszubildenden Vorschub leisten können. Ein verpflichtender Intelligenztest ist unter diesen Gesichtspunkten nicht denkbar, auch weil dadurch persönliche Grenzen überschritten würden.

Für Lehrende und Praxisanleiter bieten sich trotzdem eine Reihe von diagnostischen Möglichkeiten, um mehr über das Leistungsvermögen der Auszubildenden zu erfahren.

Diagnostik durch Beobachtung

Lehrende erleben die Auszubildenden im Unterricht und bewerten die Qualität ihrer Beiträge. Sie beobachten, wie Auszubildende mit anspruchsvollen Inhalten umgehen, ob und wann sie Zeichen von Überforderung erkennen lassen und wie sie auf Überforderung reagieren. Ebenso nehmen sie wahr, wenn sich Auszubildende im Unterrichtsverlauf langweilen oder wenn sie Zeichen von Unterforderung zeigen.

Erfahrene Lehrer können diese Verhaltensweisen von Auszubildenden oft treffsicher einordnen und sich dabei ein Bild von dem Leistungsvermögen der Lernenden machen. Das erfordert allerdings aktives Handeln: Die Auszubildende müssen im Unterricht aktiv angesprochen werden. Diese Form der diagnostischen Kompetenz ist Teil der *adaptiven Lehrkompetenz* (▶ Kap. 3.6.2).

3.6 Mit unterschiedlichen Voraussetzungen umgehen

Definition

Kiel et al (2015, S. 113) definieren die Diagnostische Kompetenz als Teil der adaptiven Lehrkompetenz folgendermaßen: »[...] die Fähigkeit, bezogen auf den jeweiligen Unterrichtsgegenstand, die Lernenden bezüglich ihrer Lernvoraussetzungen und -bedingungen (Vorwissen, Lerntempo, Lernschwächen usw.) sowie ihrer Lernergebnisse zutreffend einschätzen zu können.«

Auch PraxisanleiterInnen gelingt oft eine gute Einschätzung des Leistungsvermögens der Auszubildenden. Die Zusammenarbeit ist in der Regel enger als die zwischen Lehrenden und Lernenden. PraxisanleiterInnen können die Auszubildenden in unterschiedlichen Arbeits- und Lernzusammenhängen beobachten und ihre Einschätzung ist deswegen oft differenzierter.

Hier wird wieder deutlich, wie wichtig eine enge Kooperation und ein regelmäßiger Austausch zwischen den pädagogisch Tätigen der verschiedenen Lernorte ist.

Diagnostik anhand von Leistungsnachweisen

Natürlich lassen Leistungen in einer einzelnen Prüfung, einer Klausur oder einem Test keine sichere Aussage über die Intelligenz oder über andere Indikatoren des Leistungsvermögens zu. Mehrere Leistungsnachweise geben allerdings in der Regel genug Hinweise, um eine Einschätzung treffen zu können. Auch eine Erklärung, was die Ursachen einer ungenügenden Leistung sind, ob es sprachliche oder logische Verständnisprobleme sind oder ob Fachwissen fehlt, ist dann meistens möglich. Auf der Grundlage dieser Hinweise kann eine erste Diagnostik des Leistungsvermögens erfolgen, die im weiteren Verlauf der Ausbildung allerdings auch wieder korrigiert werden kann.

Praxisanleitende können aus Anleitungen ebenfalls Rückschlüsse auf das kognitive und praktische Leistungsvermögen der Auszubildenden ziehen.

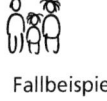
Fallbeispiel

Der Auszubildende Peter Heck ist im ersten Ausbildungsjahr. Seine Praxisanleiterin, Irina Osmanovic, gibt ihm zu Beginn des Einsatzes einen Leittext zur Bearbeitung. Als sie am nächsten Morgen nach dem Stand der Bearbeitung fragt, zeigt ihr Herr Heck eine dreiseitige Ausarbeitung der Leitfragen. Der Text ist inhaltlich differenziert, gut formuliert und sehr ausführlich.

Frau Osmanovic stellt ihren ursprünglich erarbeiteten Ausbildungsplan um. Sie beschließt gleich zu Beginn anspruchsvollere Anleitungsthemen auszuwählen, als sie das sonst im ersten Ausbildungsjahr tut. Sie hofft, ihn dadurch zusätzlich motivieren zu können.

Selbstbeurteilung der Auszubildenden

Eine Eigenbeurteilung der erbrachten Leistungen kann dazu führen, dass Auszubildende einen realistischeren Eindruck von ihrem Lernvermögen erhalten und mehr Eigenverantwortung für ihr Lernen übernehmen. Darüber hinaus gibt sie Lehrenden und PraxisanleiterInnen zusätzliche Informationen, um das eigene diagnostische Urteil abzusichern.

Selbstbeurteilungen sollten ohne Notendruck stattfinden, um verwertbare Informationen zu erhalten. Die Eigenbeurteilung kann in verschiedenen Situationen erfolgen:

- Im Unterricht zur Beurteilung einer Arbeitsaufgabe bzw. des Erarbeitungsprozesses. Die Sozialform kann dabei sowohl die Einzelarbeit wie auch die Gruppenarbeit sein.
- In der Praxis: Pauschale Selbsteinschätzungen im Ausbildungsprozess, zum Beispiel vorausschauend im Erstgespräch oder bewertend im Zwischen- oder Abschlussgespräch.
- Bei Praxisbegleitungen durch Lehrende.

Tab. 3.5: Auszug aus einem Bewertungsbogen für eine Praxisbegleitung (Evangelisches Bildungszentrum für Gesundheitsberufe, Stuttgart)

Personale Kompetenz: Selbständigkeit	Fremdbeurteilung Selbstbeurteilung	
In bekannten und stabilen Kontexten weitgehend unter Anleitung verantwortungsbewusst lernen und arbeiten. Das eigene und das Handeln anderer einschätzen. Vorgegebene Lernhilfen nutzen und Lernberatung bei Bedarf nachfragen		
Arbeitet im Rahmen des eigenen Kompetenzbereichs selbständig	+ + + - - + - -	
	+ + + - - + -	
Reflektiert seine Beziehungsprozesse mit Patienten und Personal	+ + + - - + - -	
	+ + + - - + -	
Reagiert flexibel	+ + + - - + - -	
	+ + + - - + -	

Kriterium						
Kann konstruktive Rückmeldungen geben, reagiert auf Kritik ergebnisorientiert	+ +	+	+	- -	- -	
	+ +	+	+ -	-	-	
Vertritt eigene Entscheidungen	+ +	+	+	- -	- -	
	+ +	+	+ -	-	-	
Geht konstruktiv mit eigenen Grenzen und Möglichkeiten um	+ +	+	+	- -	- -	
	+ +	+	+ -	-	-	
Wertet Beobachtungen, Erfahrungen und Handlungen in Bezug auf zukünftiges Handeln	+ +	+	+	- -	- -	
	+ +	+	+ -	-	-	
Setzt Prioritäten situationsgerecht	+ +	+	+	- -	- -	
	+ +	+	+ -	-	-	

Tab. 3.5: Auszug aus einem Bewertungsbogen für eine Praxisbegleitung (Evangelisches Bildungszentrum für Gesundheitsberufe, Stuttgart) – Fortsetzung

Lerntagebuch

Beim Einsatz eines Lerntagebuchs geht es in erster Linie darum, den eigenen Lernprozess zu beobachten, zu reflektieren und zu dokumentieren. Die Auszubildenden sind angehalten, ihre Lernfortschritte in einem vorgegebenen Zeitabschnitt, zum Beispiel wochenweise, zu erfassen. Das kann sowohl während der theoretischen wie auch während der praktischen Ausbildungsabschnitte erfolgen. Inhaltlich geht es um die anfallenden Lernthemen. Dokumentiert werden Lernprobleme, eventuell aufgetretene Fehler, Aha-Momente, Lernstrategien, Einsichten usw.

Lerntagebücher sollen zuallererst den Auszubildenden helfen, ihr eigenes Lernen zu reflektieren und zu steuern. Gleichzeitig kann es aber auch den Lehrenden oder Praxisanleitenden wichtige diagnostische Informationen über die Lernstrategien der Auszubildenden geben. Dazu müssen sie regelmäßig kontrolliert und gegebenenfalls besprochen werden.

Lerntagebücher haben neben ihrem diagnostischen Wert noch eine Reihe anderer Vorteile:

- Eine Selbstreflexion des Lernprozesses durch die Auszubildende wird angeregt.
- Das Lernen kann durch ein Lerntagebuch strukturiert werden, indem z. B. Lernziele genannt werden.

- Im Idealfall kann die Auszubildende durch die Arbeit mit einem Lerntagebuch motiviert werden, indem sie ihre Lernfortschritte sieht.

Allerdings müssen auch Nachteile der Methode bedacht werden:

- Auszubildende werden durch den zusätzlichen Zeitaufwand abgeschreckt.
- Ein Lerntagebuch erfordert Durchhaltevermögen und muss kontinuierlich geführt werden. Dazu ist Selbstdisziplin notwendig, die nicht alle Auszubildenden mitbringen.
- Je mehr persönliche Gedanken im Lerntagebuch niedergeschrieben werden, desto problematischer wird es, wenn Lehrenden Einblick haben wollen. Eine Verletzung der Privatsphäre ist möglich.

Möglicher Aufbau eines Lerntagebuchs

1. Im Lerntagebuch sollte Zeiträume vorgegeben werden, für die eine überschaubare Planung erfolgen kann. Ideal ist die Wochenplanung. Hier wird für jede Woche ein Wochenziel benannt. Das kann entweder durch den Auszubildenden selbst formuliert werden oder in Absprache mit der PraxisanleiterIn.
Für jeden Arbeitstag muss ein Schreibfeld vorhanden sein. Folgende Fragen strukturieren die Felder: Was habe ich heute neu gelernt? Welche Kompetenzen habe ich entwickelt?
Welche Fehler sind aufgetreten? Warum?
2. Am Ende des vorgeplanten Zeitraums, z. B. am Ende jeder Woche werden Fragen zur Zielerreichung gestellt: Wurde das geplante Ziel erreicht? Was hat dabei geholfen? Wenn das Ziel nicht erreicht wurde, warum nicht?

3.6.2 Adaptive Lehrkompetenz – Kompetenzen der Lehrenden

Wenn Lehrende mit heterogenen Lerngruppen umgehen müssen, sollten sie selbst eine Reihe von Kompetenzen mitbringen. In der bisher größten Metastudie über erfolgreiches Lehren und Lernen stellt J. Hattie fest, dass Lehrende »adaptive learning experts« (Hattie, 2012, S. 99) sein sollten.

Die Adaptive Lehrkompetenz setzt folgende Einzelkompetenzen voraus (Kiel et al, 2015, S. 113):

- »Sachkompetenz: reichhaltiges, flexibel nutzbares eigenes Sachwissen, in dem sich die Lehrkraft leicht und rasch bewegen kann.
- Diagnostische Kompetenz: die Fähigkeit, bezogen auf den jeweiligen Unterrichtsgegenstand, die Lernenden bezüglich ihrer Lernvoraussetzungen und -bedingungen (Vorwissen, Lerntempo, Lernschwächen usw.) sowie ihrer Lernergebnisse zutreffend einschätzen zu können. [...].

- Didaktische Kompetenz: reichhaltiges methodisch-didaktisches Wissen und Können, wozu auch gehört, dass die Lehrperson die Vor- und Nachteile der einsetzbaren didaktischen Möglichkeiten und Bedingungen kennt, unter denen diese Erfolg versprechend eingesetzt werden können.
- Klassenführungskompetenz: die Fähigkeit, eine Klasse so zu führen, dass sich die Lernenden aktiv, anhaltend und ohne ein Zuviel an störenden Nebenaktivitäten mit dem Unterrichtsgegenstand auseinandersetzen können.«

Lehrende mit adaptiver Lehrkompetenz schaffen die Grundlagen für einen gelungenen Unterricht in heterogenen Lerngruppen.

Adaptive Lehrkompetenz kann, zumindest teilweise, auch als Voraussetzung für die Arbeit von PraxisanleiterInnen unter den Bedingungen von Heterogenität gesehen werden. Natürlich wird von ihnen Fachkompetenz erwartet. Auch diagnostische Kompetenz ist eine wichtige Voraussetzung für die Arbeit mit Auszubildenden in der beruflichen Praxis. Auch in der Praxisanleitung können verschiedene didaktische Methoden zur Anwendung kommen: Gezielte Anleitungen, Anleitungen mit einem hohen Anteil an selbstorganisierten Aktivitäten wie zum Beispiel Leittexte, der Einsatz von Arbeits- oder Projektaufträgen, Erkundungsaufträge, Anleitungen im Skillslab, Serious games usw. Eine professionell handelnder PraxisanleiterIn zeichnet sich hier durch eine kompetente und auf die Auszubildenden zugeschnittene Auswahl der Anleitungsmethoden aus.

In der Praxisanleitung ist Klassenführungskompetenz natürlich nicht gefordert, sieht man einmal von Gruppenunterrichten ab. Trotzdem zeichnet es Praxisanleitende aus, wenn sie in der Lage sind, die Auszubildenden über die Anleitungszeit aktiv, anhaltend und konzentriert auf den Lerngenstand zu fokussieren.

3.6.3 Umgang mit leistungsbezogener Heterogenität

Eine typische Klasse in einer Pflegeschule: Unter den 24 Auszubildenden sind 8 AbiturientInnen, 12 Lernende mit einem mittleren Bildungsabschluss und 4 Auszubildende, die vor ihrem Pflegehilfeabschluss die Hauptschule besucht haben. Unabhängig von dem Schulabschluss bestehen Unterschiede zwischen den Auszubildenden im Vorwissen, in den Lernstrategien, in der Analysefähigkeit usw. Für die Lehrenden ist es nicht einfach einen Unterricht zu planen, von dem alle profitieren. Was für die einen eine Überforderung darstellt, langweilt die anderen, weil sie die Zusammenhänge bereits nach wenigen Minuten verstanden haben.

Es gibt verschiedene Strategien, um mit diesen Problemen umzugehen. In den staatlichen Schulsystemen der deutschsprachigen Länder wurde die *Äußere Differenzierung* als Strategie bevorzugt. Äußere Differenzierung bedeutet, eine leistungsbezogene Differenzierung nach Schulformen: Nach der Grundschule werden die Schüler entsprechend ihrer Leistungsstärke dem Gymnasium, einer Schule mit dem Ziel eines mittleren Bildungsabschlusses oder in manchen Bundesländern der Hauptschule zugewiesen. Auf diese Weise wird versucht, homogene Lerngruppen zu schaffen, in denen die Leistungsunterschiede nicht übermäßig groß sind.

Eine Äußere Differenzierung ist auch innerhalb einer Schule möglich. Dabei werden die Schüler, oder in der Berufsausbildung die Auszubildenden, je nach Leistungsstärke in unterschiedlichen Klassen unterrichtet. Es gibt z. B. eine Klasse mit leistungsstarken und eine mit leistungsschwächeren Lernenden innerhalb einer Jahrgangsstufe.

Auf den ersten Blick erscheint diese Idee verlockend: Das Unterrichtsangebot könnte einfacher auf die Lerngruppen zugeschnitten werden. Gegen eine derartige leistungsdifferenzierte Klassenbildung sprechen aber vor allem zwei Argumente:

- Forschungsbefunde zeigen, dass die äußere Differenzierung kaum positive Auswirkungen auf die Lernergebnisse haben (Hattie, 2012). Besonders die PISA- (PISA 2022) und die TIMSS-Studie (Schwippert et al. 2020) legen nahe, dass die leistungshomogene Beschulung in den deutschsprachigen Ländern gegenüber den Ländern mit anderen Schulsystemen keine Vorteile zeigt.
- Eine Aufteilung in leistungsdifferenzierte »bessere« und »schwächere« Klassen hat Einfluss auf das Selbstbild der SchülerInnen bzw. der Auszubildenden und wird von vielen als ungerecht oder stigmatisierend empfunden.

3.6.4 Innere Differenzierung, Binnendifferenzierung

Die innere Differenzierung oder Binnendifferenzierung gilt heute als Königsweg im Umgang mit heterogenen Gruppen von Auszubildenden oder Schülern. Unter *Innerer Differenzierung* werden Maßnahmen innerhalb einer Klasse oder einer Lerngruppe verstanden. Die Lehrenden nehmen dabei den individuellen Lernstand der Lernenden in den Blick und richten Inhalte, Methoden, Sozialformen usw. darauf aus. Innere Differenzierung meint dabei allerdings nicht eine individuelle Förderung außerhalb des Klassenunterrichts, sondern die Berücksichtigung der unterschiedlichen Leistungsstände im gemeinsamen Unterricht.

Dieser Ansatz klingt zunächst überzeugend, stellt sich aber im Schulbetrieb als aufwändig und voraussetzungsreich dar.

Ascheman (2011) fordern für eine sinnvolle Binnendifferenzierung des Unterrichts

- eine genaue Eingangsdiagnose der Lernenden in der Klasse,
- die Definition individueller Ziele für die Lernenden,
- motivierte Auszubildende und
- kompetente Lehrende, die mit den hoch komplexen Unterrichtssituationen umgehen können.

»Eine gute Voraussetzung für Binnendifferenzierung ist weiters eine Unterrichtssituation, in der Selektion keine (oder eine untergeordnete) Rolle spielt und in der es akzeptabel ist, wenn kein gemeinsames Minimalleistungsniveau erreicht wird […]. Diese Voraussetzung ist nicht gegeben, wenn innerhalb einer bestimmten Stundenzahl ein vorgegebenes Niveau erreicht werden soll.« (Ascheman, 2011, S. 4).

In der Pflegeausbildung muss ein vorgegebenes Niveau durch alle Auszubildenden auf einem ähnlichen Niveau erreicht werden. Somit ist die Binnendifferenzierung nur eingeschränkt möglich.

Auch fordern einige Konzepte der inneren Differenzierung optimalerweise mehrere Lehrkräfte, was selten möglich ist. Die folgenden Vorschläge beschränken sich deshalb auf methodische Strategien, die im normalen Alltag einer Pflegeschule realistisch sind.

Formen der Binnendifferenzierung

- Niveaudifferenzierung: Der Unterrichtsstoffe, die Arbeitsaufträge, Leseaufträge usw. weisen unterschiedliche Schwierigkeitsgrade auf.
- Methodendifferenzierung: Das didaktische Vorgehen unterscheidet sich. Das kann die verwendeten Medien betreffen oder die Textsorten, die gelesen werden sollen, usw.
- Zeitliche Differenzierung: Die Lernenden bekommen unterschiedlich lange Zeitvorgaben, in denen Arbeitsaufträge erledigt werden müssen.
- Inhaltliche Differenzierung: Die Unterrichtsinhalte, bzw. inhaltlichen Aspekte eines Themas werden unterschiedlichen Auszubildenden angeboten.
- Lernzieldifferenzierung: Es werden unterschiedliche Lernziele angestrebt, soweit das bei einem Thema möglich ist.

Binnendifferenzierung in der Unterrichtspraxis

In der Unterrichtspraxis bieten sich je nach Inhalt, Situation und Größe der Niveauunterschiede in der Lerngruppe unterschiedliche Methoden an.

1. Die organisatorisch am wenigsten aufwändige Methode ist die der »latenten Differenzierung« (Aschemann, 2011, S. 5). Hier wird der Unterricht mit der gesamten Klasse lehrerzentriert, zum Beispiel im Frontalunterricht, durchgeführt. Die Differenzierung erfolgt dadurch, dass die LehrerIn die einzelnen Auszubildenden auf ihrem individuellen Niveau anspricht. Die Fragen sind dabei schwerer oder leichter zu beantworten. Wenn die gesamte Lerngruppe angesprochen wird, können die Fragen je nach Niveau von den stärkeren oder schwächeren Lernenden beantwortet werden. Darüber hinaus reagiert die LehrerIn auf Antworten mit individuellen Korrekturen oder Hilfestellungen.
2. Unterschiedliche Aufgaben für unterschiedliche Leistungsniveaus. Die Lerngruppe bearbeitet Übungsaufgaben zum Thema (Fundamentum).

Für Auszubildende, die mit diesen Aufgaben schnell fertig werden, weil sie sie nicht fordern, werden Extraaufgaben (Additum) angeboten, die am Ende der Übungsphase vorgestellt werden. Die unterschiedlichen Aufgaben können auch von vorneherein angewendet werden. Dann bearbeiten die Auszubildenden der verschiedenen Niveaustufen von Beginn an unterschiedliche Aufgaben, zum Bespiel unterschiedlich schwierige Texte. Auch besondere Übungsaufgaben für schwächere Auszubildende sind möglich, müssen aber in der Regel außerhalb der Unterrichtszeit bearbeitet werden.
3. Arbeit im Teamteaching. Dabei sind verschiedene Varianten möglich. Einmal kann nach einer Input-Phase in der anschließenden Übungsphase eine Unterstützung von denjenigen Auszubildenden erfolgen, die Schwierigkeiten mit den Inhalten oder der Übungsaufgabe haben. Eine andere Form des Teamteachings geht davon aus, dass, zum Beispiel nach einer Input-Phase, die Gesamtgruppe anschließend in unterschiedlich leistungsstarke Gruppen aufgeteilt wird, die von je einer LehrerIn unterstützt werden. Diese Gruppen sollten allerdings was die GruppenteilnehmerInnen anbelangt flexibel sein, das heißt ein Wechsel muss grundsätzlich möglich sein.
4. Bildung von Lerntandems. Die Zweierteams haben ein unterschiedliches Leistungsniveau. Sie ergänzen sich bei der Lösung von Aufgaben oder beim Lernen. Davon können beide Tandemmitglieder profitieren, weil sich durch Zeigen, Erklären und Unterstützen ebenfalls ein Lerngewinn einstellen kann. Allerdings sollten die Tandems immer wieder neu zusammengesetzt werden, um die Rollen nicht zu verfestigen (vergl. Aschemann, S. 11).
5. Arbeit mit Gruppen im Sinn des kooperativen Lernens (▶ Kap. 3.6.7.), Stationenlernen (▶ Kap. 3.6.8), Problemorientiertes Lernen (▶ Kap. 3.6.7), Lernportfolio (▶ Kap. 3.6.6).

3.6.5 Selbststeuerung oder Fremdsteuerung?

Fremdsteuerung bedeutet, die Lehrenden oder Anleitenden bestimmen den Lernprozess. Das kann zum Beispiel bedeuten, dass eine LehrerIn den Unterrichtsstoff in Form eines PowerPoint-Vortrags präsentiert und mit den Auszubildenden erarbeitet. Oder eine PraxisanleiterIn macht eine gezielte Anleitung, indem sie eine Pflegemaßnahme vormacht und den Auszubildenden danach auffordert, diese Tätigkeit unter Anleitung selbst durchzuführen. Für ein fremdgesteuertes Lernarrangement sprechen unter dem Gesichtspunkt der Leistungsheterogenität besonders folgende Punkte:

- LehrerInnen oder PraxisanleiterInnen sind fachlich und pädagogisch qualifiziert. Sie präsentieren die Inhalte so, dass sie von den Auszubildenden gut verstanden werden können.
- Sie können in heterogenen Klassen das fachliche Niveau so anpassen, dass möglichst alle Lernende folgen können

Selbststeuerung bedeutet, dass die Lernprozesse die aktive Eigentätigkeit der Auszubildenden voraussetzen. Der Lernprozess wird methodisch und zeitlich, teilweise auch inhaltlich durch die Auszubildenden bestimmt. In der Schule werden zum Beispiel Arbeitsaufträge, die inhaltlich im Rahmen einer bestimmten Stundenzahl erledigt werden sollen, selbstgesteuert organisiert. In der Praxisanleitung können Leittexte zu den selbstgesteuerten Anleitungsmethoden gerechnet werden.

Für die Selbststeuerung spricht:

- Die Auszubildenden können ihr Lerntempo individuell variieren. Das kommt schwächeren Lernenden entgegen.
- Auch können Wissensdefizite besser ausgeglichen werden, weil z. B. unbekannte Begriffe oder Sachverhalte problemlos recherchiert werden können.

Die pädagogische Forschung kann die Frage, welche Strategie die bessere ist, nicht eindeutig beantworten. Es scheint so zu sein, dass sich leistungsstarke Lernende mit selbstgesteuerten Lernarrangements leichter tun. Sie sind es oft gewohnt, sich Inhalte selbst zu erarbeiten. Leistungsschwächere Lernende profitieren demgegenüber mehr von präsentierenden Unterrichtsformen. Selbststeuerung überfordert sie oft und der Lerneffekt ist deshalb gering. Mit Blick auf die Heterogenität von Lerngruppen wäre es naheliegend, die Fähigkeiten zum selbstgesteuerten Lernen zu fördern. Das ist allerdings ein voraussetzungsreicher Prozess, der in der Berufsausbildung nur teilweise möglich ist. Die Strategie, Lernende mit umfangreichen Aufgaben zu konfrontieren, die selbstgesteuert bewältigt werden müssen, ohne eine enge Begleitung anzubieten, ist sicher der falsche Weg.

Eine Möglichkeit, um das selbstgesteuerte Lernen in der Berufsausbildung zu fördern ist das Lernportfolio.

3.6.6 Lernportfolio

Bei dieser Ausbildungsmethode sollen Auszubildende Dokumente sammeln, die im Zusammenhang mit einem Lernziel bearbeitet wurden. Dadurch soll der Lernprozess dokumentiert werden, einschließlich der Selbst- und der Fremdbewertung im Rahmen dieses Prozesses.

> **Beispiel eines Lernportfolios**
>
> Ein Lernportfolie, das während des Einsatzes in der Langzeitpflege erstellt wurde, besteht zunächst aus einer Mappe, in der die geforderten Dokumente eingeheftet sind. Folgende Dokumente sollten zusammengestellt werden:

- Ein Inhaltsverzeichnis.
- Dokumente, die im Rahmen des Praxiscurriculums erarbeitet werden sollten, z. B. Anleitungssequenzen, bei denen sowohl die Ausarbeitung der Schritte des Pflegeprozesses als auch die Durchführung der Mobilisation eines Bewohners dokumentiert wurden. Diese Anleitungen wurden bei der Durchführung reflektiert und bewertet.
- Informations- und Lernmaterialien, die den Auszubildenden während des Einsatzes zur Verfügung gestellt wurden.
- Ausdrucke von eigenen Recherchen, z. B. zu Pflegemethoden, Krankheitsbildern, Medikamenten.
- Bewertungen der PraxisanleiterIn während des Zwischen- und des Endgesprächs. Beurteilungsbogen mit Abschlussnote.
- Selbstreflexion der Auszubildenden zum Lernziel, zum Lernverlauf und zu den Lernergebnissen.

Mit dem Lernportfolio wird die Aufmerksamkeit der Auszubildenden auf den Prozess des Lernens während einer Ausbildungsphase gelenkt. Die Fragen, die sie sich dabei stellen sollten, könnten z. B. lauten:

- Was habe ich dazu beigetragen, um das Lernziel zu erreichen?
- An welcher Stelle gab es Schwierigkeiten und warum?
- Wer war dafür verantwortlich?
- Was hätte ich noch tun können, um die Probleme zu vermeiden?

Durch die Reflexion des eigenen Lernens soll die Selbstlernfähigkeit verbessert werden. Allerdings muss dazu auch die Lehrende oder die PraxisanleiterIn das Portfolio sehen und mit den Auszubildenden besprechen.

3.6.7 Kooperatives Lernen – Gruppenunterricht

Am Gruppenunterricht scheiden sich die Geister: Als pädagogische Methode von Lehrenden geschätzt, erfreut sie sich unter den Lernenden oft keiner großen Beliebtheit. Aus Sicht der Lernenden ist Gruppenunterricht unbequemer als der präsentierende Unterricht durch Lehrende, weil mehr aktive Beteiligung gefordert ist. Oft wird Gruppenunterricht aber auch deswegen kritisch gesehen, weil er nicht gut durchdacht ist oder handwerkliche Fehler aufweist. Manchmal sind es auch früh geprägte Haltungen, die Teil des sozialen Habitus sind und dazu führen, dass Lernende dem Gruppenunterricht skeptisch gegenüberstehen.

Mit Blick auf die Leistungsunterschiede in Lerngruppen kann mit diesem Konzept allerdings eine Förderung der Gruppenmitglieder gelingen:

- Die Lernenden können sich gegenseitig unterstützen. Dadurch profitieren besonders die schwächeren Auszubildenden. Die Lernleistung kann

durch das Vorbild anderer Gruppenmitglieder verbessert werden. Das betrifft nicht nur Inhalte, sondern auch Arbeitsstrategien.
- Die eingebrachten Inhalte können den Wissenshintergrund der TeilnehmerInnen erweitern. Eigene subjektive Theorien (vergl. Schwarz-Govaers, 2022), also Vorstellungen über die Welt, über den Beruf, das professionelle Handeln usw., werden mit den Theorien der anderen Gruppenmitglieder verglichen und gegebenenfalls korrigiert.
- Die Arbeit in Gruppen kann dazu motivieren, sein Bestes zu geben, um anerkannt zu werden.
- Wenn Inhalte in der Gruppe präsentiert, erläutert und gegebenenfalls verteidigt werden müssen, trägt das dazu bei, das Wissen besser zu verankern.
- In der Kleingruppe können sich die TeilnehmerInnen leichter beteiligen. Wortbeiträge kosten weniger Überwindung. Dadurch werden die Lernenden aktiver als im Klassenplenum.
- Im Gruppenunterricht ist oft selbständiges Arbeiten der Mitglieder gefordert Um dieses Ziel zu erreichen bedarf es allerdings gelegentlich noch externer Unterstützung.
- Beim selbständigen Erarbeiten von Inhalten im Rahmen eines Gruppenauftrags können die Lernenden weitgehend ihrem eigenen Arbeitstempo folgen, was schwächeren aber auch stärkeren Gruppenmitgliedern entgegenkommt.

Damit die genannten positiven Effekte eintreten, ist allerdings eine gute Planung und Konzeption durch die LehrerIn notwendig. Kiel et al (2015, S. 59) unterscheidet zwei Arten des Gruppenunterrichts:

1. Traditioneller Gruppenunterricht. Er findet z. B. während einer Unterrichtsstunde zur Vertiefung des Themas statt. Die Klasse wird für einen kurzen Zeitraum in Gruppen aufgeteilt und bearbeitet Aufgaben oder erarbeitet kleinere Unterrichtsthemen. Die Arbeitsprozesse erfolgen gemeinsam. Die Ergebnisse werden noch in der Stunde oder zumindest zeitnah präsentiert. Bei dieser Form des Gruppenunterrichts können einzelne der oben genannten Effekte erreicht werden. Das Thema Heterogenität steht allerdings nicht im Mittelpunkt.
2. Kooperatives Lernen. Bei dieser Form des Gruppenunterrichts sollen sich die Gruppenmitglieder Expertenwissen aneignen, das anschließend in der Gruppe zusammengefügt wird, um eine gemeinsame Gruppenaufgabe zu lösen.

Im Seminar »Pflege nach dem Bobath-Konzept« werden der Klasse drei Gruppenaufgaben gestellt. Sie zielen darauf ab, sich in die Lage eines Betroffenen versetzen zu können. Die Gruppenaufgaben beziehen sich auf die Themen Bewegung, Sprache und Orientierung. Die Aufgabe für die Gruppe mit dem Thema Orientierung lautet: »Nach einem Schlaganfall treten oft sogenannte Neuropsychologische Störungen auf. Unter diesen Oberbegriff fallen die Apraxie, die Agnosie und das Neglect-

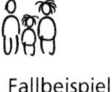

Fallbeispiel

Phänomen. Geben Sie der Klasse einen Überblick, was neuropsychologische Störungen sind, und versuchen Sie Übungen zu finden und durchzuführen, mit der diese Störungen erfahrbar werden.«

Die Gruppen werden angehalten, die Unterthemen Apraxie, Agnosie und Neglect in der Gruppe zu verteilen und nach der Selbsterarbeitung in der Gruppe zu einem Gesamtergebnis zusammenzuführen. Für das Gruppenergebnis gibt es eine gemeinsame Bewertung.

Besonders das kooperative Lernen kann dazu beitragen, die positiven Erwartungen an den Gruppenunterricht zu erfüllen. Dazu sollten folgende Prinzipien beachtet werden:

- Die LehrerIn bestimmt die Gruppenzusammensetzung und berücksichtigt dabei, dass die Gruppe eine heterogene Leistungsstruktur aufweist.
- Die Themen, die in der Klasse erarbeitet werden sollen, unterscheiden sich. Jedes der Gruppenthemen weist wiederum Unterthemen auf, die in der Gruppe von den einzelnen Mitgliedern bearbeitet werden sollen.
- Die LehrerIn unterstützt die Lernenden auf Anfrage, sie muss also in den Arbeitsphasen ansprechbar sein. Eventuell können bei Bedarf auch kurze Phasen der Instruktion stattfinden, z. B., wenn TeilnehmerInnen grundlegende Schwierigkeiten mit der Recherche oder dem Sprachverständnis haben.
- Für die Bearbeitung der Aufgaben, aber auch für die Präsentation wird genügend Zeit zur Verfügung gestellt.
- Die Präsentationen sollen möglichst variabel gestaltet werden, z. B. durch Folienpräsentationen, szenische Spiele, Standbilder, simulierte Unterrichte. Hierbei kann die Gruppe die Stärken der einzelnen Mitglieder nutzen. Vielleicht ist eine TeilnehmerIn eine gute ZeichnerIn und kann das Gruppenergebnis zeichnerisch darstellen, z. B. in Form eines Comics. Ein Gruppenmitglied kann gut Videos filmen und bearbeiten. Dann kann das Gruppenergebnis eventuell so dargestellt werden. Die jeweiligen ExpertInnen können dadurch auch Selbstbewusstsein gewinnen, weil sie die Erfahrung machen, dass sie über besondere Kompetenzen verfügen, die über die kognitive Wissensreproduktion hinausgehen.
- Die Ergebnisse werden als Gruppenergebnisse bewertet. Dadurch werden die Lernenden motiviert, sich gegenseitig zu unterstützen. Bewertungskriterien sind neben den Inhalten auch die Form der Präsentation.

Gruppenanleitungen in der Pflegepraxis

Was für den Theorieunterricht gilt, dass nämlich die Arbeit in Gruppen eine effektive Methode sein kann, um mit leistungsbedingter Heterogenität umzugehen, gilt auch für die Praxisanleitung. Gruppenanleitungen können dazu beitragen, dass unterschiedlich leistungsstarke Auszubildende voneinander profitieren. Das setzt allerdings voraus, dass die Gruppenanleitung mit einer Problemstellung und einer Arbeitsaufgabe verbunden ist, die nur arbeitsteilig zu bewältigen ist. Die Gruppenmitglieder müssen alle einen Beitrag zu einem gemeinsamen Ergebnis leisten. Diese Art der Anleitung zählt zu den kooperativen Lernformen.

Daneben gibt es Gruppenanleitungen, bei denen mehrere Auszubildende eine Pflegehandlung gezeigt bekommen und üben können. Eine Zusammenarbeit ist hier nicht notwendig. Diese Anleiteformen sind hier nicht gemeint.

Kooperatives Lernen in Gruppen setzt eine Arbeitsaufgabe voraus, die komplex ist und sich nur im Team lösen lässt. Für die Praxisanleitung bieten sich reale Situationen mit PflegeempfängerInnen an. Das Lernen in einem simulativen Kontext, zum Beispiel im Skillslab ist ebenfalls möglich.

Eine Gruppenanleitung im Sinn des kooperativen Lernens setzt eine umfangreiche Vorbereitung voraus. Allerdings lassen sich die einzelnen Schritte standardisieren und dann immer wieder einsetzen.

Die Elemente einer Arbeitsaufgabe für eine Lerngruppe in der Praxisanleitung sind folgende:

1. Die Arbeitsaufgabe: Sie muss klar formuliert sein und sich auf ein komplexes Problem beziehen.
2. Die Situationsbeschreibung: Zu den Vorarbeiten der PraxisanleiterIn gehört es, Informationen zu den PflegeempfängerInnen zu geben. Sie sollten präzise und verständlich sein.
3. Lernziele: Es soll sowohl für die Praxisanleitende als auch für die Auszubildenden klar sein, was bei der Anleitung gelernt werden soll, bzw. welche Kompetenzen erworben werden sollen.
4. Vorkenntnisse: Damit die Gruppenanleitung auf einem soliden Fundament aufbauen kann, werden die Vorkenntnisse zum Thema erfragt. Die Fragen sollen klären, inwieweit sich die Auszubildenden schon mit den Inhalten, z. B. den Krankheitsbildern, den Pflegemaßnahmen, den Kommunikationsstrategien usw. auskennen. Haben sie hier noch Defizite, werden sie aufgefordert, die Inhalte zu lernen. Hier können und sollen sich die Gruppenmitglieder auch gegenseitig unterstützen.
5. Bei Bedarf erfolgen Anleitungen durch die PraxisanleiterIn zu einzelnen Techniken, die von den Auszubildenden nicht beherrscht werden.
6. Die Auszubildenden versuchen jetzt die Arbeitsaufgabe im Team zu bewältigen. Die PraxisanleiterIn begleitet sie dabei im Hintergrund.
7. Am Ende des Prozesses erfolgt eine Auswertung. Wie gut ist die Problemlösung gelungen? Wie war die Zusammenarbeit in der Gruppe?

Die Gruppen sollten bei dieser Form der Anleitung nicht mehr als vier Mitglieder haben. In größeren Gruppen besteht die Gefahr, dass sich einzelne Mitglieder aus dem Prozess herausziehen oder von der PraxisanleiterIn nicht wahrgenommen werden.

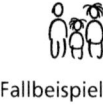
Fallbeispiel

Die Praxisanleiterin einer internistischen Station eines großen Krankenhauses arbeitet mit vier Auszubildenden in einer Lerninsel. Eine Lerninsel ist ein Bereich auf der Station, auf der schwerpunktmäßig Ausbildung betrieben wird. In diesem Fall handelt es sich um zwei Zimmer mit insgesamt acht PflegeempfängerInnen. Diese werden in drei aufeinanderfolgenden Frühdiensten von den Auszubildenden betreut. Im Spätdienst vor Beginn des Projekts bespricht die Praxisanleiterin die Aufgaben. Jede Auszubildende soll sich mit der medizinischen und pflegerischen Situation von zwei PatientInnen beschäftigen. Dazu muss sie die Akten durcharbeiten und eine Pflegeplanung für die kommenden Tage schreiben. Die Pflegeplanungsentwürfe und Übergaben der PatientInnen werden am Abend in der Gruppe im Beisein der Praxisanleiterin besprochen und bei Bedarf verändert. Am nächsten Morgen werden nach der Übergabe die praktischen Aufgaben auf der Basis der Pflegeplanungen verteilt. Die Auszubildenden sollen sich soweit nötig unterstützen, wozu es nötig ist, über alle PatientInnen informiert zu sein. Die Praxisanleiterin ist immer anwesend und begleitet einzelne Auszubildende. Am Ende jeder Schicht erfolgt eine Reflexion und die Planung des nächsten Tages. Es werden bei Bedarf neue Aufgaben verteilt, z. B. soll eine Auszubildende sich auf eine am nächsten Tag stattfindende Untersuchung eines Patienten vorbereiten. Die anderen Auszubildenden sollen die Pflegeplanungen überarbeiten. Am Ende des Projekts wird der gesamte Ablauf evaluiert. Welche fachlichen Erkenntnisse wurden gewonnen? Wie schätzen die Auszubildenden die Zusammenarbeit ein? Was sollte beibehalten, was verbessert werden?

Eine besonders effektive Lernmethode stellt die in vielen Einrichtungen regelmäßig stattfindende Auszubildendenstation oder Schulstation dar. Dabei leitet eine Auszubildendengruppe eine Station über zwei oder drei Wochen. Fachpersonal begleitet sie als BeobachterInnen und berät sie bei Bedarf. Neben dem großen Lerngewinn im organisatorischen und pflegefachlichen Bereich, lernen die Auszubildenden auch viel über Teamarbeit. Im Sinne des Gesamtergebnisses ist es unbedingt notwendig, sich gegenseitig zu unterstützen. Im Idealfall profitieren leistungsschwächere Auszubildende so von den leistungsstärkeren und werden gleichzeitig intensiv gefordert.

Problemorientiertes Lernen als Sonderform kooperativen Lernens

Das Problemorientierte Lernen (POL) ist eine Form des kooperativen Gruppenlernens. Es kann sowohl in der Schule als auch in der Pflegepraxis angewendet werden. Beim Problemorientierten Lernen wird eine komplexe, problemhaltige Pflegesituation durch eine Gruppe von Auszubildenden in einem mehrschrittigen Prozess bearbeitet. Die Gruppe versucht eine anwendbare Lösung des Problems zu finden. Betreut wird die Gruppe von einer LernbegleiterIn, der PraxisanleiterIn in der Praxis oder der LehrerIn in der Schule.

Am Anfang des POL-Prozesses steht eine realitätsnahe Problemstellung. Es kann sich in der Praxis zum Beispiel um ein Problem handeln, dass für den

Arbeitsbereich aktuell relevant ist. Es wird als Arbeitsaufgabe formuliert. Wichtig ist dabei, dass die Aufgabe folgende Kriterien erfüllt:

- Authentizität
- Relevanz – sie sollte für das Erleben der Auszubildenden wichtig sein
- Kompetenzorientierung – es sollten die verschiedenen Kompetenzdimensionen abgebildet sein: Wissen, Können, Einstellungen, Haltungen
- Widersprüchlichkeit – die Aufgabe sollte nicht einfach zu lösen sein

Gestern ist ein 43-jähriger Patient mit der Diagnose Herzinfarkt auf eine kardiologische Station aufgenommen worden. Im Laufe des Tages stellt sich heraus, dass der Umgang mit ihm eine Herausforderung wird. Er wirkt ausgesprochen ungepflegt und tritt unfreundlich, taktlos und distanzlos auf. Auffällig ist auch sein ungehemmtes Essverhalten. Dazu kommt eine leichte Sprachstörung und eine geringgradige Vergesslichkeit. Der Patient verweigert die Unterstützung bei der Körperpflege und wirkt zunehmend aggressiv. Eine Nebendiagnose des Patienten lautet frontotemporale Demenz.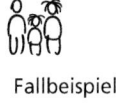

Fallbeispiel

Die Problemstellung und Aufgabe: Wie sollten die Pflegenden mit diesem Patienten mit Blick auf seine wichtigen Diagnosen, Herzinfarkt und frontotemporale Demenz, vorgehen?

Beim POL bearbeitet die Gruppe die Problemstellung mithilfe von sieben Schritten (bzw. Sprüngen):

1. Unklare Begriffe werden geklärt (Zeit ca. 5 Min.) Dazu müssen alle den Aufgabentext sorgfältig lesen. Die Begriffe können z. B. übers Internet recherchiert werden.
2. Worum geht es im Fall? Problemdefinition. Auch Teilprobleme werden aufgelistet. (ca. 5-10 Min.)
3. Brainstorming, Probleme analysieren, Hypothesen aufstellen, Vorwissen aktivieren. Alle Ideen werden protokolliert aber noch nicht diskutiert. (ca. 20 Min.)
4. Zusammenfassen, ordnen und überprüfen der Hypothesen in der Gruppendiskussion. Dabei werden die überzeugendsten Hypothesen ausgewählt und es werden Prioritäten gesetzt. (Zeit: 15 Min.)
5. Es werden Lernziele aufgestellt, Lernfragen formuliert und Wissenslücken erfasst. Dann werden Arbeitsaufträge in der Gruppe verteilt. Wer recherchiert welche Themen? Wie kann man sich in diesem Prozess gegebenenfalls absprechen und unterstützen? (Zeit: 10-20 Min.) Anschließend arbeiten die Gruppenmitglieder ihre Arbeitsaufträge bis zum nächsten Treffen (z. B. am nächsten Tag) aus.
6. Informationen suchen, Studium. Beantworten der Lernziele durch Recherche, Befragungen usw. Bei der Recherche sollen auch die Quellen benannt werden. (Zeit: Bis zum nächsten Treffen).

7. Präsentation: Besprechen der Rechercheergebnisse. Dann Diskussion. Klärung noch offener Fragen. Abschluss des Falls. Schriftliche Zusammenfassung der Ergebnisse. Lösung des Problems (Zeit: ca. 30 Min.)

Im Anschluss ist es sinnvoll, das Arbeitsverhalten der Gruppe zu analysieren.

Für den POL-Prozess ist es wichtig, dass die PraxisanleiterIn oder die LehrerIn anwesend ist und als TutorIn den Rahmen im Blick behält. Sie wählt den Fall aus, der bearbeitet werden soll und steht für Fragen zum Ablauf zur Verfügung.

Die Gruppe wählt sich eine Leitung, die z. B. interveniert, wenn der Diskussionsprozess unergiebig ist, oder der Zeitrahmen deutlich überschritten wird. Auch wenn sie den Lernprozess für wenig effektiv hält, kann sie Stellung beziehen, wobei sie darauf achten sollte, dass die gesamte Gruppe dazu das letzte Wort hat.

Außerdem muss eine ProtokollantIn bestimmt werden die die Ergebnisse des Brainstormings, der Diskussionen usw. aufschreibt.

Das Problemorientierte Lernen trägt dazu bei, dass sich die Auszubildenden Wissensinhalte selbst erschließen und im Diskussionsprozess in der Gruppe zu einer Lösung komplexer Problemstellungen kommen. Dieser Diskussionsprozess kann dazu führen, dass die Auszubildenden ihre subjektiven Theorien hinterfragen. Unter dem Begriff »subjektive Theorien« versteht man das handlungsleitende Vorwissen eines Menschen. Diese Vorerfahrungen stoßen in komplexen Pflegesituationen oft an Grenzen und es ist Teil des Lernens, sie zu erweitern und anzupassen (vergl. Schwarz-Govaers, 2022).

Die Mitglieder heterogener Lerngruppen können sich mithilfe der POL-Methode die Vorteile des kooperativen Lernens und Arbeitens zunutze machen. Alle Schritte im Prozess des POL bieten Möglichkeiten, voneinander zu lernen und sich gegenseitig zu unterstützen. Die Methode ist besonders dann lernwirksam, wenn sie häufig zum Einsatz kommt und die Auszubildenden mit den Handlungsschritten vertraut sind.

3.6.8 Stationenlernen

In heterogenen Klassen bietet sich in der Pflegeschule die Methode des Stationenlernens an. Es handelt sich um eine Form des offenen Unterrichts, in der die Auszubildenden weitgehend selbstgesteuert arbeiten. Sie können dabei Lernzeit und Lernmethoden teilweise selbst bestimmen, was zu einer Binnendifferenzierung in der Klasse beiträgt.

Beim Stationenlernen werden von den Lehrenden etwa 6 bis 8 Lernstationen aufgebaut, die von den Auszubildenden einzeln oder in Gruppen besucht werden. Bei jeder Station sollen Aufgaben erledigt werden.

Bei dem Stationenlernen wird das Unterrichtsthema in Teilaspekte aufgeteilt. Jeder Teilaspekt ist Lerngegenstand an einer Station. Dort werden die Inhalte auf verschiedene Weise angeboten, sodass die Auszubildenden eine ihren Lernvorlieben entsprechende Methode auswählen können. Zum

Beispiel kann der Inhalt als Text zum Lesen angeboten werden. Gleichzeitig kann der Inhalt im Film angesehen, als Rechercheauftrag bearbeitet oder mithilfe einer praktischen Übung vergegenständlicht werden.

Die Methode des Stationenlernens ist flexibel einsetzbar. Besonders gut lässt sie sich bei handlungsorientierten Themen einsetzen, die gut in verschiedene Teilaspekte aufgeteilt und in beliebiger Reihenfolge geübt werden können. Die Lernmethode ist abwechslungsreich und motivierend, wenn einige Grundbedingungen erfüllt sind:

- Die Unterrichtseinheit ist sorgfältig geplant worden.
- Der Zeitrahmen ist allen Beteiligten klar.
- Die Lehrenden sind vor Ort.
- Es gibt eine Evaluation und eine Überprüfung der Ergebnisse.
- Die Zugangswege (Text, Video, Übung usw.) führen alle zum angestrebten Ziel.

Im Rahmen des Unterrichts zum Thema Gesundheitsförderung sollen sich die Auszubildenden mit der gesunden Ernährung beschäftigen. Dazu ist die Methode des Stationenlernens geplant.

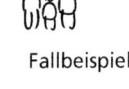
Fallbeispiel

Es gibt verschiedene Stationen in unterschiedlichen Räumen der Schule, an denen jeweils eine Empfehlung zur gesunden Ernährung behandelt wird.

- Station 1: Obst: An apple a day keeps the doctor away.
- Station 2: Gemüse: Kinder sollen Broccoli essen.
- Station 3: Wasser: Mindestens 2 Liter am Tag trinken.
- Station 4: Kohlenhydrate und Fett: Low Carb oder wenig Fett?
- Station 5: Alkohol: Wer Alkohol trinkt, stirbt früher.

An den einzelnen Stationen gibt es jeweils unterschiedliche Arbeitsaufgaben, die die Gruppen arbeitsteilig bewältigen sollen.

a) Etwas zum Probieren aus den Themenbereich. Dazu müssen Fragen beantwortet werden, die die Gruppen protokollieren müssen, z. B. mögen Sie Broccoli? Wenn nicht, woran glauben Sie liegt das? Wie oft essen Sie Gemüse in der Woche?
b) Ein Text der Deutschen Gesellschaft für Ernährung, der zu der Empfehlung Stellung nimmt und sie begründet.
c) Ein QR-Code, der zu einem YouTube-Film leitet und ebenfalls eine Begründung für die Empfehlung zu geben versucht.
d) Ein YouTube-Video, dass die Empfehlung kritisch hinterfragt (Europäisches Institut für Lebensmittel- und Ernährungswissenschaften).

Die Gruppe soll nach einer Diskussion Stellung zu dem Thema der Station nehmen und protokollieren, z. B. Ist Gemüse für Kinder gesund? Nachdem alle Stationen durchlaufen wurden, trifft sich die Klasse im Plenum und stellt kurz ihre Ergebnisse vor.

3.6.9 Individuelle Förderung

Während sich die bisher vorgestellten Maßnahmen auf die Förderung von mehreren Auszubildenden mit einem bestimmten Leistungsniveau innerhalb einer größeren heterogenen Gesamtgruppe bezogen haben, geht es jetzt um die Förderung von einzelnen Auszubildenden.

Ziel der individuellen Förderung ist es, Defizite eines Auszubildenden durch Fördermaßnahmen auszugleichen. Die Initiative geht dabei von den Lehrenden oder Praxisanleitenden aus, zu deren pädagogischen Kernaufgaben die individuelle Förderung gehört. Gleichzeitig müssen sich die Auszubildenden auf den Prozess einlassen und sich aktiv beteiligen.

Am Anfang jeder Förderung steht die Diagnose (▶ Kap. 3.6.1) Sie ist üblicherweise das Ergebnis von Beobachtungen oder Lernstandserfassungen an den verschiedenen Lernorten.

Diagnostische Einschätzungen sind eine für PädagogInnen übliche Praxis. Allerdings erfolgen sie oft unsystematisch, werden nicht immer dokumentiert und mit anderen an der Ausbildung Beteiligten ausgetauscht. Manchmal steckt dahinter die Befürchtung, dass die eigenen subjektiven Eindrücke zu einer Stigmatisierung von Auszubildenden beitragen könnten. Umso wichtiger ist ein transparentes, nachvollziehbares Vorgehen, auf der Basis von Beobachtungen und die Kennzeichnung von Interpretationen und persönlichen Meinungen.

Die Diagnostik sollte auf eine standardisierte Weise dokumentiert werden und allen pädagogisch Tätigen zugänglich sein. Sie muss mit den Auszubildenden abgestimmt sein.

Kriterien für die Diagnostik sind zum Beispiel

- Wissenshintergrund: Allgemeinwissen, grundlegendes Fachwissen
- Sprachkompetenz: Bildungssprache, Fachsprache
- Motivationale Aspekte: Selbstsicherheit, Leistungsbereitschaft, soziale Einbindung

Eine Absprache mit den Auszubildenden kann zur Objektivierung der diagnostizierten Befunde beitragen. Wenn es im Gespräch unterschiedliche Meinungen gibt, müssen sie dokumentiert werden.

Auf der Grundlage der Diagnostik kann dann ein Förderplan erstellt werden, der mit den anderen, an der Ausbildung beteiligten Lehrkräften und PraxisanleiterInnen und mit den Auszubildenden abgestimmt wird. Ein solcher Plan kann dazu beitragen, dass alle Beteiligten an einem Strang ziehen. Ein Förderplan beinhaltet zumindest folgende Punkte:

- Daten des Auszubildenden, Klasse, Ausbildungsjahr
- Anlass des Förderplans
- Ergebnisse der Diagnostik und gegebenenfalls weitere Fragen
- Förderbedarf, Planung

- Stellungnahme von Lehrenden und Praxisanleitenden, Dokumentation von Maßnahmen usw. Im Verlauf
- Evaluation
- Unterschriften des ausstellenden Pädagogen und des Auszubildenden

Lernen lernen

Wenn Auszubildende den Anforderungen des Unterrichts oder der praktischen Ausbildung nicht genügen, wird oft angenommen, dass falsche Lernstrategien der Grund seien. Folgerichtig zielt dann eine individuelle Förderung darauf ab, Lerntechniken zu vermitteln. Allerdings haben die Auszubildenden nicht nur unterschiedliche Lernbiografien, sondern auch verschiedene Lerngewohnheiten und -vorlieben. Das bedeutet, dass man mit allgemeingültigen Empfehlungen zum »richtigen« Lernen vorsichtig sein muss. So kann der Vorschlag, sich eine ordentliche Lernumgebung zu schaffen, zum Beispiel den Schreibtisch aufzuräumen, für manche Lerner sinnvoll sein, für andere, die sich in einem kreativen Chaos besonders wohl fühlen, nicht. Manche weit verbreiteten Ideen zum effektiven Lernen sind wissenschaftlich längst widerlegt. Das betrifft zum Beispiel die Lerntypen-Theorie, nach der man bevorzugte Eingangskanäle, einen auditiven, einen visuellen, einen haptischen oder einen kommunikativen, beim Lernen hat, der verstärkt genutzt werden muss. Andererseits gibt es wissenschaftliche Belege für den Nutzen einzelner Lernstrategien, die im Rahmen einer individuellen Förderung geübt werden können (▶ Kap. 3.1).

- Wiederholung
  Dass Inhalte häufig wiederholt werden müssen, damit sie behalten werden, ist jedem aus eigener Erfahrung bekannt. Trotzdem verzweifeln manche Auszubildende am Lernstoff, weil sie meinen, Lernen müsste schneller gehen. Aber nach einem Unterricht oder der einmaligen Lektüre eines Textes ist in der Regel nicht zu erwarten, dass die Inhalte auswendig verfügbar sind. Dass gelingt nur, wenn die theoretischen Lerninhalte oder die geübten praktischen Fertigkeiten mehrmals wiederholt werden.
  Tipps für die Wiederholung: Den Lerngegenstand möglichst über einen längeren Zeitraum, zum Beispiel über zwei Wochen, üben und wiederholen. Das bedeutet auch: Möglichst früh vor einer Prüfung mit dem Lernen beginnen. Das Wiederholungen sollten möglichst abwechslungsreich sein, z. B. einen Text lesen, dann einen Videoclip zum Thema ansehen, den Lerninhalt grafisch darstellen usw. Wiederholungen kurz vor dem Einschlafen sind besonders effektiv.
- Zusammenfassungen erstellen
  Inhalte während des Theorieunterrichts oder während einer Praxisanleitung mitzuschreiben, ist ebenfalls eine bewährte Lernstrategie. Am Ende einer größeren Lerneinheit können Lerninhalte in eigenen Worten zusammengefasst werden, was besonders lernwirksam ist.

- Selbstüberprüfung
  Hier geht es darum, sich nach einer Lerneinheit zu den Inhalten selbst Fragen zu stellen. Die Fragen sollten wie in einer Klausur alle Aspekte des Themas umfassen. Für die Auszubildenden werden so noch vorhandene Lücken sichtbar. Diese Lerntechnik ist sowohl beim Theorie- als auch beim Praxislernen effektiv.

Verstehen lernen – Denkmodelle entwickeln

Bei der individuellen Förderung werden LehrerInnen und PraxisanleiterInnen oft damit konfrontiert, dass bei den Auszubildenden erhebliche Wissenslücken bestehen. Die Aufgabe der pädagogisch Tätigen ist dann die Inhalte zu benennen, die aufgeholt werden müssen. Das allein reicht allerdings oft nicht aus. Informationen, zum Beispiel die Phasen des Rehabilitationsprozesses, benötigen einen Kontext, in dem sie einen Sinn ergeben. Man nennt dieses Kontextwissen auch Denkmodell (Beck, 2020, S. 87). Ohne Denkmodelle können Informationen nicht dauerhaft gespeichert werden. Und Denkmodelle bilden wiederum die Voraussetzung, um neue Erfahrungen einordnen zu können. Man kann diesen Prozess der Bildung von Denkmodellen auch als Verstehen bezeichnen. Lernen heißt dann Verstehen, wenn Informationen in tragfähige Denkmodelle eingeordnet werden können. Wie lässt sich aber das Verstehen fördern und wie können sinnvolle Denkmodelle entstehen?

Auszubildende kommen mit Vorwissen in die Berufsausbildung. Bis dahin hat ihnen ihr Wissen und die daraus gebildeten Denkmodelle geholfen, ihr Leben zu meistern. Mit Beginn der Pflegeausbildung werden sie mit neuen Herausforderungen konfrontiert. Verständlicherweise versuchen die Neulinge im Pflegeberuf zunächst mit den gewohnten Strategien zu bestehen. Das kann in manchen Fällen erfolgreich sein, oft aber nicht. In diesen Augenblicken entsteht Unsicherheit. Die Verunsicherung ist aber auch eine Chance, sich neue Strategien und neue Denkmodelle anzueignen, zu lernen.

PraxisanleiterInnen und LehrerInnen sollten versuchen, diese Situationen bei den Auszubildenden zu identifizieren und pädagogisch zu nutzen. Das kann bedeuten, dass schwierige Pflegesituationen, in denen z. B. ein Pflegeempfänger notwendige Pflegemaßnahmen verweigert, im Anschluss reflektiert werden. Sinn dieser Reflexion ist es, die Handlungsstrategien der Auszubildenden mit den zugrundeliegenden Denkmodellen zu hinterfragen.

Reflexion in mehreren Schritten

Darstellung der Ausgangssituation

1. Sachliche, interpretationsfreie Beschreibung der erlebten Situation.
2. Klären, was das Besondere an der Situation ist.

3. Warum hat sich die Situation so entwickelt? Aufstellen von Hypothesen zu den Ursachen.
4. Was ist an der Situation problematisch?

Darstellung der Handlungen in der Situation

1. Welche Handlungen wurden durchgeführt?
2. Welche Absichten wurden dabei verfolgt?
3. Welches Wissen, welche Erfahrungen kamen dabei zur Anwendung?
4. Welche Emotionen spielten dabei eine Rolle (Sympathie, Antipathie usw.)?
5. Haben äußere Faktoren die Situation beeinflusst?

Beurteilung der Handlung

1. Wurden die beabsichtigten Ergebnisse erreicht?
2. War die Vorgehensweise effektiv?
3. Welche Schlüsse lassen sich daraus für die Zukunft ziehen?

Ein Patient, Herr Harder, der nach einer großen Bauch-OP seit mehreren Tagen auf einer chirurgischen Station liegt, hat von zuhause Kompressionsstrümpfe mitgebracht. Er hat sie erhalten, weil er vor drei Monaten eine tiefe Beinvenenthrombose durchgemacht hat. Laut ärztlicher Anordnung soll er sie auch im Krankenhaus tragen. Eine Auszubildende, Sarah Machinski, hilft dem Patienten bei der Körperpflege. Im Anschluss will sie ihm die Kompressionsstrümpfe wieder anziehen, aber er verweigert sie. Frau Machinski versucht ihn zunächst zu überreden, indem sie die Wichtigkeit der Strümpfe erklärt. Sie kann Herrn Harder aber nicht überzeugen.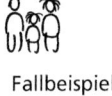
Fallbeispiel

»Na gut, dann hole ich jetzt den Arzt«, sagt sie. Er kommt nach 30 Minuten und sagt dem Patienten, dass er sich in Lebensgefahr begäbe, wenn er die Strümpfe nicht trage. »Sie können hier eine Lungenembolie bekommen.« Der Patient lässt sich die Strümpfe widerwillig durch Frau Machinski anziehen.

Sarah Machinski bespricht die Situation anschließend mit ihrer Praxisanleiterin Carla Hausmann.

Die Praxisanleiterin fordert die Auszubildende zunächst auf, möglichst objektiv zu schildern, was passiert ist. Das fällt Frau Machinski allerdings schwer, weil sie sich über die Weigerung des Patienten, die ärztliche Anordnung zu befolgen, geärgert hat. Frau Hausmann weist aber immer wieder darauf hin, nicht zu interpretieren. Im Gespräch kommen beide schließlich zu der Einsicht, dass es um die Themen Verweigerung einer Pflegehandlung, besonders aber um die anschließende Reaktion der Auszubildenden ging, die Situation mit Hilfe eines Arztes klären zu wollen. Sie versuchen, die Motivation des Patienten für dein Verhalten herauszuarbeiten. Dann hinterfragt die Praxisanleiterin das Vorgehen der Auszubildenden: »Weißt du, warum der Patient die Strümpfe nicht tragen will? Warum hast du den Arzt gerufen? Was, glaubst du, ist jetzt das Ergebnis? Welche Konsequenzen hat das jetzt für dich im Umgang mit dem Patienten, Herr Harder? Glaubst du, dass das Vorgehen mit Blick auf den Patienten effektiv war, dass er also die Strümpfe zukünftig trägt? Was hätte man alternativ machen können?«

Über alle Fragen wird offen diskutiert, wobei grundsätzliche Unterschiede zwischen den Ansichten der Praxisanleiterin und der Auszubildenden deutlich werden. Am Ende entsteht zumindest Nachdenklichkeit.

Um die Situationen produktiver Verunsicherung häufiger zu nutzen, können Auszubildende aktiv mit Problemstellungen konfrontiert werden. Können sie mit den gewohnten Handlungsstrategien nicht gelöst werden, entsteht im Idealfall eine Suchbewegung in Richtung besserer Lösungsmethoden. Besonders motiviert werden Auszubildende dann sein, wenn die Probleme für sie selbst wichtig sind. Auch hier geht es um neue Handlungsstrategien und Denkmodelle und um eine Deutung des Erlebten, um das Verstehen einer Situation.

Besonders effektiv ist dieser Prozess in Gruppen. Die eigenen Lösungsstrategien müssen in Gruppen erklärt und gegebenenfalls verteidigt werden. Dadurch werden die zugrundeliegenden Annahmen selbst zum Diskussionsgegenstand. Und man kann Anregungen von den anderen Gruppenmitgliedern bekommen.

Die LehrerInnen und PraxisanleiterInnen haben die Aufgabe, den Problemlösungsprozess zu begleiten und am Schluss für Klarheit zu sorgen. Legitimiert sind sie durch ihre Pflegeerfahrung und ihr Pflegeverständnis.

Wenn es den Auszubildenden gelingt, neue Denkmodelle zu entwickeln, können auch Informationen leichter gelernt und erinnert werden, weil sie dann in einem Sinnzusammenhang stehen.

3.6.10 Zusammenfassung

Leistungsunterschiede zwischen Auszubildenden können verschiedene Ursachen haben. In diesem Kapitel geht es um Intelligenzunterschiede.

Eine pädagogische Diagnostik stützt sich auf die Beobachtung der Auszubildenden und auf Leistungsnachweise in Theorie und Praxis. Informationen erhalten Lehrende und PraxisanleiterInnen auch über die Arbeit mit dem *Lerntagebuch*.

Um mit heterogenen kognitiven Voraussetzungen bei Auszubildenden gut umgehen zu können, ist eine *adaptive Lehrkompetenz* der LehrerInnen und PraxisanleiterInnen hilfreich. Sie umfasst Sachkompetenz, didaktische und diagnostische Kompetenz und Klassenführungskompetenz.

Im Umgang mit heterogenen Lerngruppen wird eine *innere Differenzierung* oder *Binnendifferenzierung empfohlen*. Mit Blick auf den Theorieunterricht bedeutet das, den Auszubildenden nach Leistungsstärke differenzierte inhaltliche und methodische Angebote zu machen. Für die Praxisanleitung wird vorgeschlagen, unterschiedlich schwere oder komplexe Anleitungen anzubieten.

Für Theorie und Praxis gilt, dass für manche Auszubildende (und manche Lernsituationen) selbstgesteuertes und für manche fremdgesteuertes Lernen effektiver ist.

Kooperatives Lernen ist eine Form des Gruppenlernens. Man verspricht sich davon, dass unterschiedlich leistungsstarke Gruppenmitglieder in der Zusammenarbeit voneinander profitieren können. In der Praxisanleitung finden hier Gruppenanleitungen statt. Die komplexeste Form ist die Schulstation.

Weitere Formen der Binnendifferenzierung sind das Stationenlernen und das Lernportfolio.

Daneben ist eine *individuelle Förderung* von Auszubildenden außerhalb des gemeinsamen Unterrichts möglich.

3.7 Förderung von Empathie als Element der emotionalen Intelligenz

Von Pflegenden wird zurecht erwartet, dass sie die emotionale Situation von PflegeempfängerInnen erfassen und in Pflegesituationen einfühlsam handeln können. Emotionale Kompetenz gehört zu den Grundfähigkeiten des Pflegeberufs.

Für die Pflegeausbildung ist diese Kompetenz ein Heterogenitätsmerkmal, weil die Auszubildenden die Ausbildung in dieser Hinsicht mit ganz unterschiedlichen Voraussetzungen beginnen. Am Beispiel der Empathie, dem Einfühlungsvermögen gegenüber den PflegeempfängerInnen, wird diese Unterschiedlichkeit deutlich.

Empathie ist sowohl eine Persönlichkeitseigenschaft, die Auszubildende in mehr oder weniger großem Umfang mitbringen, als auch eine erlernbare Fähigkeit. Als Teil der Persönlichkeit spricht man von affektiver Empathie oder Gefühlsansteckung. Bei der Begegnung mit den kranken oder behinderten Menschen »erfährt die Pflegeperson den emotionalen Zustand des Patienten, so als wäre es der eigene [...]« (Bischoff-Wanner, 2002, S. 255). Die Pflegende empfindet Mitleid. Diese Form der Empathie erfolgt spontan, ist subjektiv geprägt und nicht lehrbar. Wer ein derart einfühlsamer Mensch ist, kann schneller ein emotionales Verständnis für eine PflegeempfängerIn entwickeln. Gleichzeitig besteht aber auch die Gefahr sich nicht klar gegen die schwierige Situation des pflegebedürftigen Menschen abgrenzen zu können und zu sehr »mitzuleiden«.

Die kognitiv orientierte Empathie »ist ein bewusster, beabsichtigter und willentlicher Akt, sich in jemanden hineinzuversetzen, der der kognitiven Kontrolle unterliegt und auf komplexeren kognitiven Verarbeitungsprozessen beruht« (Bischoff-Wanner, 2002, S. 256). Es handelt sich um eine Form der Perspektiveübernahme, bei der versucht wird, Informationen und Erkenntnisse über die PflegeempfängerIn zu gewinnen, mit dem Ziel, die Pflege daran ausrichten zu können. Das erfolgt anhand beobachteter Merkmale. Diese Form der Empathie setzt einen kognitiven und somit lehr- und lernbaren Prozess voraus. Auch sie setzt an disponentiellen, im Laufe des Sozialisationsprozesses erworbenen Fähigkeiten an. Berufliche Erfahrungen können die Empathie fördern, Empathiebarrieren können sie behindern.

> »Empathiebarrieren liegen vor allem in einer negativen Einstellung anderen Menschen gegenüber, in Gleichgültigkeit, Gefühlsunterdrückung, Egoismus und Angst. Fördernd wirken sich kognitive Komplexität, eine stabile Persönlichkeit sowie vor allem (aber nicht nur) bei der affektiven Empathie Ähnlichkeit, Zuneigung, Sympathie und Vertrautheit aus.« (Bischoff-Wanner, 2002, S. 276).

Kognitive Empathie kann durch die Berufsausbildung gefördert werden. Wichtig sind dabei folgende Faktoren:

- Unterrichtsarrangements und Anleitungen, die Elemente der Empathie zum Inhalt haben
- LehrerInnen und PraxisanleiterInnen, die als Rollenvorbilder auftreten
- Ausbildungsthemen, die dazu beitragen eine professionelle Berufsauffassung herauszubilden, in der Empathie einen wichtigen Platz einnimmt.

Um kognitive Empathie zu lernen, können Unterrichts- und Anleitemethoden verwendet werden, die eine Perspektiveübernahme fördern. Dazu zählt die Arbeit mit Fallbeispielen mit PflegeempfängerInnen, Filme (auch Spielfilme), die die Situation von PflegeempfängerInnen darstellen, Rollenspiele, Fallbesprechungen in Gruppen usw.

In einem ersten Schritt soll die Wahrnehmung von Zeichen bei der PflegeempfängerIn geübt werden, also die Ausdrucksformen der Mimik und Gestik und spezifische Verhaltensmuster. Dazu gehören körperliche und psychische Aspekte des Verhaltens. Mit der Wahrnehmung hängen die folgenden Schritte zusammen, der Versuch der Interpretation und des Verstehens dieser Zeichen. Folgende Unterrichtsmethoden bieten sich dazu an:

Rollenspiele

Das Rollenspiel ist eine Methode, bei dem Lernende soziale Rollen übernehmen und spielerisch darstellen. Es ist Teil eines systematischen Lernprozesses.

Um das Thema Empathie im Rollenspiel aufzugreifen, können zum Beispiel die Rollen einer PflegeempfängerIn und einer Pflegenden bzw. einer Auszubildenden vergeben werden. Die Rolle der PflegeempfängerIn kann sowohl von einer SchauspielerIn übernommen werden als auch von einer Auszubildenden. Die »PflegeempfängerIn« erhält im Vorfeld eine Biografie und einen Charakter. Wenn die Rolle der PflegeempfängerIn durch eine SchauspielerIn übernommen wird, wird die gespielte Situation realistischer. Allerdings vergibt man sich so die Chance, dass sich Auszubildende in die

3.7 Förderung von Empathie als Element der emotionalen Intelligenz

Rolle der zu pflegenden Menschen versetzen und erfahren, wie es sich anfühlt, im Gespräch empathisch oder nicht empathisch behandelt zu werden. Die Rolle der Pflegenden muss ebenfalls beschrieben werden, besonders welche Rahmenbedingungen im Rollenspiel vorliegen. Die Situationsbeschreibung der Szene informiert über die Ausgangssituation. Es gibt beim Rollenspiel BeobachterInnen, die im Anschluss bei der Evaluation der Szene Ihre Eindrücke schildern.

Das Rollenspiel wird üblicherweise in drei Phasen unterteilt:

1. Motivationsphase: Die SpielerInnen werden mit der Situation und ihren Rollen vertraut gemacht. Hier können auch fachliche Impulse zum Thema gegeben werden. Dabei sollten die Rollenbeschreibungen der »PflegeempfängerIn« der »Pflegenden« nicht bekannt sein. Beim Thema Empathie geht es schließlich darum, sich Teile des Charakters zu erschließen.
2. Aktionsphase: Das Rollenspiel wird durchgeführt.
3. Reflexionsphase: Das Erlebte wird reflektiert. Inwieweit kam eine Verständigung zustande? Welche Interpretation der Situation bzw. des Charakters der »PflegeempfängerIn« lag dem Handeln der »Pflegenden« zugrunde? Wie entstand dieser Eindruck?

Ausgangssituation: Herr Kurrle ist 60 Jahre und befindet sich nach einem Herzinfarkt vor 4 Tagen auf einer kardiologischen Station im Krankenhaus. Gestern wurde er von der Intensivstation hierher verlegt. Aufgrund des Infarkts hat sich eine Herzinsuffizienz entwickelt, die Herrn Kurrle stark einschränkt. Er ist kaum belastbar und hat Bettruhe. Sie treffen ihn am Morgen schwer atmend am Waschbecken an. Sie bringen ihn zurück ins Bett. Als die Atembeschwerden weitgehend vorüber sind, versuchen Sie mit ihm zu sprechen.

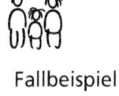
Fallbeispiel

Rolle der Pflegenden: Sie sind eine kardiologisch erfahrene Pflegekraft, wissen, wie gefährlich die Situation von Herrn Kurrle ist und machen sich Sorgen um ihn. Den Arzt haben Sie informiert. Er hat Sie gebeten, den Patienten auf die Notwendigkeit der Bettruhe hinzuweisen. Sie haben etwas Zeit, um ein Gespräch zu führen.

Rolle Herr Kurrle: Sie sind verheiratet und Vater zweier Kinder von 11 und 12 Jahren. Diese sind aus Ihrer dritten Ehe hervorgegangen und Sie lieben sie sehr. Sie sind Alleinverdiener und haben für die Familie eine schöne Wohnung gekauft, für die Sie die Raten abbezahlen müssen. Ihre Frau ist depressiv und Sie haben manchmal das Gefühl, in der Familie die ganze Last tragen zu müssen. Nach außen waren Sie immer stark und haben ihre Emotionen für sich behalten. Ihre Haltung ist: Die Situation ist schlimm, aber da muss ich durch.

Allerdings haben Sie manchmal auch das Gefühl, dass Sie es jetzt nicht mehr schaffen. Doch Sie kämpfen gegen solche negativen Gefühle an.

Fallbesprechungen

Die Fallbesprechung einer PflegeempfängerIn in einer Gruppe von Auszubildenden ermöglicht es, verschiedene Sichtweisen und Deutungen auszutauschen.

Im Vorfeld bereiten sich die Auszubildenden auf einzelne Aspekte des Falls vor, z. B. auf die Krankheitssituation oder die Problematik einer Behinderung, auf den Pflegebedarf, auf die soziale und psychische Situation der PflegeempfängerIn usw.

In der Besprechungsphase werden die Informationen zusammengetragen und es wird versucht, ein stimmiges Bild zu erhalten. Hier kann die Frage gestellt werden, welche Strategien die PflegeempfängerIn anwendet, um mit der gegenwärtigen Situation umzugehen. Besonders diese Frage ermöglicht einen Zugang zur PflegeempfängerIn.

Der Prozess wird von einer PraxisanleiterIn oder einer LehrerIn moderiert.

Rollenvorbild sein

PraxisanleiterInnen und LehrerInnen, aber auch andere Pflegende im Arbeitsbereich, StationsleiterInnen oder MitarbeiterInnen anderer Berufsgruppen sind für die Auszubildenden Rollenvorbilder. Sie leben Empathie vor oder auch nicht. Deswegen ist es für pädagogisch Tätige besonders wichtig, das eigene Auftreten gegenüber der PflegeempfängerIn zu beobachten. Wer als PraxisanleiterIn gegenüber den PflegeempfängerInnen empathisch auftritt, kann Auszubildende dazu anregen, sich dieses Verhalten zum Vorbild zu nehmen.

Ob LehrerInnen oder PraxisanleiterInnen von den Auszubildenden als Rollenvorbilder wahrgenommen werden, hängt ganz wesentlich von der (pädagogischen) Beziehung ab. Ein Ergebnis der bisher umfangreichsten pädagogischen Metastudie, die Studie von John Hattie *Visible Learning* (2009), belegt eindrucksvoll, welche zentrale Rolle die Lehrenden im Unterrichtsprozess spielen. Die Ergebnisse dieser Studie, die zumindest teilweise auch auf die praktische Ausbildung übertragen werden können, betonen die Wichtigkeit der Beziehung zwischen LehrerIn und SchülerIn. Darauf Bezug nehmend schreibt M. Felten: »Unterricht ist im Kern immer eine personale Begegnung, deren Qualität der Schüler intuitiv wahrnimmt. Sie zeigt sich nicht nur in minimimischen Regungen des Lehrers, sondern auch darin, dass er sich an den Schülern interessiert zeigt, ihre Beiträge aufgreift oder Rückfragen stellt, über die Stärken und Schwächen Einzelner im Bilde ist, alle Abläufe im Klassengeschehen mitbekommt; dass er sich nach dem Befinden einzelner Schüler erkundigt, etwaigen Kummer wahrnimmt und sensibel darauf reagiert, auch für persönliche Probleme nach dem Unterricht ansprechbar ist. Kurzum, dass er gerne und engagiert mit ihnen arbeitet – und jeden einzelnen im Auge hat« (Felten, 2016, S. 49–50).

Empathie als Element einer professionellen Berufsauffassung

Wenn Empathie als pflegerische Fähigkeit nicht in erster Linie auf Mitgefühl beruhen soll, sondern eine professionelle Haltung darstellt, bedarf es in der Ausbildung einer Begründung und Einordnung. Das sollte in erster Linie im Theorieunterricht, aber auch in der praktischen Ausbildung erfolgen.

- Der Pflegeberuf ist als Teil des Gesundheitswesens dafür zuständig, Menschen bei der Verrichtung alltäglicher Handlungen zu unterstützen, die sie aufgrund einer Krankheit oder Behinderung nicht selbständig durchführen können. In diesem Zusammenhang ist Empathie ein Mittel, um Probleme von PflegeempfängerInnen erkennen zu können.
- Eine individuelle Pflege, die PflegeempfängerInnen ganzheitlich betrachten möchte, ist auf Empathie angewiesen. Es ist also ein Merkmal von Professionalität, wenn Pflegende emphatisch mit PflegeempfängerInnen umgehen.

Die Themen, an die im Unterricht oder im Rahmen der Praxisanleitung angeknüpft werden sollen, sind also das Berufsverständnis und das Berufsethos.

Rahmenbedingungen

Empathie setzt voraus, dass Pflegende die Zeit haben, sich auf einzelne PflegeempfängerInnen einzulassen. Personalmangel und Stress verhindern aber einen empathischen Umgang und dieser Umstand sollte in der Ausbildung thematisiert werden, um Selbstzweifel und Coolout (Kersting, 2016) zu vermeiden.

Darüber hinaus erfordert Empathie eine Einstellung von allen Pflegenden im Arbeitsbereich, die gegenüber den PflegeempfängerInnen zugewandt und ganzheitlich ist. Dies beginnt bei der Stations- oder Bereichsleitung, die wesentlich die »Mitarbeiterideologie« prägt. Ein empathisches Eingehen auf eine PflegeempfängerIn erfordert Zeit und setzt voraus, dass die KollegInnen diesen höheren Zeitbedarf mittragen.

Darüber hinaus fördert bzw. behindert das Pflegeorganisationssystem eine emphatische Pflege. Funktionspflege, die im Zeichen von Personalmangel wieder auf dem Vormarsch ist, behindert sie.

LehrerInnen und PraxisanleiterInnen sollten die Rahmenbedingungen thematisieren, wenn von Empathie die Rede ist.

3.8 Förderung der praktischen Kompetenz

Praktische Kompetenz zeigt sich in der Fähigkeit, Fachwissen in der Praxis situationsgerecht anwenden zu können. Insofern ist es in Ausbildungsklassen ein Heterogenitätsmerkmal, denn Auszubildende zeigen hier große Unterschiede: Manche Auszubildende haben Schwierigkeiten Pflegetechniken korrekt durchzuführen, manche Auszubildende beherrschen zwar die technischen Abläufe, wenden die Techniken aber nicht situationsgerecht an und manche Auszubildende handeln entsprechend ihrem Ausbildungsstand sicher und situationsangemessen.

Praktische Kompetenz ist nicht nur manuelle Geschicklichkeit. Ohne ein hohes Maß an Fachwissen und ohne intuitives oder implizites Wissen handelt es sich bestenfalls um eine psychomotorische Begabung. Damit aus Geschicklichkeit praktische Kompetenz wird, müssen Auszubildende neben Fachwissen auch ein Gefühl für die Situation entwickeln. Deswegen reicht es nicht, den praktischen Anteil der Ausbildung zu erhöhen. Vielmehr geht es um reflektiertes Erfahrungswissen. Hier sind besonders die PraxisanleiterInnen gefragt.

M. Stamm (2017, S. 135) nennt vier didaktische Settings, die zur Entwicklung dieser Könnerschaft in einer Berufsausbildung beitragen.

- Das Modell- und Vorbildlernen: Hier wird ungeplant von kompetenten Vorbildern oder Modellen gelernt. Wenn PraxisanleiterInnen im Pflegehandeln pflegerische Expertise zeigen, d. h. praktisch kompetent auftreten, lernen die Auszubildenden beim täglichen Arbeiten im Funktionsfeld durch Zusehen und Imitieren. Besonders förderlich ist auch eine Expertenkultur im Team, in das die Auszubildenden aufgenommen werden.
- Die Kognitive Meisterlehre (Cognitive Apprenticeship): Hier lernen die Auszubildenden anhand eines strukturierten Ausbildungsmodells anhand der Reflexion und Versprachlichung von Erfahrungen, die kompetente Pflegende vermitteln.
- Organisierte Vermittlung von Inhalten und Praxis: Natürlich wird auch durch traditionellen Unterricht, durch praktische Übungen im Unterricht oder im Skillslab oder durch gezielte Anleitungen gelernt.
- Deliberate Practice: Aktives kreatives Üben und Lernen mit dem Ziel der kontinuierlichen Verbesserung.

Cognitive Apprenticeship

Bei der Kognitiven Meisterlehre (Cognitive Apprenticeship) wird versucht, die Fachexpertise von erfahrenen Pflegenden für die Auszubildenden transparent und dadurch lernbar zu machen.

3.8 Förderung der praktischen Kompetenz

Der Cognitive-Apprenticeship-Ansatz geht davon aus, dass professionelles berufliches Handeln einerseits beruflichen Standards genügen muss. Andererseits muss Pflegehandeln immer kontextbezogen und situativ angemessen erfolgen. Dadurch entsteht ein großer Gestaltungsspielraum bei der Bewältigung von Pflegesituationen. Auszubildende profitieren besonders dort von der Kompetenz der ExpertInnen wo die Pflegesituationen nicht eindeutig sind und sich mehrere Handlungsalternativen anbieten. Auszubildende bilden dann eine passende berufliche Grundhaltung heraus, wenn sie sich an erfahrenen, sicheren und erfolgreich handelnden Fachleuten orientieren können.

Allerdings können FachexpertInnen oft nur einen Teil ihres Handelns erklären. Viele Handlungsimpulse erfolgen nämlich intuitiv, aus dem Bauch heraus und es fällt dann schwer, sie in Worte zu fassen. Das nicht unmittelbar bewusste Wissen heißt implizites Wissen. Implizit bedeutet allerdings nicht, dass dieses Wissen nicht bewusst gemacht werden kann. Es kann durch genaue Selbstbeobachtung bei verstärkter Aufmerksamkeit »gehoben« werden. Und genau das ist die Aufgabe des anleitenden ExpertInnen im Rahmen des Cognitive-Apprenticeship-Modells.

Die grundlegende Aufgabe von Anleitenden besteht darin, über ihr berufliches Handeln nachzudenken und darüber in der Anleitungssituation zu sprechen. Dadurch wird implizites, unsichtbares Wissen sichtbar und kann gelernt werden.

Im Cognitive-Apprenticeship-Ansatz werden folgende Stufen unterschieden. Sie folgen nicht chronologisch aufeinander, sondern beziehen sich in verschiedenen Lernschleifen aufeinander.

- 1. Modeling: Eine erfahrene PflegeexpertIn des Teams führt eine Pflegehandlung durch und erklärt dabei ihre Strategie, indem sie die Einzelschritte der Handlung begründet. Sie beschreibt zum Beispiel, welche Wahrnehmungen, Vermutungen, und inneren Impulse sie dazu bewegen, die Handlung gerade so durchzuführen und nicht eine alternative Vorgehensweise zu wählen. Sie macht dadurch ihre Expertise und Erfahrung deutlich.
- 2. Coaching: Die Auszubildende bearbeiten das beim Modeling beobachtete Pflegeproblem selbst. Dabei wird sie von der AnleiterIn unterstützt. Sie ist bei der Pflegedurchführung anwesend, bietet Rückmeldung an und macht eventuell einzelne Handlungsschritte vor. Die Begleitung ist in dieser Phase eng.
- 3. Scafolding: Die Auszubildende bearbeitet weiter das Pflegeproblem. Die Unterstützung durch die AnleiterIn verändert sich aber. Sie unterstützt die Lernende durch Denkanstöße, ohne dabei Lösungen vorzugeben oder den Handlungsprozess zu steuern. Schließlich zieht sich die PraxisanleiterIn immer mehr zurück (Fading).
  Die Auszubildende wird während dieses Prozesses aufgefordert, ihr Vorgehen zu erläutern (4. Articulation) und ihre Handlungsweise zu reflektieren (5. Reflection).
- 4. Articulation: Bei der Artikulation soll die Auszubildende so vorgehen, wie das die AnleiterIn beim Modeling getan hat. Sie soll also darüber

reden, welche Beweggründe ausschlaggebend sind, warum sie so und nicht anders handelt, was sie in der Situation dazu motiviert und so weiter.
- 5. Reflection: Bei der Reflexion denkt die Auszubildende über alternative Handlungsmöglichkeiten nach. Die PraxisanleiterIn unterstützt sie dabei, strukturiert gegebenenfalls die Reflexion, stellt Reflexionsfragen (▶ Kap. 3.6.9).
- 6. Exploration: In dieser Phase soll die Problemlösung auch auf andere Pflegesituationen übertragen werden, so dass das zunächst kontextgebundene Wissen generalisiert werden kann. Dazu bedarfs es der Hilfe der PraxisanleiterIn, die die Auszubildende mit anderen Pflegesituationen konfrontiert und dabei Transfermöglichkeiten aufzeigt.

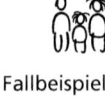
Fallbeispiel

Herr Main, 61 Jahre, hatte vor einer Woche einen Schlaganfall mit Hemiparese rechts und Aphasie. Die Anleiterin Lisa König möchte dem Auszubildenden Julius Seifert den Transfer des Patienten von der Bettkante in den Rollstuhl zeigen. Sie verwendet dazu das Cognitive-Apprenticeship-Modell.

Die Anleiterin und der Auszubildende betreten das Patientenzimmer. »Hallo, da sind wir wieder«, sagt Frau König mit ruhiger Stimme. »Herr Main erschrickt, wenn man ohne Vorwarnung ans Bett kommt und dann erhöht sich der Muskeltonus.« Sie stellt sich vor den Patienten und sieht ihn lächelnd an: »Ich wollte Ihnen jetzt helfen, sich in den Rollstuhl zu setzen.« Herr Main verzieht leicht das Gesicht und stöhnt. »Das ist anstrengend und ich glaube, Sie würden gerne ins Bett zurück aber Sie wissen auch, dass es wichtig ist aufzustehen.« Sie fasst den Patienten am rechten Bein und bewegt es vorsichtig ein wenig nach vorne, »Jetzt stehen die Füße sicher auf dem Boden.« Frau König beugt sich zu dem Patienten, fasst mit einer Hand an die rechte Hüfte und mit der anderen an die Taille von Herrn Main. »Bringen Sie jetzt Ihren Oberkörper so weit nach vorne, wie es geht. Keine Angst, Sie können nicht fallen.« Herr Main versteift sich. »Ich weiß, man kann nicht jedem trauen. Sie sind vorsichtig, weil Sie nicht stürzen wollen.« Sie bittet den Auszubildenden sich neben sie zu stellen. »So sieht es sicherer aus, Herr Main, oder? Wenn nötig, kann mir der Herr Seifert helfen.«

Herr Main entspannt sich etwas und der Transfer gelingt problemlos. Der Auszubildende musste nicht aktiv werden.

Im anschließenden Reflexionsgespräch sagt Frau König: »Ich kenne Herr Main schon, er ist sehr unsicher und hat große Angst zu stürzen. Eigentlich besteht keine Gefahr, aber er darf nicht zu verspannt sein. Deswegen solltest du dich in sein Blickfeld stellen.«

Nach einer Woche soll der Auszubildende nach mehrmaligem Üben die Mobilisation durchführen. Er wird aufgefordert, während der Tätigkeit über seine Eindrücke und Absichten zu sprechen. Frau König steht zur Sicherheit neben dem Patienten, der heute allerdings wesentlich mutiger zu sein scheint. »Ich glaube, Herr Main weiß, dass ich stark genug bin und er nicht stürzen kann«, sagt Herr Seifert. »Endlich zahlt sich mal der Besuch im Fitnessstudio aus.« Er sieht die Praxisanleiterin an. »Ich glaube, ein bisschen Humor trägt auch zur Entspannung bei.«

Im Reflexionsgespräch wird dieses Thema noch einmal aufgegriffen und Frau König bestätigt die Aussage des Auszubildenden nachdrücklich.

Modeling mit Metalog

Das Modeling, also die erste Phase beim Cognitive Apprenticeship, zeichnet sich dadurch aus, dass eine erfahrene Pflegende eine Handlung zu Anleitungszwecken durchführt, ihr Handeln während der Durchführung der Auszubildenden erläutert und dabei über ihre Handlungsmotive spricht. Dabei besteht die Gefahr, dass die PflegeempfängerIn sich nicht einbezogen fühlt.

Eine gute Alternative bietet das Konzept des Modeling mit Metalog (Brühlmann et al., 2020). Bei diesem Konzept spricht die handelnde Praxisanleiterin ausschließlich zum Pflegeempfänger. Sie erläutert ihm gegenüber ihrer Vorgehensweise und auch ihre Handlungsmotivation bei der Durchführung der Pflegehandlungen. Die Auszubildende ist im Raum, hält eine gewisse Distanz zur Anleiterin und zum Pflegeempfänger ein, wobei sie sich im Blickfeld des Pflegeempfängers befinden muss. Die Auszubildende ist stille Beobachterin und greift nicht ins Geschehen ein. Sie beobachtet die Anleiterin. Dadurch wird die Pflegesituation durch die Anleitung weniger verändert und bleibt weitgehend authentisch.

Deliberate Practice

Bei dieser Lernstrategie geht es darum, von Experten so viel wie möglich zu lernen. Der Deliberate Practice liegt die Vorstellung zugrunde, dass Lernende in der Praxis üblicherweise dann zufrieden sind, wenn sie eine Handlung so gelernt haben, dass sie sie automatisch, ohne darüber nachdenken zu müssen, beherrschen. Damit man aber die Kompetenzstufe einer ExpertIn erreicht, ist mehr nötig, als nur die Handlungen sicher durchführen zu können. Es geht also darum, sich nicht mit den erreichten Fähigkeiten zufrieden zu geben. Dieser Schritt setzt eine bewusste Entscheidung voraus: Ich will immer besser werden. Orientierung an den ExpertInnen heißt, genau beobachten, was ihre Expertise ausmacht, und die erkannten Elemente üben, mit dem Ziel mindestens genauso gut zu werden.

Es handelt sich bei der Deliberate Practice-Lernstrategie um eine zusätzliche Anstrengung, die für die üblichen Anforderungen der Praxis eigentlich nicht nötig ist. Entsprechend ist eine hohe Motivation notwendig. Man muss bewusst versuchen, den Autopiloten auszuschalten, der am liebsten mit den bereits gelernten Fähigkeiten arbeiten würde. Hilfreich ist dabei

- das Lernen zu planen und sich klare Ziele zu setzen,
- das Lernen zu verlangsamen, Hindernisse in den Lernprozess einzubauen,
- sich ganz auf das Lernen zu konzentrieren.

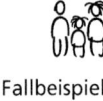
Fallbeispiel

Der Auszubildende Tom Genzer beobachtet, wie die Pflegekraft Rose Hernandez einer Bewohnerin in der Langzeitpflege das Essen eingibt. Die Bewohnerin, Frau Reinhard, gilt als schwierig. Sie ist hochgradig dement und kann sich sprachlich nicht mehr ausdrücken. Sie reagiert auf Pflegehandlungen oft ablehnend, gelegentlich auch aggressiv. Das ist zu Beginn auch in dieser Situation der Fall. Allerdings gelingt es Frau Hernandez nach kurzer Zeit Kontakt zu der Bewohnerin aufzunehmen. Beim Essen arbeitet die Pflegekraft mit Berührungen und während der Pflegehandlung hat die Auszubildende den Eindruck, die beiden Frauen bewegen sich im gleichen Rhythmus. Frau Reinhard isst schließlich die angebotene Mahlzeit vollständig auf.

Der Auszubildende fragt die Pflegekraft im Anschluss, was sie denn genau gemacht habe, und sie versucht ihm die Vorgehensweise zu erklären: »Ich versuche, die Mimik, die Bewegungen, die Gestik der Bewohnerin zu deuten. Sie spricht mit mir, aber nicht mit Worten. Wenn es mir gelingt sie zu verstehen und mich mit ihren Mitteln verständlich zu machen, dann führen wir die Handlungen gemeinsam, in der passenden Geschwindigkeit durch.«

Herr Genzer versteht nur halb, was Frau Hernandez sagen will. Aber ihn hat der Ehrgeiz gepackt. Er wird sich in den folgenden Tagen mit der zugrundeliegenden Theorie von Markgraf und Ulmer beschäftigen. Außerdem beobachtet er Frau Hernandez, wenn sie mit Frau Reinhard beschäftigt ist. Er lässt sich auch kleine Handlungsschritte erklären und versucht sie selbst anzuwenden. Es ist ein mühsamer Prozess, aber er gibt nicht auf.

4 Persönlichkeit als Heterogenitätsmerkmal – Grenzen in der Pädagogik

Heterogenität unter den Pflegeauszubildenden zeigt sich auch in der Vielfalt an Charakteren und Temperamenten. Manche Auszubildende sind eher zurückhaltend, andere möchten immer im Mittelpunkt stehen, manche sind mutig und scheuen keine Herausforderung, andre vermeiden jedes mögliche Risiko, manche sind optimistisch, andere befürchten immer das Schlimmste und die meisten bewegen sich zwischen den Extremen.

Die Persönlichkeit ist in diesem Sinn ein Heterogenitätsmerkmal. Allerdings stellt sich die Frage, ob dieses Merkmal für die Pflegeausbildung relevant ist. In Kap. 1.2 wurde darauf hingewiesen: Heterogenitätsdimensionen sind für PraxisanleiterInnen und LehrerInnen dann von Interesse, wenn sie entweder auf wichtige Kompetenzen im Beruf verweisen oder spürbare pädagogische Konsequenzen haben.

Was versteht man unter Persönlichkeit?

Definition

»Persönlichkeit ist die Gesamtheit aller nichtpathologischen Persönlichkeitseigenschaften, nämlich individueller Besonderheiten in der körperlichen Erscheinung und in Regelmäßigkeiten des Verhaltens und Erlebens, in denen sich jemand von Gleichaltrigen derselben Kultur unterscheidet.« (Asendorpf, 2018, S. 8).

Es geht also um stabile Eigenschaften einer Person, die sie charakterisieren und von anderen Menschen ihrer Altersgruppe und Kultur unterscheiden. Ausgenommen sind pathologische Ausprägungen wie schwere Depressionen, soziopathische Verhaltensweisen usw.

4.1 Das Big-Five-Modell

In der Persönlichkeitspsychologie spielt das Big Five-Modell eine große Rolle. Es ist auch als OCEAN-Modell bekannt. Es wurde als Testverfahren entwickelt, das auf 5 Persönlichkeitsachsen eine Einschätzung von Persönlichkeitsfaktoren erlaubt und ist wissenschaftlich gut belegt.

Die Persönlichkeitsachsen weisen jeweils Gegensatzpole auf:

1. Offenheit für neue Erfahrungen (Englisch: Openness to new experiences). Gegenpol: Engstirnigkeit.
Wer bei diesem Faktor hohe Werte aufweist, ist aufgeschlossen gegenüber Neuem, stellt Grenzen infrage, hat allgemein ein Bedürfnis nach Erkenntnis, ist neugierig und fantasiebegabt. Er liebt die Abwechslung, ist meist auch an Kultur interessiert und lässt sich spontan von Stimmungen leiten.
Wer bei diesem Faktor niedrige Werte aufweist, strebt eine stabile Welt mit festen Regeln an. Er ist eher konservativ, unflexibel, nüchtern und wenig fantasiebegabt. Das Gewohnte wird selten infrage gestellt und die Emotionen werden kontrolliert.
2. Gewissenhaftigkeit (Englisch: Conscientiousness). Gegenpol: Fehlende Selbstdisziplin.
Wer hier hohe Werte aufweist, ist diszipliniert und organisiert, handelt systematisch und gründlich und durch ein hohes Pflichtbewusstsein motiviert. Er hat einen starken Willen und ist in der Lage, den »inneren Schweinehund« in den Griff zu bekommen. Er hat eine hohe Leistungsmotivation.
Menschen mit niedrigen Werten sind unorganisiert und unordentlich. Ihr Leben folgt eher dem Lustprinzip, was sie oft unzuverlässig macht. Ihre Arbeitshaltung ist eher nachlässig und schlampig, es fehlt ihnen an Disziplin.
3. Extraversion. Gegenpol: Introversion.
Wer bei diesem Faktor hohe Werte aufweist, ist gerne in Gesellschaft, hat in der Regel viele Freunde, ist oft dominant, gesprächig, optimistisch und durchsetzungsfähig. Er ist dauernd auf der Suche nach Anregungen und Situationen, die positive Emotionen auslösen können. Er ist begeisterungsfähig und meistens gut gelaunt.
Wer hier niedrige Werte aufweist, ist eher zurückhaltend und reserviert. Er ist weniger gesellig und wirkt oft distanziert und abwartend. Er ist ruhiger, oft weniger aktiv und weniger euphorisch als der Extravertierte.
4. Verträglichkeit (Englisch: Agreeableness). Gegenpol: Unverträglichkeit.
Menschen mit hohen Werten auf dieser Skala sind altruistisch, fürsorglich, freundlich, mitfühlend, rücksichtsvoll, hilfsbereit, menschenfreundlich. Sie vertrauen ihrem Gegenüber, haben ein positives Menschenbild und sind friedfertig.
Menschen mit niedrigen Werten stellen die eigenen Interessen in den Mittelpunkt. Sie sind egoistisch, kalt, unfreundlich, misstrauisch, unkooperativ und unsensibel. Ihr Menschenbild ist eher negativ und ihre Aggressionsbereitschaft hoch.
5. Neurotizismus (Englisch: Neuroticism). Gegenpol: Gelassenheit
Wer hier einen hohen Wert aufweist, ist überempfindlich gegenüber Stressoren, reagiert schnell mit Mutlosigkeit und Versagensängsten, hat Stimmungsschwankungen, ist schnell verletzt, beleidigt, ängstlich und

deprimiert. In Gruppen sind diese Menschen eher befangen und unsicher. Auf Kritik reagieren sie sehr empfindlich. Die seelische Labilität führt zu einem »Talent zum Unglücklichsein« (Saum-Aldehoff, 2020, S. 72).

Bei niedrigen Werten auf dieser Skala sind die Menschen gelassener und weniger empfindlich gegenüber negativen Gefühlen. Sie können Herausforderungen angstfreier begegnen und trauen sich mehr zu. In Gruppen treten sie selbstsicherer auf, sind kritikfähiger und in schwierigen Lebenssituationen resilienter.

Natürlich bieten die fünf Faktoren der Persönlichkeit nur einen sehr eingeschränkten Blick auf einen realen Menschen. Einerseits deswegen, weil die dargestellten Pole mit besonders hohen oder niedrigen Werten Extreme darstellen, die selten vorkommen. Die meisten Menschen bewegen sich auf den Skalen zwischen den Polen und man kann höchstens eine Richtung hin zu einem der entgegengesetzten Enden ausmachen. Andererseits kommen die Persönlichkeitsfaktoren nicht isoliert vor, sondern sind immer mit anderen Faktoren kombiniert. Die Erkenntnis, dass eine Auszubildende eher introvertiert ist, beschreibt ihre Persönlichkeit nur zu einem kleinen Teil. Über das Maß an Verträglichkeit, Neurotizismus, Offenheit oder Gewissenhaftigkeit können dadurch noch keine Aussagen getroffen werden.

4.2 Anforderungen des Pflegeberufs

Das Bundesministerium für Familie, Senioren, Frauen und Jugend nennt auf der Webseite pflegeausbildung.de einige Punkte, die den InteressentInnen über eine Selbsteinschätzung helfen sollen zu erkennen, ob die Pflegeausbildung das richtige für sie ist:

- »Habe ich Freude am Umgang mit Menschen verschiedenen Alters?
- Interessiere ich mich für pflegerische, medizinische und soziale Aufgaben?
- Traue ich mir zu, Menschen mit einem unterschiedlichen Hilfebedarf zu pflegen und zu betreuen?
- Kann ich körpernah mit kranken und pflegebedürftigen Menschen umgehen?
- Bin ich auch bereit, Verwaltungs- und Schreibarbeiten zur Planung und zur Dokumentation zu erledigen?
- Kann ich eigenverantwortlich, aber auch im Team arbeiten?«

Hier werden Themen angesprochen, die auch die Persönlichkeit berühren. Im Kapitel 1 (▶ Kap. 1) wurden die Merkmale pflegerischen Handelns beschrieben und auch daraus lassen sich Faktoren der Persönlichkeit ableiten, die für den Beruf günstiger oder weniger günstig sind.

Mit Blick auf die einzelnen Faktoren der Persönlichkeit könnte man theoretisch folgende Schlüsse ziehen:
Wenn eine Pflegekraft in der Lage sein soll, mit fremden Menschen in Kontakt zu kommen, mit ihnen eine professionelle Beziehung aufzubauen und dabei möglichst authentisch zu sein, sollte sie beim Persönlichkeitsfaktor Neurotizismus eher niedrige Werte haben, beim Faktor Offenheit und beim Faktor Verträglichkeit eher höhere Werte.

Erwartet man von einer Pflegekraft, dass sie eigenverantwortlich aber auch im Team arbeiten kann, gehört dazu ein höherer Wert auf der Verträglichkeitsachse. Auch Offenheit und Gewissenhaftigkeit sollte zum Pluspol hintendieren.

Insgesamt scheint ein tendenziell positiver Wert bei den Faktoren Offenheit, Gewissenhaftigkeit und Verträglichkeit und ein tendenziell niedriger Wert beim Faktor Neurotizismus hilfreich zu sein, um pflegerische Herausforderungen besser bewältigen zu können. Nur beim Faktor Extraversion fällt eine Entscheidung schwer.

Unter den Auszubildenden finden sich die verschiedensten Persönlichkeiten. Ihre Temperamente prägen auch die Schulklassen, ihr Auftreten in der Praxis und teilweise auch den Lernerfolg.

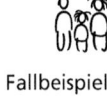
Fallbeispiel

»Wir haben an unserer Schule zwölf Klassen und alle sind unterschiedlich. In manchen Klassen herrscht eine ständige Unruhe, manche sind eher still, in manchen herrscht eine humorvolle Stimmung, in anderen eine Stimmung hoher Konzentration. Woran das jeweils liegt, kann ich nicht sagen. Es hängt sicher mit dem Klassengefüge zusammen, also ob es Auszubildende gibt, die gerne mal das Heft in die Hand nehmen, ob sich konkurrierende Kleingruppen gebildet haben usw. Die Persönlichkeit der Auszubildenden ist natürlich wichtig. Manchmal gibt es mutige Führungspersönlichkeiten, Witzbolde, Destruktive, Verantwortungsvolle oder Verantwortungslose. Es ist einfach Zufall, wie die Klassen zusammengesetzt sind. Ich denke der Einfluss von uns Lehrenden ist in diesem Zusammenhang gering.«

Die Persönlichkeitsfaktoren, die sich am Big-Five-Modell darstellen lassen, spielen eine Rolle mit Blick auf den Pflegeberuf. Zumindest an den Polen der einzelnen Achsen lassen sich Eigenschaften finden, die ungünstig oder unvereinbar mit einer guten Pflege sind. Es sind auch diese extremen Ausprägungen, die den pädagogischen Prozess in der Schule oder der Pflegepraxis beeinträchtigen können. Insofern kann man von Heterogenitätsmerkmalen sprechen. Allerdings stellt sich die Frage, ob es angemessen und möglich ist pädagogisch zu intervenieren.

4.3 Möglichkeiten und Grenzen der Intervention

Inwieweit sind Persönlichkeitseigenschaften, die sich in den Achsen der Big Five spiegeln, überhaupt veränderbar? Um diese Frage zu beantworten, ist es zunächst sinnvoll, zwischen dem Persönlichkeitskern oder Temperament und dem Charakter zu unterscheiden: Das Temperament ist »die emotionale Färbung, der antreibende Motor der Persönlichkeit« (Saum-Aldehoff, 2020, S. 174). Unter Charakter versteht man »das Erscheinungsbild der Persönlichkeit nach außen und innen: das Auftreten, das Image, die Gewohnheiten und Routinen, die selbstgesetzten Regeln, ja auch wichtige Eigenschaften wie unser Selbstbild und unser Selbstvertrauen« (Saum-Aldehoff, 2020, S. 174).

Die Ausprägung der Temperamente der Big Five erfolgt teilweise auf genetischer Grundlage, teilweise aufgrund umwelt- und erfahrungsbezogener Faktoren und bleibt im Laufe des Lebens relativ stabil. Allerdings sind Verschiebungen auf den jeweiligen Achsen, z. B. auf der Extraversions-Achse möglich. Eine besonders veränderungsoffene Phase ist die Zeit zwischen dem 16. Und 20. Lebensjahr, ein Lebensabschnitt, in dem sich die Mehrheit der Auszubildenden befindet. Es ist die Zeit der Abnabelung vom Elternhaus und der Eintritt ins Berufsleben. Besonders die Anforderungen einer neuen sozialen Umwelt, die Notwendigkeit sich gegenüber anderen im Berufsleben behaupten zu müssen, sich anzupassen oder Widerstand zu leisten, sich einen Platz erkämpfen zu müssen, Beziehungen aufzubauen, Verantwortung zu tragen usw. scheint diese Verschiebungen auf den Achsen der Big Five zu triggern.

> »Die Mehrzahl der Heranwachsenden wird nun emotional stetig stabiler, also weniger neurotisch, zudem verträglicher und gewissenhafter. Einen kurvigen Verlauf nimmt in diesem Alter die Offenheit für neue Erfahrungen. Dieser Persönlichkeitszug nimmt zunächst bis Anfang zwanzig zu und dann wieder ab.« (Saum-Aldehoff, 2020, S. 180)

Die Zeit der Ausbildung ist für viele Auszubildende eine wichtige Phase der persönlichen Entwicklung. Der familiäre Schonraum wird verlassen und der gewohnte Lebensstil lässt sich in der neuen Welt der beruflichen Ausbildung nicht mehr ohne weiteres praktizieren. Die daraus entstehenden Konflikte erzwingen Veränderungen. Sie sind wichtig, um zu lernen, wie man sich in der unbekannten Lebenswelt bewegen kann, wie man mit den eigenen Wünschen zurechtkommt, die oft genug mit den Anforderungen des Berufslebens kollidieren. In der Schule sind es, wie gewohnt, die Lehrenden, an denen sich Konflikte entzünden. In der Praxis treten die AusbilderInnen auf den Plan. Die Aufgabe der pädagogisch Tätigen ist es nicht nur, Fachinhalte zu vermitteln. Sie sind – im Rahmen einer pädagogischen Beziehung – auch die »Leitplanken« während der anfangs noch unsicheren Fahrt auf unbekannten Straßen. Sie sind die erfahrenen »Erwachsenen«, an denen man sich reiben kann und die einem bei Bedarf den richtigen Weg zeigen. Dieses Verhältnis ist meistens nicht konfliktfrei, denn es erfordert von den pädagogisch Tätigen eine klare Linie, die im Ernstfall auch nicht überschritten werden darf. Andererseits verlangt ein derartiges Verhältnis eine interessierte und wohlwollende Einstellung der PraxisanleiterIn oder der LehrerIn zu der Auszubildenden. »Der Lehrer soll freundlich sein, sich aber auch trauen, Widerstand zu leisten – also das Aushalten von Belastungen einfordern und auf dem Einhalten von sozialen Regeln bestehen« (Felten, 2016, S. 79).

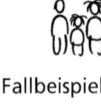

Fallbeispiel

Max Hoss ist Lehrer an einer kleinen Pflegeschule. Er arbeitet dort schon seit vielen Jahren und geht in wenigen Jahren in den Ruhestand. Ein unter den KollegInnen breit diskutiertes Thema ist der Umgang mit Handys im Unterricht. Er steht auf dem Standpunkt, dass es sinnlos ist, zu intervenieren, wenn Auszubildende während dem Unterricht mit dem Handy beschäftigt sind. Er tröstet sich mit der Vorstellung, dass die meisten Auszubildenden trotzdem viel vom Unterricht mitbekommen. Und außerdem: Sie sind selbst dafür verantwortlich, das Optimum herauszuholen. Schließlich sind alle erwachsen.

Ein Ereignis gibt ihm dann aber zu denken. In einem Praxiseinsatz stellt eine Praxisanleiterin, Gisela Heinz, für den Einsatzbereich der Notaufnahme die Regel auf, dass während der Arbeit keine privaten Handys benutzt werden dürfen. Die dort eingesetzten Auszubildenden beschweren sich bei ihr, dann, als das nichts nutzt, bei ihrer Vorgesetzten und zuletzt in der Schule. Als Herr Hoss davon erfährt findet er das Vorgehen der Praxisanleiterin sofort nachvollziehbar. Gleichzeitig stellt er sich aber die Frage, ob es möglich ist, hier mit zweierlei Maß zu messen. Die Praxisanleiterin fordert die volle Konzentration auf die Arbeit. Gibt es einen Grund, diese Konzentration in der Schule nicht zu verlangen? Ist es einfach nur der Wunsch, keine Konflikte heraufzubeschwören? Und hätte es einen Sinn, solche Konflikte auszutragen? Was hätten die Auszubildenden davon? Er ist sich nicht sicher. Schließlich beschließt er aber, die Auseinandersetzung zu wagen. Das ist er seiner pädagogischen Überzeugung schuldig.

Persönlichkeitsfaktoren, wie die der Big Five, lassen sich im Grundsatz kaum beeinflussen, allerdings lassen sich die Ausprägungen etwas abmildern oder verstärken. Das bedeutet, dass PraxisanleiterInnen und LehrerInnen vor allem den durch die Profession bestimmten Rahmen abstecken, in dem sich die Auszubildenden entfalten können. Ist dieser Rahmen zu eng für eine Auszubildende und lässt sich kein Weg zwischen den »Leitplanken« finden, dann ist eine Arbeit im Pflegeberuf nicht möglich. Eine Auszubildende mit einem sehr niedrigen Verträglichkeitswert kann nicht mit kranken, alten oder behinderten Menschen professionell zusammenarbeiten. Das heißt, die Lehrenden und Praxisanleitenden zeigen die Grenzen auf. Es ist dann auch Aufgabe der Auszubildenden Konsequenzen daraus zu ziehen: Gibt es eine Möglichkeit der Veränderung, kann die Ausbildung fortgesetzt werden?

Lehrende und PraxisanleiterInnen sind Profis in ihrem Fach und in der Pädagogik. Sie sind aber keine Psychologen und erst recht keine Angestellten in einer Justizvollzugsanstalt. Das heißt, sie können mit ihren professionellen Mitteln auf die Auszubildenden einwirken, sie können und sollen aber nicht ihre Persönlichkeit verändern und keine Zwangsmaßnahmen ergreifen.

5 Umgang mit Heterogenität – eine Überforderung?

Heterogenität in der Pflegeausbildung ist eine nicht mehr zu übersehende Tatsache und es ist anzunehmen, dass die Unterschiede unter den Auszubildenden in der Zukunft noch zunehmen werden. In diesem Buch wurden die Heterogenitätsdimensionen Sprache, Kultur, soziale Herkunft, Alter bzw. Generationenzugehörigkeit, Intelligenz, emotionale und praktische Kompetenzen und Persönlichkeit angesprochen. Damit ist das Ende der Fahnenstange aber noch nicht erreicht. Zum Beispiel wird in der pädagogischen Literatur auch der Unterschied zwischen den Geschlechtern mit Blick auf die unterschiedlichen Bildungszugänge von Jungen und Mädchen diskutiert.

Die Pflegeschulen und die Praxisanleitung sind gefordert, Konzepte zu entwickeln, um mit der Vielgestaltigkeit der Lernenden umgehen zu können. Dazu gibt es Ideen und viele sind in diesem Buch angesprochen. Allerdings muss auch die Frage gestellt werden, ob diese Ideen überhaupt realistisch und umsetzbar sind.

Wer in der Pflege für die pädagogische Seite der Ausbildung Verantwortung übernimmt, sieht sich mit einem doppelten Widerspruch konfrontiert. Einerseits ist es der inhaltliche Widerspruch zwischen dem Ideal der patientenorientierten Pflege, die Gegenstand des theoretischen Unterrichts und teilweise auch der Praxisanleitung ist, und den ökonomischen Zwängen im Gesundheitswesen, die eine solche Pflege verhindern. Dieser Widerspruch trägt zum »Coolout« bei, einer Reaktion der Auszubildenden, sich gegenüber diesem Widerspruch unempfindlich zu machen, damit sie ihn aushalten können. Dieses von Karin Kersting beschriebene Phänomen (2016) betrifft auch die PflegelehrerInnen und PraxisanleiterInnen und fordert eine pädagogische Reaktion.

Mit Blick auf die Heterogenität der Auszubildenden wird auch der zweite grundlegende Widerspruch spürbar: Von den pädagogisch Tätigen wird gefordert, das Ideal der Individualisierung im Unterricht oder bei der praktischen Anleitung umzusetzen, um den heterogenen Voraussetzungen der Auszubildenden Genüge zu tun. Das Ideal ist plausibel. Es erfordert von den LehrerInnen zum Beispiel einen scharfen diagnostischen Blick und die Fähigkeit zur Binnendifferenzierung im Unterricht, von den PraxisanleiterInnen eine individualisierte Anleitung, die sich bei jedem Auszubildenden an seinen spezifischen Stärken oder Schwächen orientiert. Aber ist das Ideal auch umsetzbar? Ist eine konsequente Binnendifferenzierung, bei der die LehrerIn unterschiedlich leistungsstarke Gruppen im Klassenverbund mit unterschiedlichen Lernangeboten anspricht, möglich? Erfordert diese didaktische Strategie nicht mehrere Lehrer, die im Teamteaching die Klasse führen? Gibt das der Stellenplan einer Pflegeschule eigentlich her? Und ist von den Praxisanleitenden zu erwarten, dass die geforderte Individualisierung in der Anleitung im Zeichen von hohem Arbeitsdruck und Personalmangel umgesetzt wird? Wieviel Freistellung ist dafür notwendig? Und leidet schließlich nicht sowohl in der Pflegeschule als auch am Lernort Praxis die fachliche Ausrichtung des Unterrichts beziehungsweise der Praxisanleitung unter einer methodischen Fokussierung? Und was ist schließlich mit der individuellen Förderung?

Die Heterogenität ist nicht wegzudiskutieren und eine Veränderung der pädagogischen Praxis ist notwendig. Allerdings dürfen die LehrerInnen und PraxisanleiterInnen mit den notwenigen Veränderungen nicht allein gelassen werden. Sie erfordern Freiräume und mehr pädagogisches Personal. Darüber hinaus noch umfangreiche Weiterbildungsangebote.

Anderenfalls wird die Heterogenität der Auszubildenden dazu führen, dass die Zahl der AbbrecherInnen und die Zahl derjenigen, die das Examen nicht bestehen, kontinuierlich steigt. Die pädagogisch Tätigen könnten auf den Widerspruch zwischen dem Ideal der Orientierung an der Vielseitigkeit der Auszubildenden und der beschränkten Realität ebenfalls mit einem »Coolout« reagieren: Sie lernen, sich unempfindlich zu machen. Sie bestreiten nicht das Ideal, reagieren aber mit verschiedenen Strategien, zum Beispiel dem Ignorieren, dem Idealisieren falscher Praxis, der fraglosen Hinnahme usw. (vergl. Kersting, 2016, S. 138).
Besser wäre

- den fachlichen und pädagogischen Anspruch klar zu formulieren,
- Defizite, die an den Rahmenbedingungen festgemacht werden können, zu benennen,
- sich dafür einzusetzen, dass die Arbeitsbedingungen an den Schulen und in der Pflegepraxis an die Anforderungen angepasst werden müssen,
- nicht die persönliche Verantwortung zu übernehmen, wenn man nicht oder nur teilweise erfolgreich ist.

Literatur

Albert, M., Hurrelmann, K., Quenzel, G. (2019). 18. Shell Jugendstudie – Eine Generation meldet sich zu Wort. Zugriff am 19.12.2023 unter: https://www.shell.de/about-us/initiatives/shell-youth-study/_jcr_content/root/main/containersection-0/simple/simple/call_to_action/links/item2.stream/1642665734978/9ff5b72cc4a915b9a6e7a7a7b6fdc653cebd4576/shell-youth-study-2019-flyer-de.pdf.

Anders, F. (2019). Das Lehrer-Schüler Verhältnis als Erfolgsfaktor. Zugriff am 18.10.2023 unter: https://deutsches-schulportal.de/bildungswesen/bildungsstudien-das-lehrer-schueler-verhaeltnis-als-erfolgsfaktor/.

Asendorpf, J. B. (2018). Persönlichkeit – Was uns ausmacht und warum. Berlin: Springer.

Azubi.report 2022 (2022). Die große Studie zur Situation von Auszubildenden in Deutschland. Zugriff am 11.01.2024 unter: https://recruiting.ausbildung.de/azubi-report.

Balzer, S. (2019). Chamäleonkompetenz – Eine Studie in der pflegepraktischen Ausbildung. Frankfurt am Main: Mabuse-Verlag.

Beck, E., Baer, M., Guldimann, T. et. al (2007). Adaptive Lehrkompetenz. Münster, New York, München, Berlin: Waxmann.

Beck, H. (2020). Das Neue Lernen heißt Verstehen. Berlin: Ullstein.

Bischoff-Wanner, C. (2002). Empathie in der Pflege: Begriffsklärung und Entwicklung eines Rahmenmodells. Bern, Göttingen, Toronto, Seattle: Huber.

Brühlmann, J., Moser, D. F., Zekar, M. (2020). Expertise sichtbar machen – Modeling mit MetaLog – Praxisausbildung in personenbezogenen Berufen. Bern: hep-Verlag.

Budde, J. (2023). Heterogenität: Entstehung, Begriff, Abgrenzung. In: Bohl, T., Budde, J., Rieger-Ladich, M. (Hrsg) Umgang mit Heterogenität in Schule und Unterricht (S. 15–30). Bad Heilbrunn: Verlag Julius Klinkhardt.

Bundesministerium für Bildung und Forschung & Sekretariat der Kultusministerkonferenz (Hrsg.) (o. J.). Der DQR-Niveau 2. Zugriff am 17.12.2023 unter: https://www.dqr.de/dqr/de/der-dqr/dqr-niveaus/niveau-2/niveau-2_node.html.

Calmbach, M., Flaig, B., Edwards, J. et. al (2020). Wie ticken Jugendliche? Lebenswelten von Jugendlichen im Alter von 14 bis 17 Jahren in Deutschland. Bonn: Bundeszentrale für politische Bildung, Schriftenreihe, Band 10531.

Dittmar-Grützner, A., Deiters, M. (2020). Sprachsensibel unterrichten. Pflege Zeitschrift 10(73).

Engelhardt, M., Engelhardt, N. (2019). Wie tickst du? Wie ticke ich? Babyboomer, Generation X bis Z – Altersgruppen verstehen in Bildung und Beruf. Bern: hep-Verlag.

EU-PROJEKT IMED-KOMM. Interaktiver Sprachstandstest zur Vorbereitung auf die ECL-Prüfung für ausländische Pflegekräfte. Zugriff am 22.04.2024 unter https://www.imed-komm.eu/node/765.

Fachkommission nach § 53 Pflegeberufegesetz (Hrsg.) (2020). Begleitmaterialien zu den Rahmenlehrpläne der Fachkommission nach § 53 PflBG. Zugriff am 15.12.2023 unter https://www.bibb.de/dienst/veroeffentlichungen/de/publication/show/16613.

Feilke, H. (2012). Bildungssprachliche Kompetenzen – fördern und entwickeln. Zugriff am 18.12.2023 unter: https://www.uni-giessen.de/de/fbz/fb05/germanistik/absprache/sprachdidaktik/aufsaetzelinks/pdbabildungssprache.

Felten, M. (2016). Nur Lernbegleiter? Unsinn, Lehrer! Berlin: Cornelsen Verlag.
Gemeinsamer europäischer Referenzrahmen für Sprachen (2023). Zugriff am 18.12.2023 unter: https://www.europaeischer-referenzrahmen.de.
Gibbons, P. (2021). Scaffolding/Scaffolding im Fachunterricht (nach Gibbons). Zugriff am 20.12.2023 unter https://www.biss-sprachbildung.de/btools/scaffolding-scaffolding-im-fachunterricht-nach-gibbons/.
Goethe-Institut e. V. Deutsch-Prüfungen A1-C2. Zugriff am 22.04.2024 unter https://www.goethe.de/de/spr/kup/prf/prf/gpf.html.
Goleman, D. (2011). Emotionale Intelligenz. München: DTV-Verlag.
Günther, K. (2013). Sprachförderung im Fachunterricht. Berlin: Cornelsen.
Günther, K., Niederhaus, C. (2014). Sprachförderung. In: Fiebig, E., Günther, K., Laake, A., et al. Individuelle Förderung – Leitfaden für berufliche Schulen. Berlin: Cornelsen.
Gürsoy, E. (2010). Language Awareness und Mehrsprachigkeit. Zugriff am 20.12.2023 unter: https://www.uni-due.de/imperia/md/content/prodaz/la.pdf.
Hattie, J. A. C. (2012). Visible learning for teachers - Maximizing impact on learning. Oxon: Routledge.
Hesse, I., Latzko, B. (2017). Diagnostik für Lehrkräfte. 3. Aufl. Opladen, Toronto: Verlag Barbara Budrich.
Hofstede, G., Hofstede, G. J., Minkov, M. (2017). Lokales Denken, globales Handeln – Interkulturelle Zusammenarbeit und globales Management. 6. Aufl. München: dtv.
Hunt, L. (2020). Was sind Millenials? So tickt die Generation Y. Zugriff am 19.12.2023 unter: https://rp-online.de/leben/gesundheit/psychologie/generation-y-probleme-eigenschaften-und-werte-der-millenials_aid-49603005).
IKUD Seminare (o. J.). Glossar: Definition high context & low context Kommunikation. Zugriff am 18.12.2023 unter: https://www.ikud.de/glossar/definition-high-context-low-context-kommunikation.html.
Kersting, K. (2016). Die Theorie des Coolout und ihre Bedeutung für die Pflegeausbildung. Frankfurt am Main: Mabuse-Verlag.
Kiel, E., Haag, L., Keller-Schneider, M., Zierer, K. (Hrsg.) (2015). Grundwissen Lehrerbildung- Umgang mit Heterogenität. Berlin: Cornelsen.
Kittel, A. (2004). Diakonie in Gemeinschaft. 150 Jahre Evangelische Diakonissenanstalt Stuttgart. Evangelische Diakonissenanstalt Stuttgart.
Kohrs, J. (2020) Ausländische Pflegekräfte: Sprachlevel B2 reicht nicht! Zugriff am 18.12.2023 unter: (https://www.pflegen-online.de/auslaendische-pflegekraefte-sprach-level-b2-reicht-nicht.
Lange-Vester (2016). Soziale Milieus und BildungsaufsteigerInnen im Hochschulstudium. In: Lange-Vester, A, Sander, T. (Hrsg.) Soziale Ungleichheiten, Milieus und Habitus im Hochschulstudium (S 144–161). Weinheim und Basel: Belz Juventa.
Maase, A. (2021). Internationale Pflegefachkräfte in der akutmedizinischen Versorgung. Frankfurt am Main: Mabuse-Verlag.
Mangelsdorf, M. (2015). Von Babyboomer bis Generation Z- Der richtige Umgang mit unterschiedlichen Generationen im Unternehmen. Offenbach: GABAL-Verlag.
Martin, J., Mensdorf, B. (2022). Praxisanleitung in der generalistischen Pflegeausbildung. Stuttgart: Kohlhammer.
Nodari, C (2010). Grundlagen zur Wortschatzarbeit. Zugriff am 18.12.2023 unter: http://www.netzwerk-sims.ch/wp-content/uploads/2013/08/grundlagen_wortschatzarbeit.pdf.
OECD (2023). PISA 2022 Country Notes Deutschland. Zugriff am 15.12.2023 unter https://www.oecd.org/media/oecdorg/satellitesites/berlincentre/pressethemen/GERMANY_Country-Note-PISA-2022_DEU.pdf.
Quehl, T, Trapp, U. (2013). Sprachbildung im Sachunterricht der Grundschule. Münster, New York, München, Berlin: Waxmann.
Rindermann, H. (2021) Dorsch Lexikon der Psychologie – Intelligenz, emotionale. Zugriff am 19.12.2023 unter https://dorsch.hogrefe.com/stichwort/intelligenz-emotionale.

Roth, J, Ettling, S. (2014) Interkulturelle Kompetenz in Gesundheit und Pflege. München: Bayrischer Volkshochschulverband.

Saum-Aldehoff, Th. (2020). Big Five – Sich selbst und andere erkennen. 5.Aufl., Ostfildern: Patmos Verlag.

Schäfer, R. (2020). Generation Z to go für Sozial- und Pflegeeinrichtungen. Regensburg: Walhalla u. Praetoria Verlag.

Scherr, A. (2023). Kategorie Klasse. In: Bohl, Th., Budde, J., Rieger-Lattich, M. (Hrsg.) Umgang mit Heterogenität in Schule und Unterricht (S. 97–112). 2. Aufl. Bad Heilbrunn: Verlag Julius Klinkhardt.

Schnetzer S., Hampel K., Hurrelmann K. (2023). Jugend in Deutschland – Trendstudie 2023 mit Generationenvergleich. Kempten: Datajockey Verlag.

Schwarz-Govaers, R. (2022). Bewusstmachen der Subjektiven Theorien als Voraussetzung für handlungsrelevantes berufliches Lernen- Ein handlungstheoretisch fundiertes Arbeitsmodell zur Pflegedidaktik. In: Ertl-Schmuck, R., Hänel, J. (Hrsg.). Theorien und Modelle der Pflegedidaktik – Eine Einführung (S. 254–292). 2. Aufl., Weinheim, Basel: Juventa.

Schwippert, K., Kasper, D., Köller, O. et al. (Hrsg.) (2020). TIMSS 2019 – Mathematische und naturwissenschaftliche Kompetenzen von Grundschulkindern in Deutschland im internationalen Vergleich. Münster, New York, München, Berlin: Waxmann.

Stamm, M. (2017). Goldene Hände-Praktische Intelligenz als Chance für die Berufsausbildung. Bern: hep-Verlag.

Stern, E., Neubauer, A. (2013). Intelligenz – Große Unterschiede und ihre Folgen. 2. Aufl. München: DVA.

Tschirner, E. (2019). Der rezeptive Wortschatzbedarf im Deutschen als Fremdsprache. Zugriff am 18.12.2023 unter: https://www.researchgate.net/profile/Erwin-Tschirner-2/publication/332320337_Der_rezeptive_Wortschatzbedarf_im_Deutschen_als_Fremdsprache/links/5cadcd47299bf193bc2dd230/Der-rezeptive-Wortschatzbedarf-im-Deutschen-als-Fremdsprache.pdf).

UN-Behindertenrechtskonvention (o. J.). Übereinkommen über die Rechte von Menschen mit Behinderungen. Zugriff am 15.12.2023 unter: https://www.behindertenrechtskonvention.info/uebereinkommen-ueber-die-rechte-von-menschen-mit-behinderungen-3101/.

Vögele, W., Bremer, H., Vester, M. (Hrsg.) (2002). Soziale Milieus und Kirche. Würzburg: Ergon Verlag.

Wey, S. (2022). Zur Bedeutung von Sprache im Fachunterricht. Zugriff am 18.12.2023 unter: https://link.springer.com/chapter/10.1007/978-3-658-36038-2_2.